甲状腺外科

质量指标和结果质量，新时代背景下的诊断与手术策略，并发症管理、当代标准和诊疗指南

以维也纳伊丽莎白女王医院 1979 至 2008 年 3 万余例的手术为参考

[奥地利] 米夏埃尔·赫尔曼 著

主 译：孙思敬

副主译：李 栋 李 敏 王海涛

译 者：杜云龙 冯海燕 刘金鑫

张桂兰 张 磊 张 强

张 勇

中国海洋大学出版社

· 青岛 ·

图书在版编目(CIP)数据

甲状腺外科:质量指标和结果质量,新时代背景下的诊断与手术策略,并发症管理、当代标准和诊疗指南 /(奥)米夏埃尔·赫尔曼著;孙思敬主译 . — 青岛:中国海洋大学出版社,2023. 4

ISBN 978-7-5670-3475-4

Ⅰ. ①甲… Ⅱ. ①米… ②孙… Ⅲ. ①甲状腺疾病—外科学 Ⅳ. ① R653

中国国家版本馆 CIP 数据核字(2023)第 060988 号

著作权合同登记号 图字:15-2023-57 号

First published in German under the title

Schilddrüsenchirurgie - Qualitätsindikatoren und Ergebnisqualität, Diagnosen und Operationsstrategie im Wandel der Zeit, Komplikationsmanagement, aktuelle Standards und Leitlinien; an über 30.000 Operationen der Jahre 1979-2008 aus dem Kaiserin Elisabeth Spital der Stadt Wien

by Michael Hermann, edition: 1

Copyright © Springer Vienna, 2011

This edition has been translated and published under licence from

Springer-Verlag GmbH, AT, part of Springer Nature.

Springer-Verlag GmbH, AT, part of Springer Nature takes no responsibility and shall not be made liable for the accuracy of the translation.

出版发行	中国海洋大学出版社		
社 址	青岛市香港东路 23 号	邮政编码	266071
出 版 人	刘文菁		
网 址	http://pub.ouc.edu.cn		
电子信箱	752638340@qq.com		
订购电话	0532-82032573(传真)		
责任编辑	林婷婷	电 话	0532-85901092
印 制	青岛国彩印刷股份有限公司		
版 次	2023 年 4 月第 1 版		
印 次	2023 年 4 月第 1 次印刷		
成品尺寸	170 mm ×240 mm		
印 张	20		
字 数	288 千		
印 数	1 ~ 1 000		
定 价	169.00 元		

前言

在争论激烈的现代医疗领域，"结果质控"这一概念日益成为人们关注的焦点，究竟预期的治疗目标能否与执行质量匹配，这一问题的关键首先取决于对每个治疗结果的仔细分析。这些客观的结果数据基于具体诊断和主要治疗的质量指标，它们是评价治疗效果的有效参数。追求质量水平的提高和统一化是当下每个机构的任务。而对于一个高效的全国范围内的质量控制体系来说，通过广泛流行病学质控记录进行跨地区疗效对比是不可或缺的。评价质量结果的前提主要是对最小值和黄金标准之间的范围定义，以及达到质量目标的固定参考值。要达到这样的标准，还有很长的路要走。

质量改进的根本原则可以通过以下三个简单问题来表述，对每个医疗机构来说便于执行，领导者也很容易理解：

我们把事情做对了吗？

我们把事情做对做好了吗？

我们如何能够把正确的事情做得更好？

在外科领域中，质控可以通过以下几个指标进行精准衡量：经典外科干预的并发症发生率，疾病的后续治疗，手术死亡率，院内感染，主刀医生的操作熟练程度和手术技巧表现。

上述指标与预先制定的质量目标、其他诊疗机构的结果或科学文献相比，数据的汇集与分析以及阐述是对实际情况进行质量评估的前提条件。我们可以通过"基准参照"这一概念来理解。比较不同治疗方法中的结果评价，把科学和质量认定联系在了一起。

1

本书的初衷是为了用甲状腺外科的结果质量控制系统去分析所有甲状腺外科的情况。伊丽莎白女王医院近 90 年来进行了 75 969 例甲状腺外科手术，是奥地利地区治疗甲状腺患者数量最多的医院。

该医院在奥地利国内和国际享有盛誉。1979—2008 年已有 30 142 例手术被精确记录在专门的数据库里。通过对甲状腺外科 30 年来的回顾，书中描述了诊断方式的改变和常被大家忽略的常规手术结果质量的提高。结果质量的提高使专家们对甲状腺疾病治愈率进一步提高，但手术并发症和有可能出现的手术失败还是会严重影响患者的生活质量。质量控制和体系合理对专业治疗的开展是必不可少的。为了评估，某一项诊疗手段可以把特定的成效提到足够高的水平，这需要质量记录系统进行全面的精准记录，来揭示医护各个层面的不足，也是提升潜力的客观基础。

在一个被称为"世界上最好的医疗保健"的国家，质量控制必然属于保持民众健康的任务之一，使其接受度越来越高。健康领域的质量控制因为把医护各层面的边缘和主要部分联结在一起，使其变得一样突出。在这里，所有参与者的善意是基础。当然，因为存在绩效考核，多中心建设，全国范围的诊疗和广泛的医学教育很难达成一致的标准。

从我们对庞大的患者群体仔细观察中，可以得出更多结论：着重质量控制的分析必然使人们意识到，标准的定义和制定符合现实的指导方针是把高质量高水平的诊疗效果变为现实的前提和向导。在本书中也有以甲状腺外科为导向的指导说明，这些说明借助手术草图提出避免手术并发症的建议，还包括特别挑选的图文展示的特殊案例。最后几个章节涉及良性的甲状腺肿大的治疗和甲状腺癌病例的指导方针，由临床肿瘤学会和德国内分泌外科协会共同制作。这一切都建立在自身的科学知识和经验数据上，并且得到了伊丽莎白女王医院的授权。从医疗经济学角度需要考虑的是：医疗质量好，治愈率高，并发症发生率低。住院时间的缩短表明了效率提高，从而大大降低了医疗预算。

这本书适合于一般外科医师和所有感兴趣的临床医师，或在甲状腺疾病领域有一定研究成就的医师。书中阐述和讨论了外科手术细节，我们还可以把它作为一本条理清晰的参考书。从引进质量管理和卫生政策的角度来考虑时，所有从事卫生服务的管理人员和工作人员都可能被涉及，无论在医疗质量控制方面、医疗经济领域，还是医疗政策领域，此书都可以让我们从中获益。最后，愿这本书可以让对甲状腺疾病和相关的质量问题感兴趣的同仁们有所收获。

在此对我的第一位老师 Kurt Keminger 博士表示感谢，他一直以来都是我的榜样。作为奥地利外科界的一面旗帜，他在维也纳伊丽莎白女王医院的优秀工作被广为传颂。他和 Rudolf Roka 先生都是让我无比尊敬的外科教授。他们精妙的手术技巧展现给人们现代甲状腺外科的精髓，让我获益匪浅。我还要向 Michael Freissmuth 教授致以崇高的敬意，他是维也纳大学药理学研究所的教授，也是我跨学科的合作伙伴和科研导师。

本书得益于伊丽莎白女王医院广大优秀员工的奉献，他们几十年来一直积极投身于"质量控制"和"中心建设"，这使得伊丽莎白女王医院成为保证患者医疗质量的典范。

特别感谢那些为本书的完成做出建设性贡献的人，最后感谢维也纳医院协会，在它的支持和推动下本书的项目才得以完成。

维也纳，2010 年 9 月

米夏埃尔·赫尔曼

为了让复杂的问题变得容易理解，本书没有考虑性别差异。
在一些概念中，如"员工、医生、患者"等，无论男女一样称呼。

———— 本书在维也纳医疗协会支持下出版 ————

质量控制的评价和标准化是国际趋势。虽然这两个概念听上去很简单，但真正做起来却困难重重，因为医务工作者需要找到最好的方法来确保预期和结果是一致的。我们会以伊丽莎白女王医院甲状腺外科为例，将这个复杂概念进行阐释。很显然，为了得到可靠且有说服力的数据，我们需要了解投入的工作时长和可靠的文献资料。我对本书得出的结果感到骄傲，也因在维也纳医院协会拥有这些如此专注专业和负责的同事而自豪。祝贺作者的成功出版，也恭喜患者们可以从这些劳动成果中获得高质量的生活。

维也纳医院协会总干事
Wilhelm Marhold 博士

在过去几年里，维也纳医疗协会开创了优化医疗和护理工作质量的先河。这本书非同寻常，也很好地诠释了坚持提高对患者的服务质量是多么可贵。

在对结果进行整体评估的纵向研究中，包含着对30多年的临床资料仔细考察得出的数据，这些数据在临床研究与评价具体诊断及治疗相关的质量指标中弥足珍贵。这本书是分析影响甲状腺外科持续治疗因素的科学示例。同时,它也被看作维也纳医院协会的工作人员日常出色工作的缩影。

维也纳经济大学健康管理与卫生经济研究所所长
Johannes Steyrer 教授

通过对临床资料观察、分析,结合以往经验得出正确的结论,是医学思维的基础。这不仅关乎医疗知识,同样也是医者仁心的医德的集中体现。

伊丽莎白女王医院巨大的医疗经验潜能是由外科理事会一年来齐心协力挖掘出来的,汇聚了所有员工在甲状腺外科领域所做的探索和努力。有助于解决医疗质量控制和患者安全没有足够的评价标准等问题。在重要的国内外会议和国内外的期刊里都对这种评价体系有所提及。

这本书是连接专业的医疗机构长期积累的大量临床资料与国际文献间的桥梁。它是日常甲状腺手术的指导手册,是现代标准的经验介绍,是准确的、有批判性的、条理清晰的临床经验总结,也是作者在甲状腺外科领域最突出的贡献。

奥地利外科协会主席　2010/2011 年
Rudolf Roka 教授、博士

目　录

第1章
"质量"概述——结果质量是现代医院管理中的决定性因素

    现代医院管理越来越多地向我们展现了一个健康机构的多元化。质量是一个抽象的话题,在患者治疗和相关行政机构的管理过程中,临床工作人员很难意识到应致力于哪个质量领域。在图1中对"健康管理中的质量"进行了全面的描述,对于解决这个问题会有一定的帮助。

    健康机构最高管理层的目标是公司发展的系统性和整体性。业务卓越化模型就是一个很好的工具,它的基本特征会在下一章节进行阐述,其中患者是重点。他们合理地对治疗质量提出高要求(质量工作/结果质量),并期待在各个方面有保障且无失误(风险管理)。与此密不可分的是员工的工作质量和工作条件,这些是最佳绩效结果的基础。患者的意见越来越有意义,医院可以通过发放询问表和收集患者的建议、愿望、抱怨等方式收集意见,这已经成为整个系统的很重要的一部分,实现了对患者观点和经验的汇总。最后,组织必须为危机事件做好准备,以便专业快速地紧急处理不可预见的意外情况。

    六个领域都运用特定的方法和程序来实现其质量目标。其中一个关键点是结果质量的呈现、保证和后续发展。我们会在伊丽莎白女王医院的甲状腺外科的帮助下进行全面的展示和阐述。

质量工作	风险管理	员工安全
"通过持续改进确保患者安全"提升潜力改善结构性纪录及其使用方法：PDCA[1] 使用公认的程序保障过程安全质量管理：SOP[2]、指南、手册、路径、过程描述	"提前保障患者安全"建立在积极的纠错文化基础上 用于识别、分析、评估和纠正错误及风险的程序和方法，推进积极的纠错文化	"员工的安全源于健康的工作环境" 所有的员工保护规定、健康促进程序 工作保障
质量保障：临床数据库、临床结果质量、发病率和死亡率[3]会议	风险评估、CIRS[4]、纠错会、体验中心	服务模式 健康促进 健康检查 预防倦怠
广泛的质量体系	患者意见	应急措施和危机管理
"组织需要作为整体考虑并进行系统的发展" 使用质量体系：EFQM[5]、ISO9001、KTQ[6] 质量体系有助于系统地、全面地了解组织单元，并指出达到更高质量的特征	"直面病患" 正确了解患者和家属的观点、体验 反馈、承认、赞扬、投诉并解决由此显现出来的问题	"对任何意外情况有备无患" 及时识别特殊情况，采取措施。出现伤害情况立刻采取止损措施并激活信息系统

图1　现代医院"质量"管理（Margit Ernst und Michael Hermann（2010））

---

[1] PDCA：计划、执行、检查、行动　　　　[4] CIRS：关键事件报告系统

[2] SOP：标准操作程序　　　　　　　　　　[5] EFQM：欧洲质量管理基金会

[3] M & M：发病率和死亡率　　　　　　　　[6] KTQ：医疗卫生行业商业透明度和质量合作

第2章
甲状腺外科中的结果质量以及 EFQM、PDCA、KVP、CQI、RADAR、QS、QM、SOP、M&M 的概念和定义

一个出色的质控中心不仅因为进行了相关大量的病例操作，更多是因为不断追求结果在真正意义上持续的改善（KVP）。在手术中一方面可以通过持续的错误分析和规避策略的发展来使干预性并发症的发生最小化，另一方面可以通过与诊断匹配的手术方法来提高治愈率。

对结果质量的检测不仅包括手术这一主要部分，也包括外科医生个人表现。其目的是让手术结果达到尽可能高的一致水平。一方面需要在部门内部（内部质量保证）、部门之间（外部质量保证）、国内和国际进行效果对比；另一方面也要遵循治疗目标，把最佳情况下手术技术的"黄金标准"考虑进来。衡量结果质量以及随着持续改进过程带来的质量提高为"卓越中心"铺平了道路，它们必须与最新的知识水平保持一致并满足既定标准。

现代质量管理的概念定义多种多样，有时让人困惑。下面三个简单的问题可以让我们重新审视质量目标：

（1）我们做对了吗？

（2）我们做对做好了吗？

（3）我们怎样能够把做对的事做得更好？

现代质量工作中使用的符号依然是 KVP（持续过程改善）、CQI（持续质量改善）、PDCA（计划、执行、检查、行动）、RADAR（结果、方法、部

署、评估、计划），原则不变，后续会借助我们部门的甲状腺外科进行阐述。

持续质量改善（持续过程改善）的原则建立在 30 年的质量保证和 30 142 例伊丽莎白女王医院甲状腺外科手术的基础上

以伊丽莎白女王医院的甲状腺外科为例，它凭借 30 年的质量保证和 30 142 例手术，为我们呈现出持续质量改善（CQI）是如何成功得以实践的。自 1979 年以来，CHIDOS／CHIRDOK（外科记录系统——Micom MediCare）记录了外科相关的患者数据（诊断、治疗、手术、并发症、随访数据）。可以选择任何时间的材料进行评估，解决问题。

监控结果质量所需的相关质量指标如下：

Ⅱ 甲状腺手术的结果质量和术语定义

质量指标的定义

甲状腺外科质量指标由下列典型干预性并发症和手术中的意外现象定义，目标是第一时间完全治愈：

（1）手术并发症

① 声带神经性瘫痪（喉返神经瘫痪）——暂时的或永久的

② 甲状旁腺功能减退引起的低钙血症——暂时的或永久的

③ 术后出血

④ 伤口感染

⑤ 围手术期致死率

（2）长期后果

① 复发率（由不合适的手术方法引起）

② 潜在疾病的死亡率

质量指标数据的综合评估是质量控制的一部分，会得到详细的分析和解读。

下列喉返神经瘫痪记录反映了我们 30 年来质量保障的发展过程，并从一开始就展示了持续改进过程：

1. 数据记录

作为医学结果质量的基础，有针对性的数据记录是必不可少的：除了患者的基本数据外，准确的诊断、治疗方案、主治医生、并发症和长期结果都要进行记录，并用合适的 EDV（电子数据处理）进行分析。这些数据记录必须在质量控制之后进行，这是得出正确结果的前提条件。

通过上面提及的喉返神经瘫痪的例子可以解释：术前和术后声带神经功能检查的成功与否取决于独立的耳鼻喉专家。即使临床上没有可听见的声音质量的损害，每位患者都必须无一例外地进行术后声带功能检查。术后的第二天或第三天是最佳检查时期。如果确诊喉返神经瘫痪，将预约患者在家庭耳鼻喉科门诊进行复查，持续检测声带运动，直到声带恢复健康或者被认为是永久的损伤。喉返神经瘫痪和复查结果将以并发症秘钥的形式记录在质量保障程序 CHIRDOK 中，可以用于评估。

2. 测量结果和评估——开端

我们最先评估的质量数据来自 1979—1988 年，所阐述的喉返神经性瘫痪危险因素基于 7 566 例良性甲状腺疾病的一手手术病例。当时主要以部分切除的方式进行，没有标准化地显示是否达到 3.2% 的较低术后并发症概率（Hermann，《外科》，1991），原则上可以接受。然而详细的分析表明，随着甲状腺肿向胸骨后扩散范围的增大，特别是切除范围更彻底，会明显增加术后并发症概率：腺瘤摘除的概率是 0.2%，腺叶部分切除的概率是 3.0%，腺叶大部分切除的概率是 8.3%，腺叶完全切除的概率是 18.1%。即便当时很少对整个腺叶进行切除，这一初步分析也给我们带来了警示。

3. 分析和评估

大量实验证明，当喉返神经功能被损伤时，腺叶切除手术的实际损害有多大。在外科的前辈那里我们没有看到这样的技术，因为他们不建议采用。当时的观点认为，暴露神经已经等同于损害了。结果质量初步的总结分析表明，部分切除引发并发症的概率很低，完全切除甲状腺叶却很高。

4. 比较，检查原因

由于其他外科的数据不适合用于比较，我们参考了国际文献。并发症的概率很相近（在 3.5% ~ 14% 之间），这与当时盛行的学术观点是相反的。当时人们认为，如果喉返神经在切除前暴露出来，腺叶全部切除会取得更好的效果，喉返神经也能得到更好的保护。

5. 持续质量改进的策略和方法

我们部门在 1989 年决定，在良性甲状腺肿手术中实施标准化的喉返神经解剖。过渡和学习的阶段将持续近 1 年。通过代表大会参观和国外访问将方法进行了完善。通过结果分析发现，在使用新的神经解剖方法的第一年，腺叶切除手术的并发症概率就得到改善。同时，喉返神经瘫痪的恢复率也在提升，因为神经实际上一直处于解剖连续状态，不会永久性损伤。这个过程改善最终通过一组对比得到证实。一组是 15 865 位潜在神经风险患者和 9 385 位患者，他们在 1979—1990 年间没有做神经解剖术，患持续声带瘫痪的概率是 1.1%；另一组是 1991—1998 年做了喉返神经解剖的患者，声带瘫痪率是 0.4%（6 128 位患者，10 548 位潜在神经风险患者）。喉返神经解剖的实施明显降低了喉返神经瘫痪的概率，要特别注意，它仅仅与首次手术干预且无并发症的良性甲状腺肿或癌症有关。我们当时将这些数据发表在国际上最具声望的学术期刊《外科学年鉴》上。

6. 实施改进的方法并监控结果

通过监测每个外科医生的表现，这项研究也第一次对每个外科医生执行喉返神经保护的程度进行了评价。我们需要重温一下问题：我们做对了吗？我们做对做好了吗？我们如何能够把正确的事情做得更好？现在这些问题都抛给了每位参与者。

我们在 2000 年开始实施术中神经监测，作为在高技术要求的手术中保护喉返神经的辅助技术支持，它在较为困难的解剖步骤——尤其是在解剖疤痕组织或癌症的情况下——在人们看到它们之前可以确定神经的位置。我们已经把对这个方法的评估记录在了预期的研究中，并且

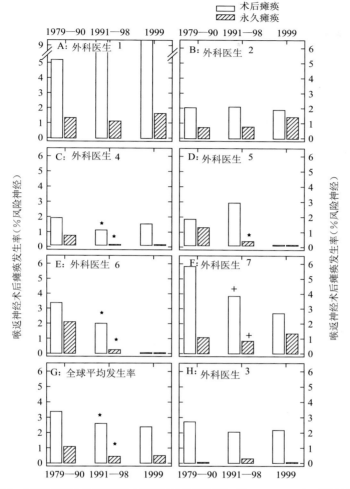

上图 4.：上图比较了 7 名外科医生在喉返神经无显露（第 1 期，1979—1990）、喉返神经显露（第 2 期，1991—1998）和（第 3 期，1999 年）的术后暂时和永久性神经瘫痪的发生率。对于外科医生 4、5 和 6 来说，在 1 期和 2 期（*P<.05）之间有显著改善；在外科医生 7 中，只有在 2、3 期才有显著提高（+P<.05）；对于 1 期和 2 期的比较，计算结果为 P=.056。（G）为全球平均值，表 1 至表 3 有所展示。

图 2　从 1979 年到 1999 年，外科医生的结果质量得到改善（Hermann，《外科学年鉴》，2002）

在《外科学年鉴》期刊上发表（Hermann，《外科学年鉴》，2004）。Dralle 已经总结了当前的研究情况。（Dralle，《世界外科学杂志》，2008）神经监测特别适合于帮助神经识别，尤其是在复发性病例的治疗上，也有助于降低复发率（参见"良性复发性甲状腺肿的发病率——发病率正在下降"章节）。这一点，其实有可能已经得到其他作者的证实（Barczyn'ski，《英国外科学杂志》，2009）。

7. 设定质量目标

重要的质量目标指的是即使在复杂的手术中，也可最大限度降低喉返神经瘫痪发生的概率，这一目标的实现需要通过持续的质量监控来实现（参见"结果质量"章节）。

在过去 5 年里，我们的部门进行了 5 626 例甲状腺手术（包括复发和癌症等所有困难的手术），会发生术后并发症喉返神经瘫痪（会影响暴露的声带神经 = "有风险的神经"）的概率为 4.0%，其中 0.6% 为永久性的，而这个结果曾被低估，被认为是不可能发生的。

结果质量保障中的质量目标指的是在平均的个人表现上达到少于 1% 的永久性喉返神经瘫痪率，且整个医疗群体的理想值为 0.5%，并且克服了原来患者无法避免的两侧喉返神经瘫痪。

8. 衡量和测试目标实现情况

目前我们每半年进行一次结果检测，并在发病率和死亡率会议上进行讨论，以维持标准并提前意识到改进潜力。详细的数据集可以在"1979—2008 年甲状腺手术结果质量控制数据"章节中找到。

PDCA- 循环（计划、执行、检查、行动）

以我们上述持续质量保障为例，PDCA- 循环的原则可在定义中直接理解为：

计划：描述和衡量初始状况。

执行：分析衡量好的初始状况、制定可达到的目标、寻找并执行有助于目标实现的措施。

检查：衡量所设定的目标是否能完成。

行动：如果在目标执行期间保持既定方向，就可以进行定期检查，看它的实际价值是否与目标相符。如果不相符，就需要从计划部分重新开始。

如果目标没有实现,就要分析阻碍目标实现的原因。这里指的始终是造成障碍的原因,而不是某个人。因此,分析总是从"为什么"这个问题开始,而不从"谁"开始。

结果质量的评估和持续改进过程适用于所有质量指标

本书中的每个质量指标都将进行结果质量衡量和结果改进,无论涉及整个医患群体,还是外科医生的个人表现。在甲状腺外科中有一些参数,例如典型手术类的并发症,首先需要进行短期监测(例如半年),如果存在相应数量的病例,那么在此期间的改进过程也可以经得起检验。如果由于并发症发生率较低而且仅有很小的改善潜力,数据上显著增加的结果质量只有在大量病例的情况下才可能发生,随后也需要较长的观察时间。例如,上述提到的良性甲状腺肿首次手术后喉返神经瘫痪率从1.1%降低了到0.44%,这一结论只能在较长观察期通过大量病例和统计手段得出。因此,在我们的30年分析中,我们总结并遵循了6个5年期间的结果。更具体地说,较小病例数的统计学问题涉及特定的诊断分组(例如复发性甲状腺肿)或操作者个体表现改善的证明。

质量指标"复发率"或肿瘤引起的"死亡率"需要长期全程观察,并且只能在几年或几十年后才能进行评估,因为甲状腺良性和恶性疾病的安全治愈(主要由于其侵袭性较低)只有在几十年后才能评估。尽管疾病发病率有所增加,但由于超过30年的复发率下降,我们也能够完成改善进程的记录。

任何一种持续改进过程概念的原理都是一样的,即收集、分析数据,阐释和结果评估,改进策略发展、实施,重新评估结果质量以及测试是否达到既定的质量目标,尤其看它是否符合现实。

医疗所关注的核心是评估和改善患者的治疗结果。结果质量是评估医疗绩效的基本标准。此时还必须提到的一点是,并发症不仅对遭受的患者来说是负担,而且还会被认为是应避免的,这会给失败案例的主刀医生带来压力。

三个经典的质量层面:结构质量、过程质量、结果质量

因此,结果质量是评估医疗成功的主要质量指标,也是患者护理中三个经典的质量层面之一。此外,人们根据结构质量和过程质量各自的特征来区分它们。

患者医疗护理中的三个经典质量层面:

1. 结构质量

空间条件

仪器和技术设备

人员及其培训水平

2. 过程质量

医生和医护人员与患者之间的专业互动

在患者从入院到出院的护理过程中所采取的全部措施

3. 结果质量

对成功治疗的评估

1. 结构质量

该结构总结了完成特定服务所需的医院资源:结构质量取决于员工的数量和能力、组织结构、资金和资源。医院结构对提供服务有重大影响,但对护理质量的影响甚微。

想要完成定义上的多样性绩效需要一定的结构条件,其中医生和护理人员的资历和数量是主要的。一个好的结构必然带来好的结果质量,即使结果质量的改善只是偶尔与结构质量有关系。现代科技下的技术设备和已经提供的可一直使用的绩效,对高执行质量的手术来说都是影响其结果质量的因素。在甲状腺手术中,拿高技术要求和高难度的声带神经解剖手术来说,喉返神经的神经监测(术中电流进行的喉返神经刺激)对于辨别和之后保护喉返神经意义重大。如果没有这种仪器,神经辨别就不可能实现,术中神经损伤就可能出现,尤其在二次手术中风险

会更高。作者曾经在一起案件的审判中担任鉴定专家,工作就是鉴定在复发性甲状腺肿手术后,神经会去往永久性瘫痪的两侧声带的哪一侧,因为这意味着对患者的生活质量是巨大的损害。喉返神经的描述在手术记录中只是简单提及,作者发现喉返神经的神经监测没有被考虑进来。反对的一派批判的观点是,没有一个神经监测可以防止双侧声带神经损伤,医院也不具备任何设备(神经刺激设备)条件。

甲状腺手术中另一个重要的结构质量标准是术中对可疑甲状腺结节的冰冻切片检查。如此,在大多数情况下就能在手术期间从切片中发现癌症,并在第一次手术期间执行适当的、与肿瘤学相适的手术。如果手术期间冰冻切片无法实现,那么手术后的几天就要给出组织学诊断。在发现癌症的情况下,患者会再次接受手术,也就是继续所谓的完整手术(第二次干预用来完全切除甲状腺和清扫淋巴结)。除了患者明显的负担,手术在间隔期间也会给意外和并发症概率带来负面影响。除此之外,医保系统的花销也会增加。

2. 过程质量

所谓"过程"指的是在护理和治疗患者过程中所使用的全部手段。从更广泛的意义上讲,它适用于从入院到出院的所有过程,尤其是后续护理。从狭义上讲,涉及治疗过程的质量,是按照医学科学公认的规则和医学的实践经验进行的。诊疗指南的内容和标准操作流程是基础,特殊情况下偏离标准是存在的,因此必须有相应的证明和记录。严格地说,甲状腺外科手术中的过程质量涉及手术过程,解剖的种类和细致程度,喉返神经和甲状旁腺的处理情况,仔细和有针对性的血管结扎以及切除患病的甲状腺组织。手术的过程质量也受结构质量影响,例如前文提到的冰冻切片检查。神经监测被认为是进行复杂的神经解剖时有价值的手段。甲状腺手术中的神经功能表现是经过证实的。

因此,过程质量代表了结构质量(输入因素)和结果质量(输出或结果因素)之间的联结。

虽然结果质量揭示了现有的缺陷,但过程质量可以得出关于治疗过程中的原因和问题的结论,例如手术步骤的执行。因此,对过程质量(手术过程)的分析是错误分析和进行改进("持续质量改进——CQI"或"持续改进过程——KVP")决定出发点,过程质量的分析可以在这个过程(操作)中提供信息,哪些阶段必须进行优化,以提高整体质量。

3. 结果质量

正如上面描述的喉返神经瘫痪的例子,结果的质量对应目标达到的程度,即治疗结果。主要是临床医疗结果会受影响,但广义上也关系到与健康相关的生活质量、患者满意度以及最终的经济结果(项目费用)。

临床医疗结果

如上所述,临床医疗结果基于数据和事实,需要定义可衡量的质量指标。因此,必要的核查条件是可记录性、可控性和可比性。例如,声带神经瘫痪的发生可以通过进行术后耳鼻喉科检查来确定,该检查揭示了正常的声带功能或声带静止为声带神经瘫痪的表现。一致的检查清楚地记录了声带神经功能恢复是否已经开始。数据显示整个过程可能需要长达六个月的时间。

例如,"喉上神经"是一个难以证明的质量指标,是只能控制唯一一种喉部肌肉的神经,它的功能异常除了语音质量的轻微变化和音高损失之外不会产生长远的后果,但最重要的是任何检查都无法确切地证明瘫痪,因此无法通过常规方法来衡量。因此本书不处理喉上神经瘫痪的问题。如果想要细致区分"语音质量"的话题,未来的方法是通过确定指标,即音量、音调持续时间、语音全面测量和 RBH 指数(粗糙度、呼气、声音嘶哑)来进行语音质量术前和术后的检查,从患者的角度来看沟通障碍和声音嘶哑。本书讨论甲状腺手术中的所有主要质量指标。

与健康相关的生活质量

与健康相关的生活质量取决于患者的主观评估,取决于各种不一定与治疗结果相关的因素。一项被广泛使用的评估结果质量层面的工具是问卷 MOSSF-36(医学研究简报-36)。调查这一质量参数无疑是甲状腺手术中一个有趣的经验值,因为特别是内分泌代谢紊乱(功能过度和功能不全)和甲状腺炎(甲状腺炎)可能与生活质量的显著损害相关。
而且有趣的是,器官的治疗成功与恢复生活质量有关。目前伊丽莎白女
王医院正在进行一项前瞻性研究,研究将在术前和术后对患者进行医学
研究简报-36 问卷调查。这项长期研究的结果目前还需要等待。

患者满意度

患者的满意度也很难客观化,因为它受到患者个人需求和愿望的强
烈影响。它通过常规的问卷方式收集,但与治疗质量相比,这种评估被
认为更加重要。在办理住院时在窗口的等待时间、病房设施、淋浴间和
卫生间的清洁度以及食物的质量都是重点,虽然努力改善患者普遍的满
意度无疑是非常重要的,但与手术的不良结果相比,这些必须被归类为
次要的。患者满意度最持久的参数最终是医疗治疗的结果。

为了引用最近的甲状腺手术的例子,外科医生们更乐意听到,患者
在有语音损伤风险的复发性甲状腺肿手术后清楚大声地抱怨喝到的冷
汤,好过用声带瘫痪的嗓子哼出病房很标准和食物令人惊喜的赞歌。尽
管上述阐释清晰地说明优化后的结构和过程质量对实现目标助益良多,
手术的结果质量应仍是核心。

质量监控

质量监控是一个成功的术语,因为它将质量的概念与临床上常用的
"监控"概念相结合。这是上述持续改进过程来优化结果质量的先决条
件:有计划对一组患者的质量指标进行系统的观察。其中每个患者可以
考虑多个标准:例如,在切除甲状腺手术过程中,两侧声带神经都在危险
区,与单侧切除术(单侧甲状腺切除术)相比,每个患者都有双倍的伤害
风险。因此,喉返神经瘫痪的质量统计与患者无关,而与暴露的声带神
经有关,即所谓的"风险神经"。

质量监控是质量管理的重要任务,用于识别问题和分析问题,启动
解决问题的措施(例如改进声带神经的解剖方法)和重新进行质量监控。

质量管理

质量管理是质量保证的总称,表达了定义质量目标和确定责任的需

求。它涉及计划、实施和监控措施。其目的是在供应设备下保持患者护理的质量,并在必要时进行提高。

内部质量保障——发病率和死亡率会议

内部质量保障由我们的部门独立负责,每 6 个月进行一次。根据既定的质量标准或对自己的业绩进行持续审查,可以确定潜在的弱点并优化已取得的成果。每个参与者(外科医生)的甲状腺手术的结果质量在该组中以匿名形式打乱部门进行展示。因此,不仅对整个部门进行持续的质量监控,也包括个人绩效。由于每年有 1 300 多例甲状腺干预的病例,因此可以以半年为周期生成有意义的数据。

我们计划未来由其他部门能胜任的同事进行评审,或让奥地利外科学会质量保证工作组来发挥外部控制功能。

部门内的持续改进过程也是为了取得平衡的结果。不佳的个人结果,就是那些明显低于部门平均水平的质量,必须弄清原因。如果是与进行经常性和有针对性的困难手术(二次手术、器官外转移)的外科医生有关,可以解释为平均结果的偏差,有关的医生一定可以凭借好的表现弥补。如果手术的难易程度与其他手术者的平均差异不大,则应通过监测手术过程来改善个人的手术效果,并在必要时将技术要求较高的手术交给另一位外科医生来做。

部门同事全部奉行信任文化,具有批评所有外科医生的能力,以面对这一改进过程并致力于实现提高个人质量的目标。

在发病率和死亡率会议上,每个人的个人表现是匿名呈现的,然而,在私下的私人谈话中,这种个人表现是经过批判性分析并共同设计了改进策略的。

外部质量保障

外部质量保障是比较不同部门之间的类似服务及其结果。甲状腺手术里指的是典型的手术并发症(质量指标如喉返神经瘫痪、甲状旁腺功能减退、术后出血和伤口感染)的比较。目前比较还未开始,因为无论是正式的还是实质的结构框架条件都不成熟,而且缺乏标准化的记录和对质量指标的统一定义。此外，许多机构都没有统一的愈后护理方案，不能保证愈后护理数据的统一化。需要具备可以比较的条件、统一的诊断类别、治疗方法和并发症的完整文件、清晰明确的评估，这些都是质量比较的先决条件。

由于缺乏与其他诊所的可比数据，我们将在部门的外部质量保障方面引用国际化的数据管理。这些比较的弊端在于在科学结果中主要呈现最佳结果，找不到不利于患者的和患者严重结果的论述。经典的例子是甲状腺手术术后出血的引用。尽管存在发病率和潜在的死亡率风险，而且仲裁委员会和法院对此类事件作出了证明，但文献中很难阅读到关于严重或致命结果的病例报告。

标准

标准即规则。这里的"标准"指的是设立规则和以设定的参考值对个人的结果的比较分析。但是人们应该以什么为标准，又由谁来决定并发症的参考值？文献中的数据是非常不同的，并且数据会更新。只有通过外部监控的多中心检测或"国家研究"才能看出真相，例如德国的Dralle、瑞典的 Bergenfelz 和丹麦的 Godballe 进行的研究，数据的发布也使实际的质量平均值公开。这种实际状态与数据有偏差，但符合现实。此外，国家质量目录或政治强制的质量保证战略，如多年以来在奥地利法律中规定的质量保证战略也得以实施。由于它们与以绩效为导向有直接关系，所以表明了实际质量。数据必须经过评估和解释，但不得在未经筛查和质疑的情况下就发表，正如在上述联邦政府中发生的情况。因此，出于对他人滥用数据的恐惧，任何质量保障都被扼杀在萌芽状态。而诊所也开始拒绝接有难度的病例，仅为了个体结果质量是正确的。设定标准的任务可以委托给外科学会（奥地利外科协会），各个工作组负责手术的各个部分。同时它存在一种风险，即专家的黄金标准被创造出来，而不能在护理层面应用。另外，手术的发展如此之快，以至于基准应该始终得到调整，因为它应该与指南一致，而且这很困难。总而言之，需要在国家、理想化国际的基础上解决一个困难的问题。

结果质量是 EFQM 质量模型的重要组成部分
（欧洲质量管理基金会）

EFQM 模型是一个组织的总蓝图，也是卓越中心的基石。简而言之，它有三个支柱：人、过程和结果。

人（员工）在过程（流程）中工作并产生结果，反过来又使人（患者）受益。拿医院来说，该模型基于八项基本原则（另请参阅之后访者评论中的"八项基本卓越概念"）。

1. 以患者为导向（为顾客创造利益）
2. 与合作单位的合作（建立伙伴关系）
3. 员工发展和参与（有员工才能成功）
4. 过程、数据和事实（用过程和数据进行管理）
5. 不断地改进和创新（促进创造力和创新力）
6. 领导力和坚定的目标（用愿景、灵感和正直来领导）
7. 社会责任（承担有生活价值的未来责任）
8. 以结果为导向（取得平衡的结果）

无论在哪种质量模型中，它表明要越来越多地重视结果质量。我们的部门一直优先满足这个需求，否则我们不可能做到在 30 年里持续不断地记录改进过程并取得 3 万例手术的成功。只有通过整个外科团队的超常付出，质量意识和团队成熟规模才能实现这一目标。其中最重要的是通过该机构员工和伊丽莎白女王医院的认证。"变革需要 20％员工的动力和参与"，也就是 20％魔法规则，这个要求已经非常高了。为了从专业和局外人的角度评论 EFQM 模型的原理及其对伊丽莎白女王医院外科部门的实用性，我邀请了 Margit Ernst 女士。她负责组织和项目管理，是维也纳医院医疗协会总裁，由她发表评述。

第3章
结果质量在伊丽莎白女王医院是 EFQM 业务卓越模型的一部分
——Margit Ernst 评述

EFQM 模型

欧洲质量管理基金会（EFQM）的质量模型形成了可以使公司实现卓越质量的原则和成功因素。EFQM 不是一种科学模型，而是基于长期以来在市场上表现出色的公司运营经验，以九种行动领域（标准模型）的定义为基础，提出了八种基本的行为概念。

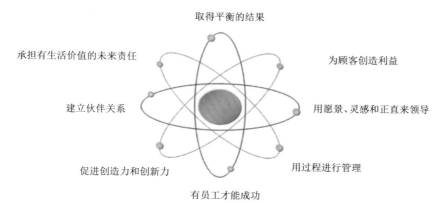

图3　卓越的八大基本概念（EFQM）

EFQM 模型，这些基本概念构成了标准模型的框架，并表达了下述标准模型的更高价值观念。

卓越的八项基本概念（EFQM）

取得平衡的结果

为顾客创造利益

用愿景、灵感和正直来领导

用过程进行管理

有员工才能成功

促进创造力和创新力

建立伙伴关系

承担有生活价值的未来责任

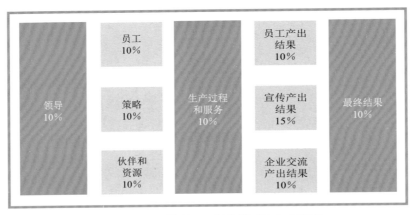

图 4 EFQM 模型——标准模型的 9 个类别

标准模型的 9 个类别：1000 点系统用于评估一家公司，其中 500 点是条件（人、资源和过程——"促成者"），另外 500 点是结果。

---

[7] EFQM 的 14 家创始公司

• 伊莱克斯股份有限公司（瑞典）• 雀巢股份公司（瑞士）

• 英国电信（英国）

• 意大利电话公司（意大利）• Bull SA（法国）

• 荷兰皇家航空股份公司（荷兰）• 西巴—盖吉股份公司（瑞士）

• 飞利浦电气（荷兰）• 达索航空（法国）

• 雷诺汽车（法国）• 菲亚特汽车（意大利）

• 罗伯特博世有限公司（德国）• 苏尔寿兄弟股份公司（瑞士）

• 大众汽车公司（德国）

EFQM 模式背后的理念是让每个公司都通过人力和资源（促成者）来实现公司的目标。这项投入必须得到相应的回报，否则公司难以长期发展。但是，仅仅从"盈利或亏损"看结果，那么格局就太小。员工和客户相关的结果以及公司取得的成果也反映了企业的成功。在促成者和结果之间的平衡中，EFQM 被认为是成功的关键。因为如果一家公司不知道"投入"（金钱、时间、知识等）会产生什么效益，那么它冒的风险就是没有定向地投资，这会导致公司无法长期立足市场。

EFQM 模型的核心是通过 RADAR 逻辑来思考和行动。它描述了应该持哪种观念：思考、要达成哪种结果、建立一个概念并规划过程、实施计划、最后评估并验证预期的目标是否以已经实现，并采用新方法进一步改进。

这个逻辑听起来很简单，却是每天都必须面对的挑战。思想或行动过程首要应该思考的问题是关于理想结果的：应该实现什么？然后考虑概念及实施，最后通过检查数字、数据和事实检查目标的实现情况。

用于分析和提高业务质量的 RADAR 逻辑

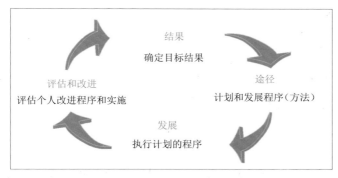

图 5　用于分析和提高业务质量的 RADAR 逻辑

RADAR 逻辑描述了应该持哪种观念：思考、要达成哪种结果、建立一个概念并规划过程、实施计划、最后评估并验证预期的目标是否已经实现，并采用新方法进一步改进。

结果：确定目标结果

途径：计划和发展程序（方法）

发展：执行计划的程序

评估和改进：评估个人改进程序和实施

健康领域的 EFQM 模型

人们当然可以提出问题，"自由市场"的成功因素是否可以适用于健康领域的公法机构。答案当然是 YES。EFQM 模型并未规定，以哪种关键结构定义一家公司，这可能是客户增长、利润甚至市场份额，但它也可能是像维也纳医院协会这样的医疗卫生机构，是临床结果质量的结果。EFQM 只告诉我们，我们应该清楚，哪些结果代表企业目的。客户和员工在健康领域的满意度至关重要，特别是对于需要承担社会责任的大型法人而言。

质量管理模型和甲状腺外科中的结果质量

人们初次看到可能会认为某一特定手术的结果质量只占据了 EFQM 行动领域的一小部分。有说服力的指标的测量结果当然也是"甲状腺外科实力中心"的主要表现之一，但是"甲状腺手术"是否也会影响其他领域的行动？

行动领域：领导

EFQM 的定义："优秀的组织必须拥有持续建设和实现未来的领导者。他们充当价值观和道德的榜样，并不断创造信任。他们有灵活性，可以让组织行为具有远见性，并及时做出反应，以确保组织继续取得成功。"

伊丽莎白女王医院甲状腺外科的发展并非偶然。多年来，这种能力已得到逐步完善。管理人员表现得极有远见，并成了榜样。部门董事可以质疑自己的行为质量，并严格审查在手术过程中或治疗过程中发生的任何不良事件和／或不可预知事件，从而形成积极的纠错文化，即安全文化。因为讨论风险并确定和消除原因会确保安全性。既适用于患者，也适用于员工。

行动领域:策略

EFQM 的定义:"优秀的组织通过利益集团制定的战略发展来实施其使命和愿景,该策略考虑到组织所在的市场和行业。指导方针、计划、目标和流程的制定和实施是为了拓展战略。"必须分析了解国内外发展情况。

医学流行病学调查在及时识别疾病形态变化及其治疗方法在全球发病和死亡统计数据上发挥着至关重要的作用。大型会议和科学出版物提供了一个很好的概述,结合自己的数据,遵循质量的诊所必能得出正确的结论。举例来说,本书阐述了伊丽莎白女王医院令人印象深刻的医患人群甲状腺癌和自身免疫性疾病的增加,而疾病复发率和死亡率下降,同时在国际比较中也是如此。事实上如何评估哪种治疗在方法上真正以证据为基础,并且明显提高了人们的生活质量和生存率,是一个特别困难的问题。因此,制定通用的指南是专业协会、科学委员会和质控中心的国家和国际责任,为所有受影响的诊所指明创新方向,必要时应根据需要来使用。本书的一章专门介绍了伊丽莎白女王医院为自己设计的甲状腺手术指南。对于行动领域的战略来说,这也意味着必须一次又一次权衡是否应该消除或减少能力。相关护理合同必须与法人达成一致。这些过程决定了中长期发展的能力,而这个责任尤其涉及质控中心,这里主要涉及甲状腺手术。

行动领域:员工

EFQM 的定义:"卓越的组织需要重视员工,尊重他们并创造一种文化,这种文化允许为组织和人民创造互惠互利的目标。组织需要培养员工的技能并促进公平和平等;需要关心员工,与他们沟通,以奖励和认可的方式来激励员工,激发他们的热情,这可以让员工们把自己的才华和能力贡献给组织的未来。"

"好的结果需要一颗以上的星。"一个优秀的外科医生可以单凭好的统计数据来表现自己,但是一个好的总体结果需要更多,即更多的员工处于非常高的水平。员工们需要有机会来学习和发展,他们最终必须发挥使用他们的技能。另外,在对员工进行专业和社会指导时需要按照既定计划行事。在关于内部和外部质量保证的章节中,将看到伊丽莎白女王医院所有外科多年来持续实施的质量改善。由于员工成熟度高、公平意识强,医院可以举行透明的发病率和死亡率会议,实施个人业绩晋升,并实现选择性的进一步发展和结果质量的均一化。绩效的显著提高和高标准的实施是激励因素。

行动领域:伙伴关系和资源

EFQM 的定义:"优秀的组织需要规划和管理外部合作关系,包括供应商和他们自己的资源,以支持战略、指导方针和流程的有效执行。这样可以确保医院能有效地管理自己对环境和社会的影响。"

甲状腺疾病的治疗需要跨学科管理,不仅是跨越部门:家庭医生、核医学专家、外科医生、病理学家和放射科医师都是参与功能性诊断和治疗的途径,这是一个非常复杂的内部和外部结构之间的网络,包括不同的服务提供商和不同的融资体系。在自己的组织单位或医院内协调这些伙伴关系,例如可以由外科部门尽可能根据既定的框架条件自行安排。该组织本身的有关于机构内的资源和资金短缺的问题(如缺乏甲状腺相关领域的核医学诊断中心和拒绝保险公司的融资),这些靠自己是无法解决的。与此同时,上级组织(KAV)受到提高效率和塑造不同医疗机构之间合作的局限,这是政策的任务。

行动领域:流程

EFQM 的定义:"卓越的组织需要设计、管理和改进流程、产品和服务,为客户和其他利益相关者创造价值。"

流程的优化使系统损失最小化,增加清晰度并减少错误来源。创建"甲状腺临床路径"对诊疗步骤结构化和质量保证作出了重大贡献。为此,将上述内部和外部合作伙伴纳入所定义的流程是非常重要的。以可读和易理解的语言书写的"甲状腺临床路径"也包括潜在的甲状腺患者。

行动领域:员工相关的结果

EFQM 的定义:"优秀的组织需要对员工进行广泛的测评并取得优

异的成绩。"

维也纳医院协会内部的员工调查仍然可以继续得到改善。目前我们无法用数字、数据和事实来表达满意度。或许远低于平均水平的缺勤天数可以成为工作满意度的关键参数(伊丽莎白女王医院的 9 名外科医生表示,由于紧急手术导致员工长期不足,2009 年员工的平均病假时间为 4.4 天,其余 8 名外科医生的平均病假为 1.4 天)。

行动领域:客户相关的结果

EFQM 的定义:"优秀的组织需要对客户进行广泛的测评并取得优异的成绩。"

十多年来我们一直采用标准化的书信方式进行患者调查。从我们最近的评估(2008 年上半年)可以看出,护理质量评分为 1.21(根据培训评分系统),所有医生的平均评分为 1.25,排第三位,这是在与 10 家维也纳的医院比较下得出的结果。

行动领域:社会相关的结果

EFQM 的定义:"优秀的组织需要对社会的关系进行广泛的评测并取得显著成效。"

医院主要通过系统内的健康机构来满足他们与社会的关系,首先是以家庭医生的方式。家庭医生照顾患者,如果不能单独完成治疗,比如做手术,那医生就推荐患者去专科就诊。医生与机构合作,而该机构则通过满意的患者来实现专业和结构或以过程为导向的服务质量,同时也需要以反复的信息交换为基础。伊丽莎白女王医院的外科部门以定期的进修活动和加强所有治疗伙伴与患者之间的交流而闻名。通过直接针对公众的活动、信息活动、"开放日"、为公众举办讲座、在无障碍(不仅是技术类)媒体上的报道、广播和电视报道,特别是互联网培育促进"伊丽莎白女王医院"组织与社会的关系,并为医院赢得"甲状腺肿瘤医院"的美誉,这也是为人民服务的品质保障。

行动领域:关键结果

EFQM 的定义:"优秀的组织需要对策略关键元素进行广泛的评测

并取得显著成效。"

甲状腺外科的结果质量是伊丽莎白女王医院的重要成果,整本书都以此为中心。考虑到形式,也应该回答一开始所提出的问题:特定操作的结果质量是否会影响 EFQM 行动领域中的"关键结果"行动领域?答案很简单:是的,而且是全部。没有管理层的参与,就没有员工发展或策略性的预判,没有过程控制和资源管理,就无法取得良好的成效。

Margit Ernst 是组织和项目管理部门的负责人和维也纳医院协会总领导人。

第4章
质控中心的诞生
——伊丽莎白女王医院是如何成为"甲状腺肿瘤医院"的

伊丽莎白女王医院于 1890 年 11 月 25 日开始营业。第一例甲状腺手术在 1917 年底由 Paul Albrecht 完成,他在 11 年内完成了 333 例手术。在他的书《鲁道夫斯海姆的甲状腺肿瘤医院》(威廉·毛德里奇出版社,伯尔尼/维也纳/慕尼黑,1990 年出版)中描述了 1979—1990 年担任科室理事的 Kurt Keminger,他是怎样取得甲状腺肿外科治疗决定性突破的。Fritz Kaspar 是 Hochenegg 的学生,1929 年担任科室的主治医生,并成为甲状腺肿外科里第一个施行普通麻醉的人。在此之前,所有患者在清醒状态下进行局部麻醉下手术,他们不

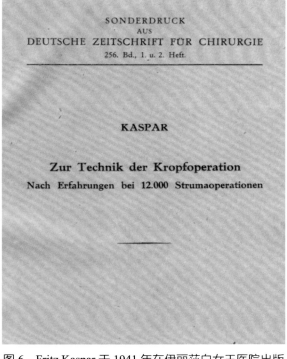

图 6　Fritz Kaspar 于 1941 年在伊丽莎白女王医院出版的原始出版物(封面)

得不在手术过程中交流，以向医生表明，"声音是需要被重视的"，因为这对许多患者来说是一个痛苦的经历。

Fritz Kaspar 在 1941 年出版的作品中写道：

> "许多患者谈论他们的甲状腺肿瘤手术经历时带着惊慌和强烈负面的语气。他们不得不经历可怕的痛苦以及手术某些阶段无法忍受的压迫和窒息感。他们形容这是一种难以忍受的经历和折磨，以至于他们宁可自杀，也不要再遭受这种折磨。"

> 当时的甲状腺手术对患者来说还是一段可怕的经历和心灵创伤，通过全身麻醉可以消除患者的恐惧，因此大量患者后来选择在伊丽莎白女王医院进行甲状腺手术。1928 年之前的几年里，每年仅有 30 例手术，而 1937 年已经超过 1 000 例，1942 年暂时高达 1 615 例。在碘缺乏地区，甲状腺肿大成了常见病，首都维也纳周围的大片地区都包括在内。除了进行全身麻醉，患者在手术台上的体位摆放、消毒、仪器设备及手术技术等，都是 Fritz Kaspar 的工作。死亡率降低和并发症率下降，都应该归功于这个人。解剖学层面精确的解剖、无菌原则和一次性直夹钳等都是由 Kaspar 开创的，就连质量保证的开端当时也是由他发起执行的。

伊丽莎白女王医院甲状腺肿外科的创始人 Fritz Kaspar 教授现在仍然是我们的榜样，这样一来我们就有责任通过历史图片回顾一下他的手术技术，并简要讨论医院中的甲状腺肿瘤科室的发展，它带有著名的 Kaspar 教授的印记。

1939 年：Fritz Kaspar 展示了他的甲状腺肿手术技术

在 1939 年的 16 mm 柯达彩色胶片中有一份历史图像文件，Fritz Kaspar 博士的甲状腺肿大手术技术，基本步骤在这里显示。

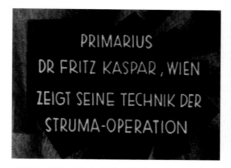

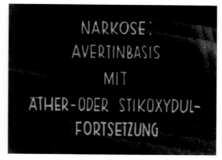

他那个时代最早的外科电影之一：16 mm 柯达彩色记录 1939 年在甲状腺肿手术的技术

这是第一次引入全身麻醉而不是局部麻醉，以允许手术过程中麻醉和无反应的状态

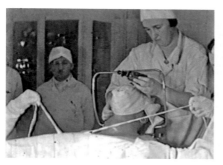

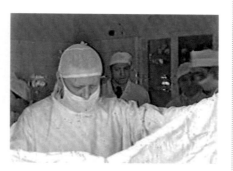

患者在面罩下，通过乙醚滴注麻醉。手术的"难以忍受的经历和痛苦"，患者以前不得不在清醒状态下忍受，现在已经结束

Fritz Kaspar 教授用他设计的甲状腺肿巾覆盖了手术领域

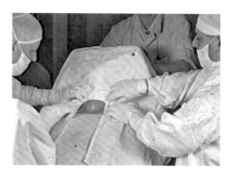

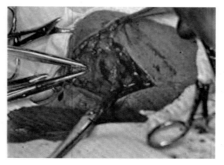

患者以半坐姿接受手术

使用直钳，将下极静脉抓住，切断并用羊肠线结扎

图 7　Fritz Kaspar 教授 1939 年外科手术影片中的图片

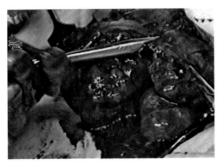

两侧甲状腺叶都高度增大和结节。首先,峡部分裂是用直钳子暴露气管

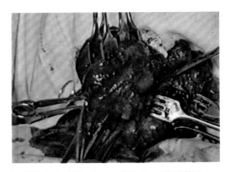

甲状腺的右叶用 Museux 和 Lahey 钳子牵引

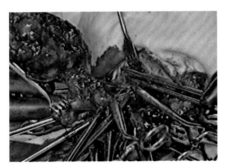

完全脱位后,进行"小切除术"。甲状腺肿及其众多的血管用夹子夹闭,然后用螺纹黏合

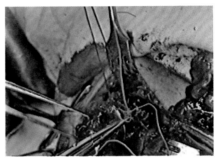

用于止血的胶囊缝合线附着在拇指端肢体大小的甲状腺残基上,并且以同样的方式与大大扩大的左甲状腺叶相连

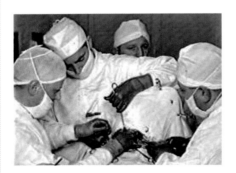

外科医生 Fritz Kaspar(左)与外科团队,背景是"麻醉师"

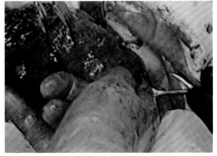

右食指左叶的移动和脱位

图 7(续) Fritz Kaspar 教授 1939 年外科手术影片中的图片

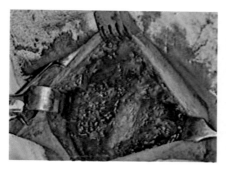

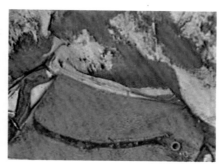

双侧次全切除术后病情,气管可见并脱离大甲状腺肿的压力,两侧留有残余叶,以保护声带神经和甲状旁腺

插入伤口引流

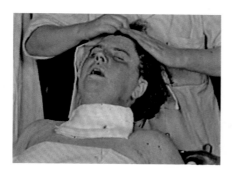

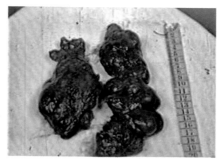

手术结束时患者的自主呼吸

手术标本

图 7(续)　Fritz Kaspar 教授 1939 年外科手术影片中的图片

1945 年之后

　　Fritz Kaspar 教授于 1943 年 12 月 12 日在做甲状腺肿手术期间因脑出血去世,1945 年 5 月 3 日由 Paul Huber 接手科室,并使《鲁道夫斯海姆的甲状腺肿瘤医院》为人所知。在他的领导下,年手术频率达到 1 600 多例。他于 1956 年被任命为因斯布鲁克大学医院的教授。随后他跟随甲状腺外科创始者 Paul Fuchsig。Paul Fuchsig 引入了插管麻醉以及广泛使用的同位素显像(甲状腺扫描仪)。Paul Fuchsig 后来被任命为 Leopold Schönbauer 的接班人,并于 1961 年以第一外科医院诊所的教授身份就职于综合医院。值得一提的是 Huber 和 Fuchsig 非常支持碘盐预防甲状腺肿,因此 1963 年联邦法律通过了第一次食盐碘化。碘剂量的增加于 1990 年才开始。Georg Hienert 于 1962 年起担任科室主管,

该科室继续了甲状腺肿外科的传统,尽管这一时期甲状腺手术的平均频率减少到 600 次。1978 年底,曾担任维也纳第一外科大学诊所临时负责人的 Kurt Keminger 接手科室。他通过自己的学术精神和科学责任心将甲状腺外科带到了一个新的高峰,并且通过强化操作活动激励了众多员工进行科学研究和手术创新。我们作为他的学生已经在甲状腺外科中将喉返神经和甲状旁腺解剖付诸实践。这是该科室进一步发展的基础,也是医院在其业务活动和科学知识方面所取得的国家和国际声誉的源泉。在 Kurt Keminger 之后,Rudolf Roka 从 1991 到 1997 年担任主治医生,他是一位杰出的外科医生,他对手术中转移性甲状腺癌的治疗产生了决定性的影响。在此期间诞生了许多创新成果和大量科学出版物。从 1999 到 2003 年,Karl Glaser 接手管理科室。此后,Roman Kokoschka 再次接管临时管理,直到 2006 年 Michael Hermann 被任命为科室理事。

伊丽莎白女王医院 1890 至 2010 年间的医院建筑

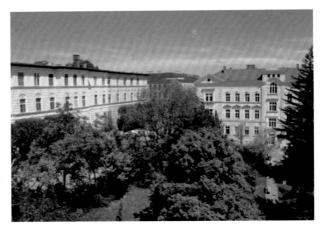

维也纳市伊丽莎白女王医院早期历史主义建筑风格及受保护的历史悠久的楼阁

伊丽莎白女王医院建于 1890 年。

Bettina 馆建于 1894 年,由 Albert 男爵捐赠,后为 60 名女患者搭建了另一个阁楼,以纪念死于乳腺癌的夫人 Bettina。

Ernst Wertheim（1864—1920）于 1898 年 11 月 16 日在这里进行了第一次,也就是后来以她的名字命名的腹部宫颈癌根治手术。

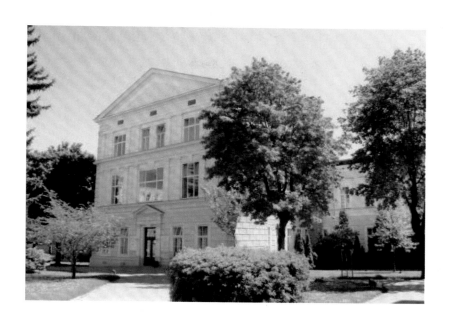

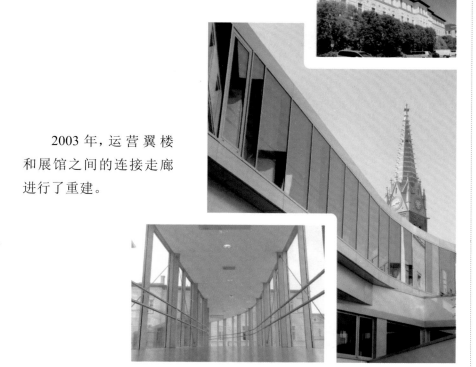

2003 年，运营翼楼和展馆之间的连接走廊进行了重建。

玻璃桥结构通过现代建筑设计完美地融入了历史建筑群。

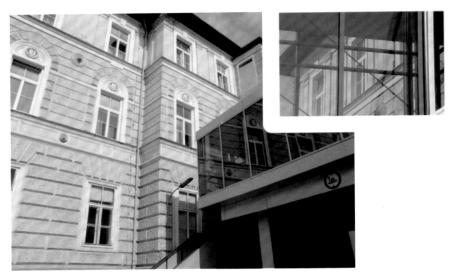

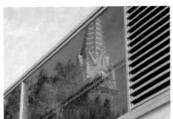

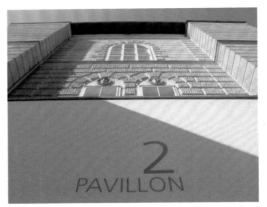

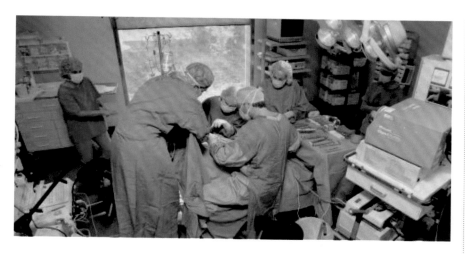

新的手术室使用创新设备进行现代手术和麻醉过程。

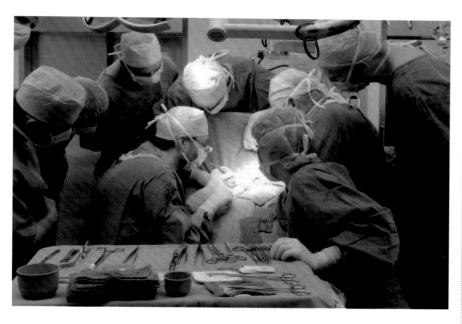

在进修生的手术课程中,外科医生将演示喉返神经和甲状旁腺的解剖技巧。

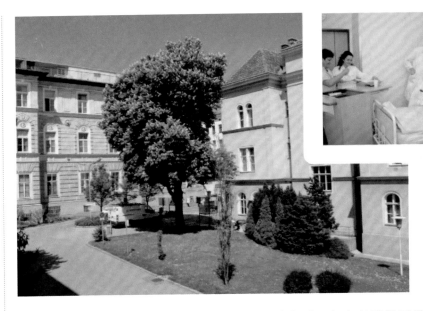

　　医院在原始建筑基础上达到了现代酒店标准，为患者提供了符合时代的舒适就医环境，也为工作人员创造出宜人的工作环境。

　　满园绿色和小型"阳光咖啡"为患者和亲属提供轻松的氛围。

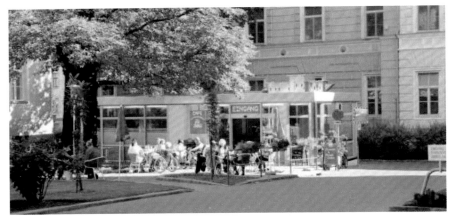

图 8　维也纳市伊丽莎白女王医院的当前照片

第5章
1918—2008 年:
75 969 例甲状腺手术回顾

　　截至 2008 年 12 月 31 日,伊丽莎白女王医院共进行了 75 969 次甲状腺手术。

　　1890 年医院开业后,甲状腺肿外科于 1917 年底在 Paul Albrecht 的领导下开始工作。如上所述,Fritz Kaspar 通过引进全身麻醉在 1929 年取得了决定性的突破。现在,甲状腺外科在 80 年来一直处于高水平运行状态。表 1 显示了分配给各主治医生工作期间的工作频率年度统计数据。这些数据在很大程度上对后来几十年里医院通过甲状腺外科的专业化获得的声誉起到巨大作用,并确立了当前的声望。手术数量当时已经在科学出版物上得到发表。

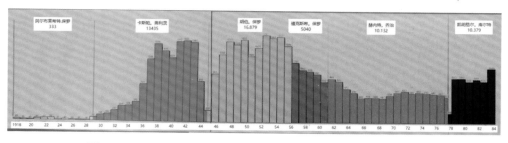

图 9　Kurt Keminger 1918 至 1983 年年度统计数据的图形表示

1983年9月，在我30岁时。我们在一次小型庆祝活动中迎来了第50000例甲状腺手术。尽管自卡斯帕以来，几位初级医生在伊丽莎白女王医院进行了甲状腺肿手术，大多数人仍然不知道他们的名字。然而，伊丽莎白女王医院已家喻户晓，被称为"鲁道夫海姆的基金会医院"，在社会上广为人知。

1918—1989 的甲状腺手术

科室负责人	年份	甲状腺手术
阿尔布莱希特，保罗	1918—1929	333
卡斯帕，弗里茨	1929—1943	13.435
胡伯，保罗	1945—1956	16.879
福克斯希，保罗	1957—1961	5.040
赫内特，乔治	1962—1978	10.132
凯明格尔，库尔特	1978—1989	10.379
合计	1918—1989	56.198

图 10　节选自 Kurt Keminger 的《鲁道夫斯海姆的甲状腺肿瘤医院——
伊丽莎白女王医院 1890—1990 年》

表 1　历史数据(1918—1978 年)是基于 Kurt Keminger 在 1983 年起的一份清单

年份	手术量	年份	手术量	年份	手术量
Albrecht, Paul		Fuchsig, Paul		Roka, Rudolf	
1918	29 29	1957	1. 190	1991	1. 046
1919	25	1958	1. 040	1992	852
1920	23	1959	1. 018	1993	663
1921	41	1960	961	1994	659
1922	47	1961	810	1995	911
1923	52			1996	1. 097
1924	21	Hienert, Georg		1997	1. 166
1925	27	1962	869	Kokoschka, Roman	
1926	20	1963	824		
1927	21	1964	672	1998	1. 073
1928	16	1965	590	Glaser, Karl	
		1966	490		
Kaspar, Fritz		1967	498	1999	1. 108
1929	75	1968	498	2000	1. 408
1930	130	1969	487	2001	1. 259
1931	154	1970	539	2002	1. 216
1932	221	1971	597	2003	1. 140

续表

年份	手术量	年份	手术量	年份	手术量
1933	309	1972	627	Kokoschka, Roman	
1934	318	1973	589		
1935	392	1974	602	2004	1.233
1936	747	1975	592	2005	1.034
1937	1.250	1976	580	Michael Hermann	
1938	1.556	1977	563		
1939	1.414	1978	713	2006	1.003
1940	1.277			2007	1.030
1941	1.593	Keminger, Kurt		2008	1.326
1942	1.615	1979	849		75.969
1943	1.585	1980	868		
1944	810	1981	800		
		1982	843		
Huber, Paul		1983	796		
1945	237	1984	1.038		
1946	963	1985	948		
1947	1.348	1986	836		
1948	1.602	1987	1.018		
1949	1.545	1988	962		
1950	1.633	1989	995		
1951	1.309	1990	965		
1952	1.471				
1953	1.722				
1954	1.669				
1955	1.693				
1956	1.518				

　　《鲁道夫斯海姆的甲状腺肿瘤医院》一书中的数字略有偏差，它是基于不同年份或部门理事的不同分配，与日历年不吻合。自 1979 年以来，CHIDOS / CHIRDOK 数据库拥有自己的"甲状腺肿文档"，可以全面地评估、分析和解释 30 142 例手术。

1918—1978 年的历史数据(45 827 例手术)

我们要感谢 Kurt Keminger 教授在 1918 至 1978 年所贡献的数据文献。他在伊丽莎白女王医院以助手和主治医生的身份开始他的职业生涯。为了在 1978 年 10 月以理事身份回到诊所,他随后和老师 Paul Fuchsig 教授一起去了第一外科大学诊所。他已开始在甲状腺肿外科引入了新的根治原则(Keminger,《外科学文摘》,1984)。

在 1983 年第 5 万例甲状腺肿手术完成之际,他发表了自甲状腺肿外科成立以来的年统计数据,如图 9 和表 1 所示。

人们根据这些记载,总结出 1918—1978 年共有 45 827 次手术。根据他书(《鲁道夫斯海姆的甲状腺肿瘤医院》,图 10)中的叙述,直到 1978 年 9 月他进行了超过 45 819 例手术,包括从 1978 年 10 月到 12 月增加的 198 例,所以一共是 46 017 例手术。因此,历史文献中这 198 例甲状腺肿手术存在差异。

我们决定使用年统计数据作为数据库,在接下来的 30 年我们也继续使用,直到 2008 年 12 月 31 日的总计 75 969 例甲状腺手术都可以计入数据库。

我们的综合数据分析始于 1979 年。

1979—2008 年 30 年的实际数据情况(30 142 次手术)

30 年不间断的数据文献可以用来分析 30 142 例手术,解决各种问题。年轻的外科助理 Michael Hermann 和 Kober 在 1986 年基于第一个外科质量保证系统 CHIDOS(手术文献系统)完成了一份特殊的甲状腺文献,回顾病例。这一工作一直延伸到 1979 年,并且从 1986 年起预见性地校验。在该部门的第一台个人电脑上,数据采集程序以 20 MB(!)硬盘启动。回顾性数据收集在当时奥地利国家银行周年基金的支持下,在研究项目过程中进行。当 CHIDOS 的运营公司不能再提供进一步的服务时,数据就从 Micom Medicare 公司转移到新的 CHIRDOK 系统中,从而继续进行预测性数据输入,而且和从前一样,所有患者数据仍可用于评估。

到 2008 年,我们能够详细观察 30 年来的甲状腺肿外科发展情况,包括部门手术频率的发展、疾病"甲状腺肿"情况的转变（甲状腺癌的增加、免疫源性机能亢进和自身免疫性甲状腺炎、自主机能亢进和复发性甲状腺肿的减退）、诊断的转变，特别是手术方法的转变。

在过去的 20 年中，我们一直致力于改进手术技巧，以减少典型的手术类并发症，喉返神经瘫痪、甲状旁腺功能减退和术后出血等，这些可以通过根本的、更多的并发症相关的手术方法预防复发（甲状腺肿瘤再发）。

我们把重心放在内部和外部质量保证上，内部质量涉及外科医生个人表现与部门整体结果的比较，而外部质量保证则是通过来自国际中心发表的科学数据来比较部门的结果质量，从而达到高水平的基准。

第6章
1979—2008 年 30 142 例甲状腺手术

—— 与时俱进的诊断和手术策略，发病率和死亡率与国际对比

1. 近 30 年来增长的手术频率

过去 30 年里，伊丽莎白女王医院甲状腺手术的频率以超过 50％的幅度从 849 例（1979 年）增长到 1 326 例（2008 年）。

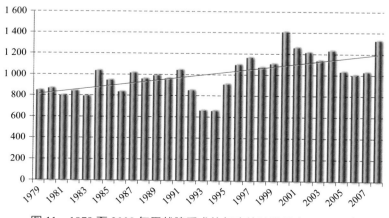

图 11　1979 至 2008 年甲状腺手术的年度统计数据（ n=30 142 ）

30 年间，甲状腺手术的频率增加了 50％。

我们来回顾一下，20 世纪 70—80 年代（表 1）每年平均大概进行 600 例甲状腺手术，这表明增长率为 100％。

是什么在影响手术频率?

每年的手术频率受很多因素影响。如果我们观察 30—40 年代,就能看出专门化和因此带来的手术频率的提升以及专家鉴定很大程度受个人因素和在外科中引入新方法的影响。

在很短的时间内,Fritz Kaspar 在伊丽莎白女王医院建立了甲状腺手术外科,并在几年内实现了超过年手术 1 000 多例的频率。在之后的部门负责人 Paul Huber 和 Paul Fuchsig 的领导下,这种趋势一直延续着。在接下来的 20 年中,手术频率下降到每年 500 次(例)(除了战争年代,最低手术次数是 1969 年的 487 次手术),因为主治医生 Georg Hienert 还有其他手术的问题要解决,Kurt Keminger 使手术频率重新明显增长了起来。近年来,伊丽莎白女王医院通过普通医学出版物、高质量服务标准、患者安全保障、悉心的照顾和完善的酒店式服务使部门知名度在门诊医生和患者口中得到极大提高。因此,2008 年共完成了 1 326 次手术;2009 年,有 1 388 台手术未用于质量保证的数据评估,因为至少需要在 6～12 个月的观察期后才能收集到结果质量。

奥地利从 1963 年开始依照法律执行碘盐预防,以每千克食用盐含 10 mg 的碘进行碘化处理(1990 年增加到 20 mg/kg),认为这样能减少地方性甲状腺肿大,也能减少手术频率。然而每年进行的手术数量仍在增加,原因是多方面的。一方面,手术频率的增加与不断改善的早期诊断有关,在 20 世纪 90 年代,通过精细的超声技术,也通过选择性的实验室诊断技术实现,疾病在早期就能被发现,进行早期的手术修复,从而在还能治愈的阶段进行治疗。例如,以甲状腺疾病为例(图 14a、b,图 24),在早期状态的急剧增加,尤其是在早期可检测的形式(图 25)。这种趋势也通过奥地利癌症登记证明,其中甲状腺疾病在过去的 20 年中显著增加(图 15),但同时甲状腺癌的死亡率在下降(图 16)。

30 年来良性甲状腺症状的改变也是显著的,这一点我们将在后面进行详细讨论。在我们的外科患者中,自主性甲状腺功能亢进发病率降低,而自身免疫性甲亢(巴塞多斯病)增加(图 47)。

手术频率增加的另一个原因是手术技术的完善,即甲状腺疾病的手术康复优于竞争性保守的疗法(药物疗法、放射性碘疗法)或观察方法。

最后,在确定切除范围时,手术可以实现对不清楚发现进行最可靠的诊断澄清和采取安全的治疗形式。

通过精细的解剖技术,最初血腥可怕的甲状腺肿手术已经变成一目了然的少血的外科手术。喉返神经的显现和甲状旁腺保护(见症状文献)让甲状腺根治手术的并发症概率减少,同时患者的治疗机会增加,也避免了疾病的复发。我们的质量保证表明,即使在复杂的甲状腺干预后(癌症、二次干预)也只有少数患者遭受痛苦(失声和缺钙)。在早些年,患者主要面临着双侧喉返神经瘫痪,瘫痪会导致完全失声,甚至到需要气管切开术来解决呼吸困难的地步。这让现在的治疗决策有利于手术的主治医生们,但至少对患者来说也是保守的,除非它也存在可替换的治疗方案。现在的手术抉择明确,一方面可以减轻主治医生负担,另一方面也能减轻患者负担。

早期手术的逐渐增多,同样是出自法律方面的考虑,即监护医生对患者的病理性甲状腺鉴定结果有保护和责任。目前,忽视及时治疗或推迟摘除潜在的恶性结节,都要负法律责任,因此,由于患者的法律知识也在增加,甲状腺疾病的诊断(从业医师、核医学专家、内分泌医生、内科医生、妇科医生及其他等)侧重于外科康复的病变检查结果,来避免有争议结果的错误论述或者是甲状腺疾病早期治疗的耽误。手术切除结节有时是最后的,但往往是唯一的确诊步骤,通过显微镜组织检查可以百分之百确定良性或恶性。

最后,我们科室延长了手术室两个手术台的正常工作时间(直到下午5点或下午6点)来提升手术频率和增加容量,这些额外资源满足了较长的手术时间要求,比如现代甲状腺手术和喉返神经解剖以及甲状旁腺暴露。

2. 30 年间临床病例诊断的手术适应证和模式变迁

表 2 给出了 1979—2008 年这 30 年里的手术适应证和临床病理诊断的概况。细分之后可以发现这里一方面涉及恶性甲状腺疾病(恶性甲状腺肿瘤——甲状腺癌)和良性诊断(良性甲状腺肿瘤);另一方面涉及第一次干预和重复干预(二次干预、再干预)。再次的重复干预一方面

可以在第一次干预后直接成功,如果第一次手术的冰冻切片检查不能提供可靠的结果,并且通常只有在手术后两天才有石蜡切片的确切组织结果,得出癌症结论,需要二次手术来完成淋巴结清扫和完全切除甲状腺。另一方面,重复干预包括所有甲状腺疾病患者,无论是甲状腺疾病复发的产生还是无法用保守治疗方法(药物或放射性碘疗法)充分治疗的患者。因恶性甲状腺肿的再次干预,反而能区分是否在第一次干预已经存在甲状腺癌,并且它是复发的恶性疾病或在良性肿瘤生长期间首次继发成为癌症。

如果是良性甲状腺疾病,人们可以发现有正常功能的甲状腺肿(甲状腺功能正常)和甲状腺功能亢进(甲亢)的甲状腺肿之间存在区别。后者可以从原因角度划分为自主性甲亢和巴塞多斯症。

在甲状腺肿中自主性甲亢分为单一的(局灶性自主)或多个(多源自主)热结节的分布,这是增多的激素生产的病灶来源。不同于巴塞多斯症,它有迄今无法解释的针对甲状腺细胞的抗体,对促甲状腺激素受体细胞起到持续刺激状态,从而连续发展为非生产性激素过度产生(甲状腺功能亢进),并且该生物体最终变得激素水平过高,这是一项严重的病症。

单纯性甲状腺肿(正常甲状腺功能)通常包括两组需要手术处理的症状:患者有明显增长的甲状腺肿,不同的甲状腺大小承受着不同的机械性压迫痛苦,或者怀疑患有癌性结节的患者(这些通常表现为冷结),两者都必须进行手术治疗。

诊断组的分类和分配(表 2)

患者在一种甲状腺疾病中有两种不同的症状是很常见的。例如,在甲状腺功能亢进的自主性或巴塞多斯症情况下都会发生甲状腺癌,继而就存在两种不同的诊断方法,因此患者的分配必须服从诊断组定义的标准。甲状腺癌有第一优先权,复发性甲状腺肿排在第二位,后者主要表现为良性甲状腺肿。

如果在巴塞多斯症患者腺体内发现癌病灶,就会将其计入癌症组。需要对 1 052 名巴塞多斯症患者有针对性地进行科学观察,他们大多拥有较小的癌病灶,可以归到癌症组的汇总表 2 中。

30 年间(1979—2008 年)甲状腺手术的临床病理分为良性和恶性诊断,首次和彻底手术以及代谢状态($n = 30\,142$)。

表 2　甲状腺疾病的分类遵循的临床和病理学标准

	n	%	Σ	%
甲状腺癌($= 3.038$)				
首次手术	2,460	8,16		
完整手术	350	1,16		
复发甲状腺肿查见癌症(1. Op:ben., 2. Op:mal.)	144	0,48		
复发癌症(1. Op:mal., 2. Op:mal.)	84	0,28		
			3.038	10,08
良性甲状腺肿($n = 27\,104$)				
首次干预($n = 24\,961$)				
甲状腺功能亢进	17,965	59,6		
高功能腺瘤	5,944	19,72		
巴塞多斯症	1,052	3,49		
			24.961	82,81
复发($n = 2\,143$)	2.143	7,11	2.143	7,11
总计	30.142	100	30.142	100

＊不同类型的甲状腺炎主要是伴随诊断,且都被归为主要诊断,极个别甲状腺炎为主要手术适应证的被归为"甲状腺良性甲状腺疾病"。

如果患者在其甲状腺中有两种或两种以上不同的临床症状(例如巴塞多斯症和乳头状癌),则诊断组的分配优先:① 甲状腺癌;② 复发性甲状腺肿大;③ 良性结构的初始表现,在 30 年的观察期内,平均 10% 的患者因为恶性甲状腺疾病,83% 因为良性原发疾病,7% 因为良性甲状腺复发而进行手术。

患者手术临床病理诊断的形式变化

在过去的 30 年中,有 10% 的患者因恶性甲状腺疾病接受手术,83% 的患者因良性原发疾病接受手术,7% 的患者因甲状腺良性瘤复发接受手术。从今天的角度来看,这些平均值并不具有代表性,因为在过去的 30 年中诊断模式发生了重大变化，我们将在下面对此进行介绍（见图 12a，图 12b）。在我们 30 年的观察期间特别值得注意的是，甲状腺癌每年从 42 例增加至 215 例。作为良性甲状腺肿形状改变的一个例子，可以提及巴塞多斯症的手术例数增加（图 47）。

性别情况也发生了明显改变

甲状腺疾病的患者仍和以前一样主要是女性，然而手术患者中男性的比例从第一个 5 年的平均 5.5∶1 显著变化到最后 5 年的 3.5∶1，因此记录到了接受手术的男性甲状腺疾病患者数量明显增加的临床结果。如果观察癌症数据，就能看出不仅是国际比较下相应增长的疾病发生率，还有发展的甲状腺癌因性别差异带来的延期对男性不利，最终将在同一死亡率下的男女之间表现出来。不仅在奥地利有这样的趋势，记录显示全球都有，因此下一章节着重研究比较流行病学。

在 30 年的观察期内，诊断和手术适应证发生了惊人的变化：例如，提到甲状腺癌，平均占患者总数的 10%，但发病率从 1979 年的 4% 增加到 2008 年的 16% 以上；同样，Gravestruma 的手术数量在观察期间显著增加，而甲状腺亢进手术的手术数量已降至原来的 1/3。

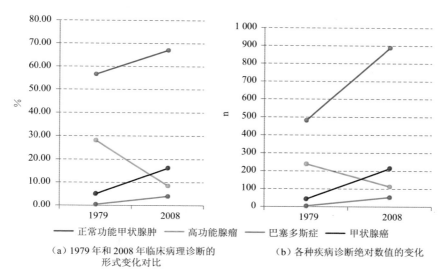

(a) 1979 年和 2008 年临床病理诊断的形式变化对比

(b) 各种疾病诊断绝对数值的变化

图 12a、b　临床病理诊断对比的变化——1979 年和 2008 年的比较

表 3　甲状腺外科手术患者群体中"女性∶男性"的性别分布(图 13 的数据库)

	男性	女性	手术	％ m	％ w	女／男
1979	135	714	849	15,90	84,10	5,29
1980	139	729	868	16,01	83,99	5,24
1981	127	673	800	15,88	84,13	5,30
1982	126	717	843	14,95	85,05	5,69
1983	113	683	796	14,20	85,80	6,04
1984	150	888	1.038	14,45	85,55	5,92
1985	149	799	948	15,72	84,28	5,36
1986	141	695	836	16,87	83,13	4,93
1987	168	850	1.018	16,50	83,50	5,06
1988	172	790	962	17,88	82,12	4,59
1989	181	814	995	18,19	81,81	4,50
1990	166	799	965	17,20	82,80	4,81
1991	172	874	1.046	16,44	83,56	5,08
1992	161	691	852	18,90	81,10	4,29
1993	107	556	663	16,14	83,86	5,20
1994	120	539	659	18,21	81,79	4,49
1995	167	744	911	18,33	81,67	4,46
1996	196	901	1.097	17,87	82,13	4,60
1997	200	966	1.166	17,15	82,85	4,83
1998	204	869	1.073	19,01	80,99	4,26
1999	249	859	1.108	22,47	77,53	3,45
2000	280	1.128	1.408	19,89	80,11	4,03
2001	290	969	1.259	23,03	76,97	3,34
2002	305	911	1.216	25,08	74,92	2,99
2003	269	871	1.140	23,60	76,40	3,24
2004	281	952	1.233	22,79	77,21	3,39
2005	221	813	1.034	21,37	78,63	3,68
2006	239	764	1.003	23,83	76,17	3,20
2007	221	809	1.030	21,46	78,54	3,66
2008	278	1.048	1.326	20,97	79,03	3,77

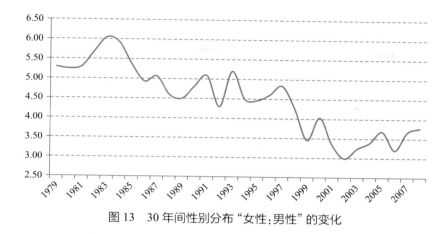

图 13　30 年间性别分布"女性∶男性"的变化

甲状腺疾病主要发生在女性中；然而，在手术医疗保健系统中，与男性的比例发生了显著变化，从前 5 年的平均 5.5∶1 到最后 5 年期间的 3.5∶1，因此，通过记录可以发现需要手术的男性甲状腺疾病患者数量相对增加（数据基础表 3）。

3. 甲状腺癌流行病学和疾病谱变化——伊丽莎白女王医院数据的国内外对比

3.1　流行病学——奥地利的甲状腺癌发病率提高

图 14a 显示了伊丽莎白女王医院外科整体患者甲状腺癌增加的百分比。1979 年有 4% 的甲状腺肿手术患者被诊断出患有甲状腺癌，现在在组织学的最后诊断中，所有患者中 16% 的人有恶性的甲状腺疾病。这相当于增加了 4 倍。从绝对数量上看，这种增加更令人印象深刻（图 14b），从 1979 年的 42 例原发性甲状腺癌诊断到 2008 年的 215 例，增加了 5 倍，这同时对甲状腺手术的量也有影响，从 1979 到 2008 年，伊丽莎白女王医院外科的甲状腺手术增加了 50% 以上（1979 年 849 例，2008 年 1 326 例）。

图 14a 表明，在手术甲状腺患者的总患者群体中，甲状腺癌的发病率从 4% 增加到 16%，即在 30 年内增加了 4 倍。图 14b 以绝对数字表示，甲状腺癌从每年诊断出 42 例增加到 215 例新病例。

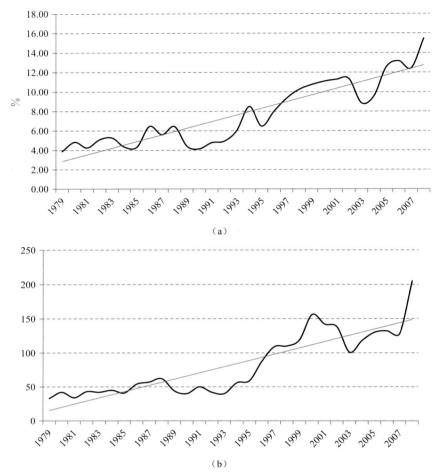

图 14a、b 从 1979 到 2008 年,伊丽莎白女王医院甲状腺肿患者的甲状腺癌增加
（n = 30 142）

甲状腺癌的发病率正在上升

伊丽莎白女王医院与奥地利癌症登记处之间的数据比较（使用日期：1983 至 2006 年）

奥地利癌症登记处（奥地利统计局：http：// www. statistik. at / web_ de / statistiken / gesundheit / krebserkrankungen / schilddruese / index. html）从 1983 年以来一直使用奥地利地区的数据,直到 2006 年才显示（表 4 和表 5）。如果与伊丽莎白女王医院的患者的癌症发病率进行数据比较,可以一致证明,甲状腺癌明显增加（图 15）。奥地利癌症发病率表明,如

果根据绝对数值,从 1983 到 2006 年的记录期间,登记的癌症病例从 341
例增加到 810 例,这意味着增加 138% 或平均每年增长 5.8%。在同一
时期,伊丽莎白女王医院的癌症新增发病率从 44 增加到 141,相当于增
加了 220%,因此甲状腺手术的手术例数增加了 50%。然而,奥地利统
计局并不清楚,奥地利的总甲状腺肿手术数量是否增加。

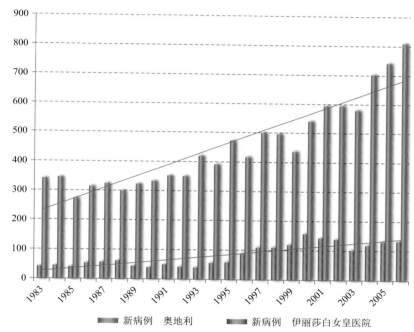

图 15　1983—2006 年的癌症统计,每年的甲状腺癌新发病例绝对数字——
伊丽莎白女王医院与奥地利癌症登记处的比较

奥地利癌症登记处拥有 1983—2006 年的数据,并展示了奥地利每
年癌症新增的病例,从 341 例到 810 例,对比之下,伊丽莎白女王医院甲
状腺癌的数量从 44 例增加到 141 例,而整体数量的增加是由甲状腺手
术引起的。

甲状腺癌增长的原因

甲状腺癌(后面会详述,病因几乎都归结于乳头癌的增加)的增加由
很多原因引起:

(1)首次诊断的方法明显得到改善以及甲状腺超声波检查的质量

的提高；

（2）预防性检查；

（3）手术预期的增加，来过滤不清晰的甲状腺结节；

（4）建立癌症基因标记的检测方法，如降钙素；

（5）病理学材料加工的明显改善和新的标准（Franssila und Harach，《癌症》，1986）；

（6）碘盐预防的影响（Harach，《内分泌病理学》，2002，2008；Knobel，《内分泌学与代谢》，2007）；

（7）环境因素的影响，比如1986年切尔诺贝利的核事故。

甲状腺癌的死亡率在奥地利开始下降

尽管甲状腺癌新增病例在增加，其死亡率却继续下降。例如，奥地利死亡病例从每年141例（1983年）降至74例（2006年），从每10万名居民1.1例降至0.5例。这些数据在表4和表5中的"奥地利统计数据"概览中可以找到。伊丽莎白女王医院和奥地利的发病率发展以死亡率的图形化记录比较如图16所示，1983年的初始值定为100%。

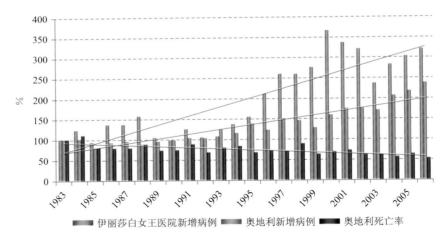

图16　1983—2006年的癌症统计数据，24年内发病率（疾病率）和
死亡率（死亡率）的发展——参考值1983年（=100%）

如果把1983年看作起点（=100%），伊丽莎白女王医院的癌症发病率增加了220%，因此甲状腺手术的增加幅度为50%，奥地利增长了138%。通过不断增加的诊断中心，我们可以优先选择分配方式，将预先

确诊的患者介绍到我们的部门来。尽管每年甲状腺癌新增病例在上升，死亡率下降了 48%。

导致这一现象出现的原因如下：

（1）准确的差异化评估（更好的诊断）的增加和少的或没差异的癌症减少；

（2）增加的临床早期诊断；

（3）增加的病理学早期诊断；

（4）通过现代低复杂性手术技术提高手术根治；

（5）更好的辅助和新型辅助治疗方法（放射碘治疗、体外放疗、化疗）。

由通过增加早期干预和易于诊断的癌细胞形态（图 24，图 25），包括改进手术技术（低并发症率下增长的根治），可以在癌症发病率增长的情况下来实现死亡率的降低（图 16，表 5）。然而值得注意的是，通过病理学家改进显微检查标准，更多的微小甲状腺癌被发现，甲状腺癌（乳头状微癌或很小的滤泡癌）诊断也多在早期进行。这其中大部分的患者是经历了完全手术切除这些患病甲状腺（"正常"）。即使没有传统甲状腺癌的手术（恰当的甲状腺切除和淋巴结清扫）和随后的放射性碘治疗，只有在极少的情况下，微小乳头状癌对疾病进展才有意义。

奥地利每 10 万居民患甲状腺癌发病率（数据来源：奥地利统计局）

表 4　甲状腺（C73）——自 1983 年以来奥地利癌症的发病率（每年新发病）

年份	绝对值[1]			年龄标准化率[2]			新增的发病率[3]		
	总计	男性	女性	总计	男性	女性	总计	男性	女性
1983	341	87	254	3,5	2,1	4,7	0.3	0.2	0.4
1984	345	86	259	3.4	2.0	4.7	0.3	0.2	0.5
1985	274	68	206	2.8	1.6	3.8	0.3	0.2	0.4
1986	314	69	245	3.2	1.6	4.5	0.3	0.2	0.4
1987	324	82	242	3.3	2.0	4.5	0.3	0.2	0.4
1988	299	71	228	2.9	1.6	4.0	0.3	0.1	0.4
1989	323	75	248	3.2	1.7	4.5	0.3	0.2	0.4
1990	333	95	238	3.4	2.2	4.4	0.3	0.2	0.4

续表

年份	绝对值[1]			年龄标准化率[2]			新增的发病率[3]		
	总计	男性	女性	总计	男性	女性	总计	男性	女性
1991	352	102	250	3.4	2.3	4.6	0.3	0.2	0.4
1992	350	79	271	3.5	1.8	4.9	0.3	0.2	0.5
1993	420	121	299	4.2	2.7	5.6	0.4	0.3	0.5
1994	392	134	258	3.8	2.9	4.7	0.4	0.3	0.4
1995	473	136	337	4.8	3.0	6.6	0.5	0.3	0.6
1996	417	125	292	4.0	2.7	5.3	0.5	0.2	0.5
1997	499	143	356	5.0	3.1	6.8	0.5	0.3	0.6
1998	496	134	362	4.8	2.8	6.6	0.5	0.3	0.6
1999	436	124	312	4.2	2.6	5.8	0.4	0.3	0.5
2000	541	150	391	5.3	3.1	7.4	0.5	0.3	0.7
2001	595	166	429	5.8	3.3	8.2	0.5	0.3	0.7
2002	595	171	424	5.7	3.5	7.9	0.5	0.4	0.7
2003	580	173	407	5.5	3.4	7.7	0.5	0.4	0.7
2004	703	192	511	6.6	3.7	9.5	0.6	0.4	0.9
2005	742	225	517	7.0	4.4	9.4	0.7	0.4	0.9
2006	810	229	581	7.7	4.4	10.8	0.7	0.4	1.0

奥地利每 10 万人中的甲状腺癌疾病（数据来源：奥地利统计局）

奥地利联邦统计局，谷歌巷 13，1110 维也纳，office@statistik.gv.at

出处：奥地利统计，奥地利癌症登记处（2009 年 2 月 24 日）。创建于 2009 年 3 月 13 日。

1 恶性扩散性病例，包括 DCO 病例

每 10 万人 / 男性 / 女性

2 标准人口 = WHO 世界人口，2001 年

3 75 岁以下的疾病风险百分比

奥地利每 10 万人的甲状腺癌死亡率（数据来源：奥地利统计局）

表 5　甲状腺（C73）——奥地利 1983 年以来癌症的死亡率（每年死亡病例）

年份	绝对值[1]			年龄标准化率[2]			新增死亡率[3]		
	总计	男性	女性	总计	男性	女性	总计	男性	女性
1983	141	43	98	1.13	0.93	1.29	0.10	0.07	0.12
1984	156	40	116	1.34	0.91	1.63	0.13	0.08	0.17
1985	114	32	82	0.88	0.66	0.98	0.09	0.06	0.10
1986	111	37	74	0.89	0.83	0.91	0.10	0.11	0.10

续表

年份	绝对值[1]			年龄标准化率[2]			新增死亡率[3]		
	总计	男性	女性	总计	男性	女性	总计	男性	女性
1987	111	35	76	0.86	0.78	0.86	0.08	0.07	0.08
1988	124	35	89	0.95	0.75	1.07	0.08	0.06	0.09
1989	103	29	74	0.78	0.60	0.88	0.07	0.05	0.09
1990	104	27	77	0.77	0.56	0.91	0.06	0.05	0.07
1991	124	43	81	0.87	0.89	0.87	0.07	0.09	0.06
1992	96	27	69	0.73	0.57	0.82	0.08	0.06	0.09
1993	112	35	77	0.83	0.71	0.91	0.07	0.07	0.09
1994	117	44	73	0.84	0.90	0.79	0.08	0.07	0.08
1995	95	37	58	0.69	0.71	0.65	0.07	0.09	0.05
1996	103	52	51	0.78	1.04	0.53	0.08	0.13	0.03
1997	99	35	64	0.72	0.67	0.73	0.08	0.08	0.08
1998	125	41	84	0.86	0.78	0.91	0.06	0.06	0.06
1999	89	30	59	0.62	0.56	0.63	0.06	0.06	0.06
2000	97	30	67	0.69	0.54	0.79	0.06	0.05	0.07
2001	102	36	66	0.70	0.67	0.68	0.06	0.06	0.06
2002	87	27	60	0.60	0.48	0.66	0.06	0.06	0.06
2003	87	33	54	0.57	0.55	0.56	0.06	0.07	0.05
2004	79	33	46	0.50	0.57	0.42	0.04	0.05	0.02
2005	89	30	59	0.54	0.50	0.53	0.05	0.05	0.05
2006	74	28	46	0.46	0.47	0.44	0.04	0.05	0.04

表5 在奥地利,每10万居民甲状腺癌的死亡率由1.1下降到0.5。
出处:奥地利统计,奥地利死亡原因统计
创建于2009年3月13日
1 每10万人/男性/女性,
标准人口＝WHO世界人口,2001年
2 75岁以下的死亡风险百分比

3.2 奥地利、英国、美国发病率和死亡率比较

为了对奥地利统计局的癌症统计"甲状腺癌"(癌症发病率上升而死亡率下降)进行国际比较,我们引用了英国和美国的相应数据。数据来源(见下文)为英国癌症研究院和国家癌症研究所和美国国家卫生研

究院。

图 17 显示了发病率数据的对比,并显示了所有 3 个国家过去 20 年内甲状腺癌的增加情况,虽然程度有显著差异。与奥地利相比,英国新病例的绝对数量减半,然而美国却高出 1/3。

死亡率不同(图 18):1983 年,奥地利甲状腺癌死亡率为 1.1/10 万居民),在观察期内下降至 0.46,而英国也从 0.6 下降到 0.4(一个较低的原始值)。而在美国,观察期的死亡率以 0.4 至 0.5/10 万人的数值几乎保持不变。图 21 和图 22 显示了性别特异性差异。

25 年前相对较高的死亡率和在奥地利的下降可能是由于最初存在的碘缺乏的原因(Knobel,《内分泌学与代谢》,2007;Soveid,《沙特医学杂志》,2007)。合法引入的碘盐预防措施,被认为引起了分化性甲状腺癌的增加,预后更好的病理类型增加和预后不利的肿瘤类型的减少。

数据来源:

奥地利:奥地利癌症登记处-奥地利国家统计局

http://www.statistik.at/web_de/statistiken/gesundheit/
krebserkrankungen/schilddruese/index.html

英国:英国癌症研究中心

http://info.cancerresearchuk.org/cancerstats/types/thyroid/incidence/
index.htm

美国:美国国家癌症研究所、美国国立卫生研究院

http://seer.cancer.gov/csr/1975_2006/browse_csr.php?section=
26&page=sect_26_table.04.html

http://seer.cancer.gov/csr/1975_2006/browse_csr.php?section=
26&page=sect_26_table.05.html

SEER(数据库挖掘)范围包括 9 个地区(旧金山、康涅狄格州、底特律、夏威夷、爱荷华州、新墨西哥州、西雅图、犹他州和亚特兰大)。比率为每 10 万人,并根据 2000 年美国标准人口(19 个年龄组——普查 P25-1130)进行年龄调整。

奥地利、英国、美国 1983 至 2006 年甲状腺癌发病率统计比较

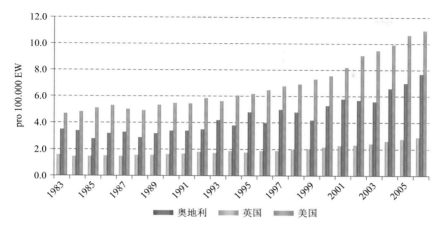

图 17　奥地利、英国、美国 1983 至 2006 年甲状腺癌发病率统计比较

甲状腺癌的发病率在所有国家呈上升趋势，但程度不同：在英国，每 10 万居民其增加不到 3 名患者，在奥地利超过 7 人，在美国 11 人。

奥地利、英国、美国 1983 至 2006 年甲状腺癌死亡率统计比较

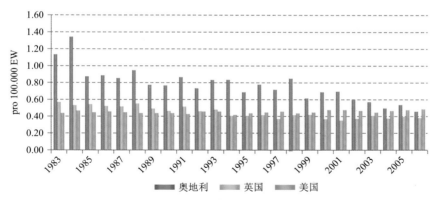

图 18　奥地利、英国、美国 1986 至 2006 年甲状腺癌死亡率统计比较

死亡率起初情况（死亡率）不同，奥地利观测期间从 1.1 降至 0.46 / 10 万居民，英国从 0.6 降至 0.4，而美国的这一比率为在整个时期内保持在 0.4 到 0.5。尽管发病率明显不同（图 17），但死亡率三个国家大致相同。

3.3　全球发病率的比较（欧盟和全世界）

欧洲和世界范围内系统的比较数据仅在估算中有。英国癌症研究所 2002 年提供了一个评估癌症发病率的清单。

欧盟范围内的甲状腺癌

2002 年欧盟范围内经确诊的甲状腺癌新增病例为 19 034 例，所有国家都是女性发病率较高。发病率排在第一位的是马耳他，女性发病率为保加利亚的 7 倍，保加利亚是发病率最低的国家（每 10 万名女性发病率为 1.7，马耳他为 12.6）。奥地利发病率高于欧盟平均水平，德国低于平均水平，英国属于发病率最低的国家之一。

全球甲状腺癌发病率

北美在甲状腺癌发病率方面居世界首位，英国"癌症研究所"数据与美国一些联邦州编制的"美国癌症研究所"数据的估计数据也有差异。根据全球统计数据，澳大利亚、南欧和西欧的甲状腺癌发病率也相对较高（图 20）。

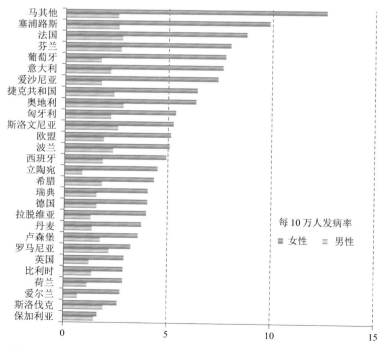

图 19　2002 年欧盟每 100 000 人按性别年龄标准化的甲状腺癌发病率

在欧盟,2002 年确诊了 19 034 例新增甲状腺癌病例。马耳他的比率最高(每 10 万名女性有 12.6 人),在女性罹患率方面,是发病率最低的保加利亚的 7 倍。(每 10 万名女性有 1.7 人)

数据来源:http://info. cancerresearchuk. org

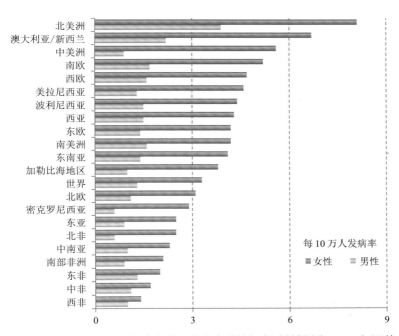

图 20   年龄标准化的甲状腺癌世界发病率,按性别和地域划分,2002 年评估

2002 年,全球范围内北美甲状腺癌发生率最高,每 10 万名女性中有 8.1 人。与之相比,发病率最低的是西非,每 10 万名女性中有 1.4 人。通常来说,非洲各地的癌症发病率都很低。

数据来源:http://info. cancerresearchuk. org。

3.4   奥地利、英国、美国不同性别的发病率和死亡率

接下来将呈现 1983 至 2006 年间有数据资料记录的三个国家,奥地利、英国和美国的发病率、死亡率的性别比较。

1983—2006 年甲状腺癌的发病率——奥地利、英国、美国之间不同性别的比较

在 1983—2006 年的 24 年观察期内,所有三个国家出现了明显的新

增病例的增加。女性患者增加了2～2.5倍,男性患者增加了1.5～2倍。其中美国女性患者增加人数最多,奥地利男性患者人数增加最明显(表7)。

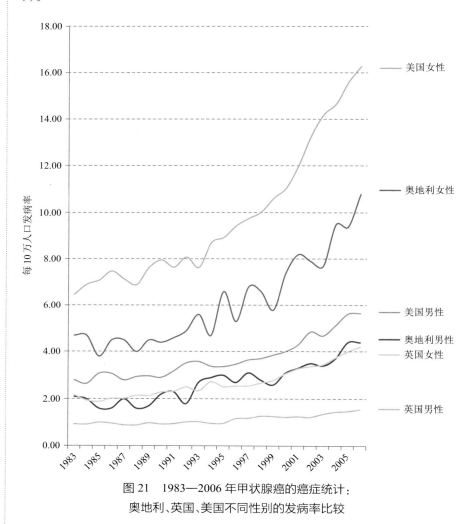

图21 1983—2006年甲状腺癌的癌症统计:
奥地利、英国、美国不同性别的发病率比较

甲状腺癌的发病率和增加在美国女性中最为明显,奥地利女性的发病率和增幅略低。该图清楚地显示了女性发病率的明显增高,但男性也显著增加(特别是在美国和奥地利)。尽管发病率的增加在区域和性别方面有明显差异,但两性死亡率在所有三个国家变化几乎相同。(见图22)。

表 6 1983—2006 年,奥地利、英国、美国甲状腺癌的性别特异性疾病发生率
（图 21 的数据表）

年份	奥地利男性	奥地利女性	英国男性	英国女性	美国男性	美国女性
1983	2.10	4.70	0.94	2.17	2.80	6.48
1984	2.00	4.70	0.93	1.95	2.65	6.91
1985	1.60	3.80	1.01	1.89	3.08	7.09
1986	1.60	4.50	0.97	2.03	3.07	7.48
1987	2.00	4.50	0.90	2.02	2.80	7.13
1988	1.60	4.00	0.90	2.15	2.94	6.90
1989	1.70	4.50	0.99	2.14	2.97	7.64
1990	2.20	4.40	0.94	2.29	2.91	7.96
1991	2.30	4.60	0.96	2.32	3.18	7.65
1992	1.80	4.90	1.03	2.51	3.52	8.09
1993	2.70	5.60	1.04	2.35	3.58	7.64
1994	2.90	4.70	0.97	2.73	3.38	8.72
1995	3.00	6.60	0.97	2.53	3.37	8.95
1996	2.70	5.30	1.18	2.55	3.47	9.45
1997	3.10	6.80	1.19	2.56	3.65	9.76
1998	2.80	6.60	1.28	2.68	3.71	10.04
1999	2.60	5.80	1.27	2.79	3.86	10.63
2000	3.10	7.40	1.24	3.07	4.01	11.06
2001	3.30	8.20	1.27	3.28	4.30	12.03
2002	3.50	7.90	1.24	3.38	4.86	13.30
2003	3.40	7.70	1.37	3.44	4.69	14.21
2004	3.70	9.50	1.46	3.74	5.13	14.68
2005	4.40	9.40	1.49	4.01	5.63	15.61
2006	4.40	10.80	1.57	4.21	5.66	16.29

从上面三个国家的现有数据中可以清楚地看到,甲状腺癌发病率的增加在女性中更为明显。在国家之间比较中,奥地利处于中间位置,介于美国和英国之间。性别比女性：男性目前为 2.4～2.9：1。这个比例也与伊丽莎白女王医院外科的数据相吻合,本单位甲状腺癌性别比例女

性：男性为 2.5∶1。在我们包括所有恶性和良性甲状腺疾病的手术患者中，性别比例为 3.5∶1。在所有接受甲状腺手术的患者总数中，男性的甲状腺癌发病率是高于女性的。

表 7 1983—2006 年奥地利、英国、美国"甲状腺癌"发病率在不同性别中的增长

奥地利男性	奥地利女性	英国男性	英国女性	美国男性	美国女性
2.10 倍	2.30 倍	1.67 倍	1.94 倍	2.02 倍	2.51 倍

在 24 年观察期内，在 3 个国家中，新发病例均有所增加，女性（1.94至 2.51 倍）增加高于男性（1.67 至 2.10 倍）；就不同性别来说，奥地利的男性增长（2.10 倍）最高，美国的女性（2.51 倍）最高。然而，虽然新病例数一直在增加，其死亡率是稳定的，略有下降（见图 22）。预后很好的肿瘤类型、新发多是早期病例和越来越多更好的治疗措施是造成这种情况的可能原因。

表 8 1983—2006 年，奥地利、英国、美国"甲状腺癌"发病率增加的性别比例比较
（女性∶男性）

女性∶男性	奥地利	英国	美国
1983	2.24	2.32	2.31
2006	2.45	2.69	2.88

在 3 个国家的总体男女比例从 1983 年的 2.2∶2.3，上升到 2006 年的 2.4∶2.9，这看起来对女性不利。在伊丽莎白女王医院的良性和恶性甲状腺肿手术患者总数中，性别比目前为 3.5∶1，甲状腺癌患者女性和男性的比例为 2.5∶1。因此，手术患者当中，男性的甲状腺癌发病率更高。尽管女性甲状腺癌发病率高出 2.5～3 倍，但两性死亡率相同。显然，女性患者主要由低恶性肿瘤构成，数据表明恶性程度高的甲状腺癌在两性中是均等的。

1983—2006 年奥地利、英国、美国甲状腺癌死亡率性别比较

图 22 和该图所依据的表格数据显示，在奥地利，甲状腺癌死亡率是明显下降的，男性下降到 50％，女性下降到 34％。然而，在奥地利，假定基线值是其两倍。英国的死亡率也在下降，但在美国，男性的死

亡率上升,女性的死亡率保持不变。1983 年女性甲状腺癌的死亡率高出男性(1. 35~1. 47 倍),但在 2006 年,死亡率在男女性别是基本持平的(0. 93~1. 09 倍)。在奥地利,男性目前死于甲状腺癌的风险高于女性。

　　这意味着,尽管女性患甲状腺疾病的发病率很高,但男性和女性患甲状腺癌的死亡风险几乎相同(男性每 10 万名居民中有 0. 47 人,女性每 10 万名居民中有 0. 44 人)。

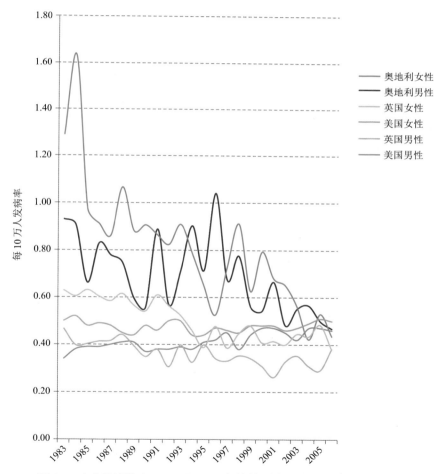

图 22　癌症统计数字:1983 至 2006 年按性别比较的奥地利、英国、美国甲状腺癌死亡率

1983 年,奥地利的死亡率是美国或英国的两倍。奥地利女性比男性(0.93)受影响更多,为 1.29(每 10 万人)。多年来,死亡率显著下降,男性(0.47)现在甲状腺癌的死亡率与女性(0.44)相同或略高。英国的死亡率也在下降,目前男女死亡率均为 0.38。在美国,男性甲状腺癌的死亡率从低水平上升(从 0.34 上升到 0.46),而女性保持不变(0.50)。

表 9　1983—2006 年,奥地利、英国、美国甲状腺癌死亡率的性别比较

年份	奥地利		英国		美国	
	奥地利男性	奥地利女性	英国男性	英国女性	美国男性	美国女性
1983	0.93	1.29	0.47	0.63	0.34	0.50
1984	0.91	1.63	0.40	0.61	0.38	0.52
1985	0.66	0.98 。	0.40	0.63	0.39	0.48
1986	0.83	0.91	0.41	0.60	0.39	0.49
1987	0.78	0.86	0.42	0.58	0.40	0.48
1988	0.75	1.07	0.44	0.62	0.41	0.45
1989	0.60	0.88	0.39	0.57	0.41	0.44
1990	0.56	0.91	0.35	0.54	0.37	0.48
1991	0.89	0.87	0.38	0.61	0.38	0.46
1992	0.57	0.82	0.31	0.56	0.38	0.50
1993	0.71	0.91	0.40	0.52	0.39	0.50
1994	0.90	0.79	0.32	0.46	0.38	0.44
1995	0.71	0.65	0.40	0.39	0.41	0.44
1996	1.04	0.53	0.34	0.48	0.42	0.47
1997	0.67	0.73	0.33	0.39	0.45	0.46
1998	0.78	0.91	0.35	0.45	0.38	0.45
1999	0.56	0.63	0.34	0.48	0.44	0.48
2000	0.54	0.79	0.31	0.41	0.47	0.48
2001	0.67	0.68	0.26	0.41	0.47	0.48
2002	0.48	0.65	0.33	0.40	0.45	0.46
2003	0.55	0.56	0.35	0.44	0.42	0.47
2004	0.57	0.42	0.31	0.43	0.47	0.49
2005	0.50	0.53	0.29	0.48	0.47	0.51
2006	0.47	0.44	0.38	0.38	0.46	0.50

表 10　1983—2006 年, 奥地利、英国、美国"甲状腺癌"死亡率在不同性别间的变化

奥地利男性	奥地利女性	英国男性	英国女性	美国男性	美国女性
50%	34%	82%	60%	135%	100%

在奥地利, 死亡率的下降最令人印象深刻, 男性降至 50%, 女性降至 1983 年参考年的 34%, 但从当时的高基线(每 10 万人 0.93 ♂ / 1.29 ♀)降至 10 万人, 而英国的这一比例为 0.47 ♂ / 0.63 ♀, 美国为 0.34 ♂ / 0.50 ♀。英国的死亡率也在下降(分别♂至 82% 和♀至 60%)。在美国, 男性甲状腺癌的死亡率上升(至 135%), 而女性则保持不变。

表 11　1983—2006 年, 奥地利、英国、美国"甲状腺癌"死亡率变化的性别比例比较(女性:男性)

女性:男性	奥地利	英国	美国
1983	1.39 倍	1.35 倍	1.47 倍
2006	0.93 倍	0.99 倍	1.09 倍

虽然 1983 年甲状腺癌的死亡率仍然影响到更多的妇女(1.35~1.47 倍), 但 2006 年的性别死亡率完全平衡(0.93~1.09 倍)。在奥地利, 男性目前死于甲状腺癌的风险高于女性。这意味着临床相关的癌症或处于晚期肿瘤阶段的癌症在男性中变得越来越普遍。

3.5　1986 年切尔诺贝利反应堆事故发生后青少年(> 16 岁)甲状腺癌发病率——白俄罗斯和乌克兰的比较

1986 年 4 月 26 日清晨, 乌克兰切尔诺贝利核电站爆炸, 导致放射性物质急剧释放, 持续了 10 多天。放射性云散布了许多放射性核素, 特别是碘 131、铯 134 和 137, 污染了许多欧洲国家, 但最大的污染袭击了白俄罗斯、乌克兰和俄罗斯(Bouville,《保健物理学》, 2007)。对健康的最大损害是由碘 131 吸收到甲状腺中造成的, 特别是在儿童和青少年中, 引发了甲状腺癌的明显增加。

图 23 显示了 16 岁以下儿童和青少年甲状腺癌的增加, 在白俄罗斯最为明显, 但在乌克兰也持续存在。据说这种影响将持续几十年(Ron,《保健物理学》, 2007)。

然而,成人甲状腺癌发病率增加尚未得到统计学证实。

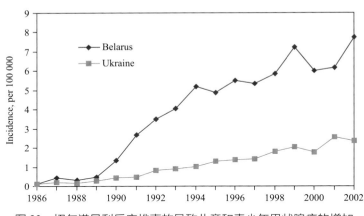

图 23　切尔诺贝利反应堆事故导致儿童和青少年甲状腺癌的增加

由于切尔诺贝利反应堆事故,在严重暴露的白俄罗斯,儿童和青少年(16 岁以下)的甲状腺癌发病率急剧增加。在乌克兰,受碘 131 辐射暴露损伤较小,可以看到甲状腺癌新发病例略有增加。

(资料来源:UNSCEAR,2000 年,UNSCEAR(辐射科委)= 联合国原子辐射影响科学委员会)

3.6　甲状腺癌的主要类型及其 30 余年的形态变化

不同类型的甲状腺癌有着不同的临床特征,表现为不同的细胞组织结构、生物学行为、转移模式、预后、细胞起源不同(髓样癌不是起源于甲状腺滤泡上皮细胞,而是来自产生降钙素的 C 细胞)和遗传学特征。这也导致临床诊断明确以后,外科手术方式和术后辅助治疗、随访等形式不同。

根据 UICC 2010,甲状腺癌最重要和最常见的组织学类型:

分化癌

乳头状癌

滤泡状癌

未分化(间变性)癌

髓样癌

下列甲状腺癌病理类型以 30 年来标准化分类为基础。

然而，与此同时，也区分了

小（低）分化癌

它代表低分化类型的肿瘤，并且就其形态和预后而言，位于分化型癌和未分化类型之间。它可以来自于乳头状癌和滤泡癌。

此外，通过病理学家的研究发现，还定义了一些亚型，这些亚型通过形态学和预后来区分主要类型中不同的形态，其手术治疗理念是当前学科讨论的主题（Dralle，《外科医生》，2009）。详细的清单见"伊丽莎白女王医院对甲状腺癌的诊疗指南"一章。

甲状腺癌增加，根据主要类型区分

我们已经讨论近几十年来甲状腺癌的增加，并在图 14a 和图 14b 中进行了说明。肿瘤类型主要分类（图 24）表明，甲状腺癌的增加主要是由于乳头状癌的增加（至 10 倍）。近年来的观察表明，特别是最大径不

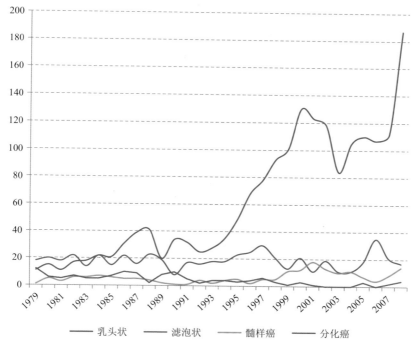

图 24　过去 30 年内甲状腺癌的增加：根据组织学分类进行区分

足 10 mm 的微小乳头状癌，在这一趋势中占有相当大的份额。因此，在乳头状癌中着重区分了微小癌的发病率——根据 UICC（国际抗癌联盟）1997 的肿瘤分期 T1 或根据 UICC 2010 分期 T1a 的肿瘤，以及根据 UICC 1997 的 T2 至 T4 期的甲状腺癌或根据 UICC 2010 的 T1b 至 T4 期肿瘤（图 25）。这表明，不仅乳头状 T1 期肿瘤增加，而且肿瘤 T 分期较高的肿瘤也在上升。乳头状癌的发病率在绝对值上增加了 10 倍，与甲状腺手术患者总数相比，从占 2% 增加到 14%。

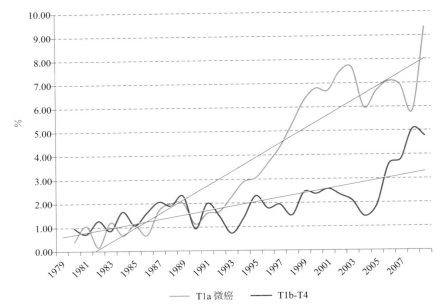

图 25　30 年病程中甲状腺状癌在总患者群体中的比例：根据肿瘤分期
T1a(UICC 2010，所谓的微小癌 ≤ 10 mm)和 T1b 至 T4 进行区分

　　过去的 30 年内，甲状腺癌的增加主要是因为乳头状癌增加到 10 倍，相对于总手术患者来说，占比从不到 2% 增加到 14% 以上。滤泡性肿瘤几乎保持不变。千禧年之后髓样癌的增加也令人震惊。

　　组织学分类基于 1979 年的分类，该分类在今天基本上仍然有效。这里不考虑现在定义的"低分化癌"，从其低发病率来看，可以忽略不计。

　　可能的原因是：

（1）在病理科处理切除的甲状腺组织标本中,仔细的取材和新的诊断标准,从而对小灶肿瘤(微小乳头状癌)有更高的检出率。

（2）将乳头状-滤泡混合肿瘤定义分类(以前列为滤泡型)归于乳头状癌的分组。

（3）人群中实际发生的乳头状癌增加。由于切尔诺贝利灾难的辐射暴露导致儿童乳头状癌急剧增加,原则上也证实了环境病因关系(儿童时期辐射暴露增加癌症的风险早已被大家熟知,反应堆事故又证明了这一点)。

微小癌(≤ 10 mm)的增加代表了乳头状癌增加的很大比例,但较大的肿瘤(> 10 mm)也增加了。

乳头状癌的性别分解——T1a 期(微癌)与 T1b 至 T4 的比较:

过去五年中,所有甲状腺手术的性别分布比例为女性:男性 3.5∶1。从图 26a 可以看出,微小癌也显示出完全相同的性别分布,比例为 3.5∶1。这证实了微小癌发生在"健康人群"约 10% 的假设,并被视为切除甲状腺制片中的"随机发现"。显然,这里没有性别差异存在。

如果观察临床上表现为 T1b 至 T4 期(超过 10 mm,图 26b)的甲状腺乳头状癌,显示性别比例为女性:男性为 2.5∶1。这意味着在男性中分期较晚的肿瘤比例相对较高,但从绝对值上来看,女性患者仍然是男性的 2.5 倍。

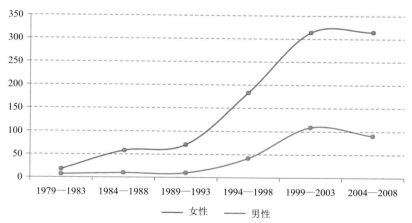

图 26a　男女微小乳头状癌 T1a 期(UICC 2010, ≤ 10 mm)的比较

在微小乳头状癌中,女性:男性的性别比例为3.5:1,完全吻合于过去5年手术患者总数据的性别分布(图13)。这证实了微小癌应被视为随机发现的假设,约10%发生在"健康"人群中,除少数特例外,没有引发健康后果。

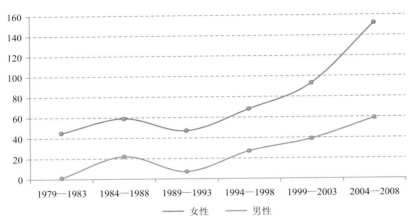

图26b　甲状腺状癌 T1b 至 T4(UICC 2010, >10 mm)分期的男女比例比较

在临床上相对明显的肿瘤表现中,女性与男性的比例仅为2.5:1;微小癌和甲状腺手术患者总数比例均为3.5:1,见图26a。

在30年间,滤泡性甲状腺癌的发病率相对恒定,占患者总数的2%左右,从2.2%稍微降至1.7%(图27)。在此期间,由 Rosai 根据风险分

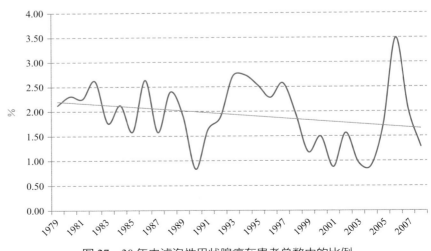

图27　30 年内滤泡性甲状腺癌在患者总数中的比例

层将其分为新的亚型（《内分泌病理学》,2005）。新的诊断标准和调整后的治疗方法在"伊丽莎白女王医院对甲状腺癌的诊疗指南"一章中进行了阐述。

滤泡癌呈轻微下降趋势。

甲状腺髓样癌是相对少见的肿瘤实体。它有非常可靠的肿瘤标志物（降钙素），因此可以在最早期进行诊断。2000 年 1 月 1 日,伊丽莎白女王医院引入了降钙筛查。所有因甲状腺疾病来就诊的患者都到核医学研究所进行降钙素筛查。这可能对 2000 年髓样癌患者明显增多产生了影响。

图 28 明显地显示了这一趋势。

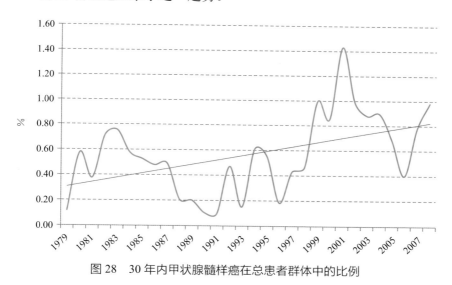

图 28　30 年内甲状腺髓样癌在总患者群体中的比例

2000 年以来,甲状腺髓样癌发生显著增加。2000 年 1 月 1 日,伊丽莎白女王医院引入了降钙素筛查,这是一种肿瘤标志物测定,可以在早期阶段高灵敏度筛检出这些肿瘤。

30 年来,在我们的患者中未分化癌显著减少（图 29）。引入碘化盐预防或许起了一定作用：Harach（《内分泌病理学》,2002）比较了 Salta（阿根廷）引入盐加碘前后的两组受试者。乳头状癌从 44％增加到 60％。滤泡癌、未分化癌和髓样癌的发病率没有变化。

Soveid（《沙特医学》,2007）在伊朗对引入碘盐预防前后的 948 名患者进行了一项研究。他发现乳头状癌的发病率从 15％增加到 43％，而滤泡癌从 69％下降到 32.5％。Knobel（《内分泌学与代谢》,2007)在他的研究中也得出结论,在引入碘盐预防后,乳头状癌增加,滤泡癌减少。未分化癌(间变性癌)近年来几乎没有发生。

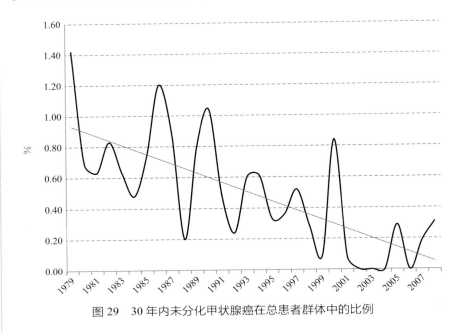

图 29　30 年内未分化甲状腺癌在总患者群体中的比例

在我们的外科患者中,未分化癌明显呈下降趋势,这种癌症只能在极少数情况下治愈,往往在几个月内导致死亡。由于同样较差的预后,在观察期的头几年偶尔诊断出的肉瘤被计入未分化癌中。

甲状腺乳头状癌

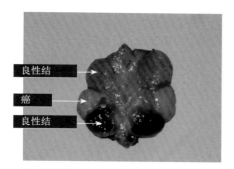

良性结
癌
良性结

结节性甲状腺肿当中的甲状腺癌

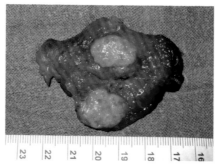

甲状腺乳头状癌,与周围结构形成明显的界限,在正常甲状腺组织中单独发生

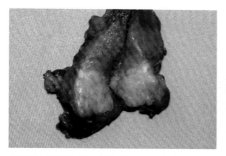

岛状癌、模糊边界和浸润性生长到周围甲状腺组织

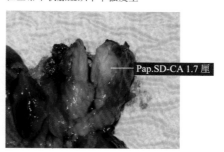

Pap.SD-CA 1.7 厘

浸润性生长的甲状腺状癌

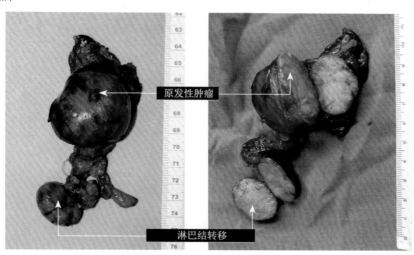

原发性肿瘤

淋巴结转移

甲状腺状癌伴中央区淋巴结转移

图 30　甲状腺乳头状癌

甲状腺微小乳头状癌伴有淋巴结转移

相应的手术标本切开：

微小乳头状癌最先临床表现是颈侧淋巴结转移，由耳鼻喉科医生做了颈侧淋巴结活检用于病理诊断，明确病理诊断后进行超声检查，发现左侧甲状腺上极病灶，随即进行了甲状腺全切、中央区清扫、包括颈内静脉切除的颈侧淋巴结清扫手术。

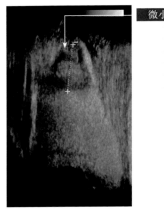

纵切面甲状腺超上极 9 mm 结节，形态不规则，回声不均

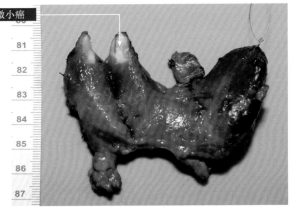

背侧视图：肿瘤位于左头侧的上极——顺便说一句，甲状腺相应的手术标本剖开图，左侧上极背面，其余甲状腺组织正常

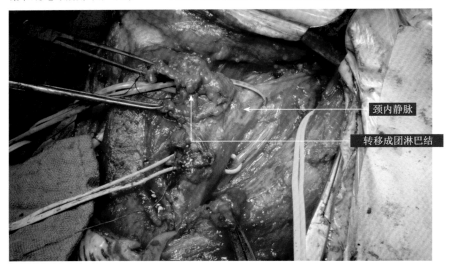

左颈部解剖（K3 区）：由于先前的淋巴结切除，淋巴结浸润粘连无法与颈静脉分开

图 31　微小乳头状癌伴淋巴源性转移

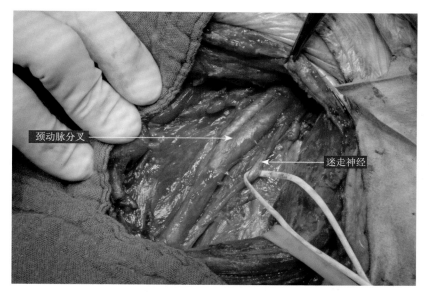

左侧颈清扫术（K3 区）——胸锁乳突肌内侧手术野：淋巴结、颈内静脉与颈丛神经一起被整体切除

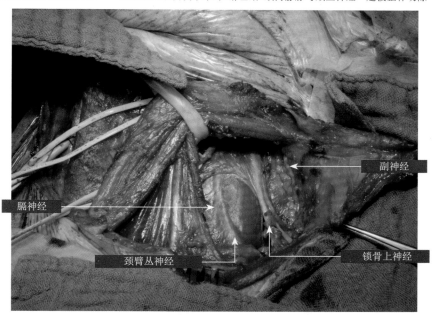

左侧颈清扫术（K3 区）——胸锁乳突肌外侧的手术：将脂肪淋巴结组织切除到副神经。

图 31（续） 微小乳头状癌伴淋巴源性转移

甲状腺滤泡状癌

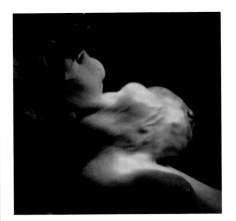

（1988 年首次手术）以半坐位躺在手术台上

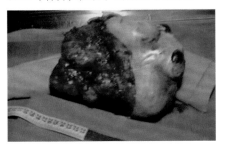

1.9 kg 的标本：连带被浸润的皮肤

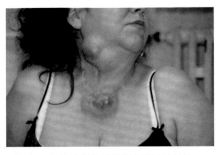

5 年后：局部复发伴胸骨浸润和淋巴结转移

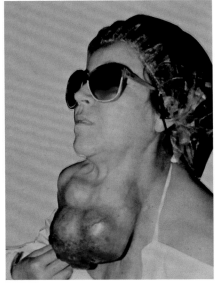

这位 50 岁的患者对肿瘤置之不理多年，最后因破溃出血住院手术。低分化滤泡性甲状腺癌

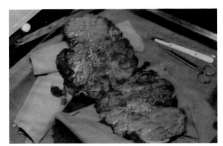

瘤体的剖面图，显示了完整肿瘤组织（原名：朗汉斯甲状腺肿）

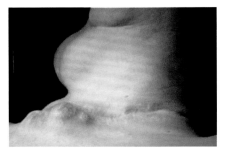

图 32　甲状腺滤泡状癌

再次手术发生在 1993 年

　　这是很典型的滤泡性甲状腺癌病例。患者在第一次手术后 8 年即二次手术后 3 年死于其肿瘤转移。

髓样癌和未分化癌

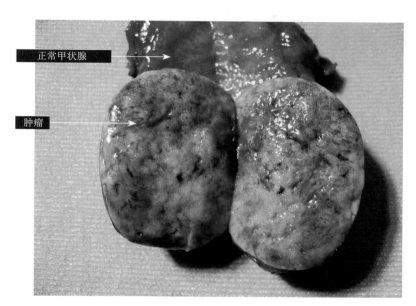

图 33　髓样癌，一直生长到甲状腺被膜

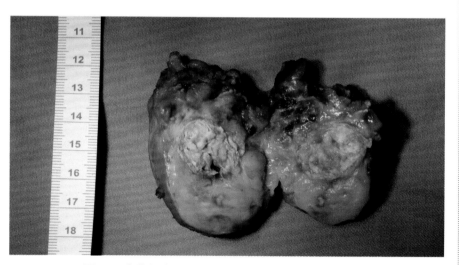

图 34　未分化癌，经组织病理证实的甲状腺被膜外侵犯

肾细胞癌的甲状腺转移

甲状腺转移肿瘤最常由肾细胞癌引起。甲状腺可能是唯一的靶器官，转移通常发生在所谓的"根治性"肾切除术后多年。肾细胞癌的甲状腺转移可能为器官内生长，也可以外侵生长。肿瘤局部浸润或广泛的血管浸润以及管腔内肿瘤血栓形成，发生于大静脉系统。

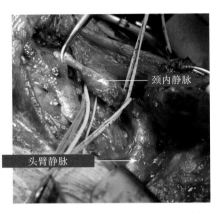

颈内静脉

头臂静脉

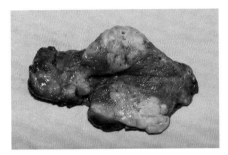

甲状腺内发生的转移肿瘤

大静脉管腔中的肿瘤血栓形成，伴有广泛侵犯血管的肿瘤生长

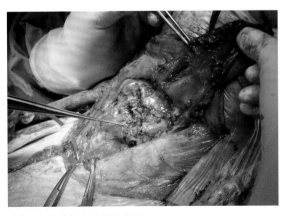

肿瘤局部侵袭性生长累及喉部

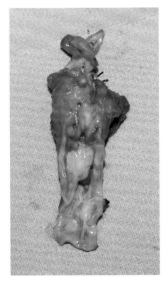

颈内静脉肿瘤血栓

图 35　肾细胞癌的甲状腺转移

甲状腺恶性淋巴瘤

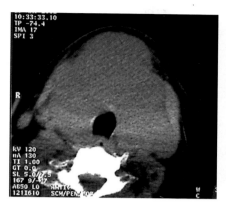

一名 73 岁患者因危及生命的呼吸困难入院就诊。在桥本氏甲状腺炎的基础上,3 个月内出现了明显的气管前肿瘤,其后果是双侧喉返神经麻痹

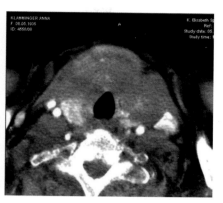

穿刺活检显示存在高度恶性淋巴瘤;开始化疗 2 天后,临床症状明显改善,CT 显示肿瘤体积仅在 1 周后就显著缩小

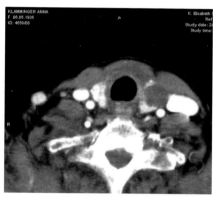

1 个月后,只剩下 1 个小的残留肿瘤,仅有小部分肿瘤持续存在,进行了 2 个月后手术治疗

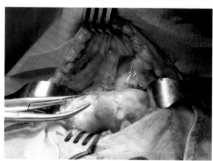

手术中的情况

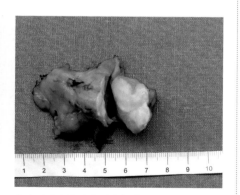

化疗后残留肿瘤的手术标本,白色间质混杂在腺体组织中。组织学:失活的肿瘤组织

图 36　甲状腺恶性淋巴瘤

在本病例中,它是桥本甲状腺炎基础上形成的大 B 细胞淋巴瘤类型的非霍奇金淋巴瘤。甲状腺恶性淋巴瘤是化疗和单克隆抗体的一个适应证。在治疗后迅速减小,最后决定切除左甲状腺叶中小块持续残留的肿瘤。

4. 良性甲状腺肿大的手术适应证和手术策略的变化发展

一般来讲,甲状腺手术有三种适应证:

(1)肿瘤学适应证:甲状腺或邻近淋巴结存在结节或组织变化形成的恶性肿瘤;

(2)机械适应证:由于甲状腺肿的尺寸,气管的挤压和变形而导致局部压迫感,随之会出现呼吸困难或吞咽困难;

(3)内分泌适应证:它存在于特定类型的机能亢进中。

一个或多个自主性功能甲状腺结节(高功能腺瘤)是手术适应证,放射性碘治疗作为另一种治疗方法也是可行的。同样,巴塞多斯症自身免疫性甲状腺功能亢进在药物治疗失败的 1～2 年后有明显的手术适应证,在甲状腺严重增大的情况下,以及在甲亢性眶部疾病明显或无法控

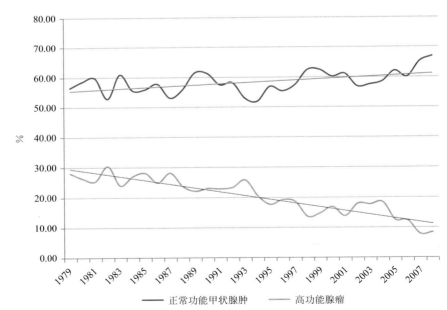

图37　30年内甲状腺功能正常甲状腺肿与自主甲亢甲状腺肿在总患者群体中的比例

制的甲状腺功能亢进症时出现。在个别情况下,也建议对甲状腺炎症进行手术,长期强烈波动的激素水平还可能伴随可疑的结节。

高功能腺瘤(单发或多发热结节或自主内分泌性功能)是一种潜在或明显的甲状腺功能亢进疾病。这一病症在 30 年间持续下降(从患者群体的 30% 降至 10%)。图中显示巴塞多斯症伴甲状腺功能亢进,其在手术患者中显著增加(图 47)。

结节性甲状腺肿

通过碘盐预防而导致的弥漫性(= 无结节)甲状腺肿大的发生率有所下降,但结节性甲状腺肿在我们外科手术患者中有所增加(图 37)。这些包括,一方面存在压迫症状的甲状腺肿;另一方面,是仅有甲状腺轻度增大甚至不增大但含有恶性结节的。通常,通过手术后标本病理学检查才可获得可靠诊断,也是最终选择。

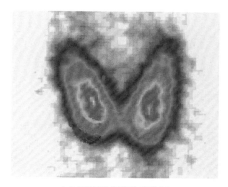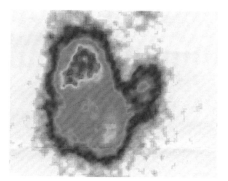

　(a)正常甲状腺的显像图　　　　　　　(b)甲状腺肿大,右叶下极有冷结

图 38a、b　正常甲状腺的扫描图,冷节点

颈部甲状腺肿伴胸骨后甲状腺肿。

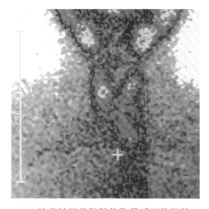

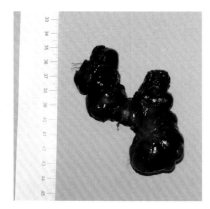

（a）结节性甲状腺肿伴胸骨后甲状腺肿　　　　　　（b）相应的手术标本

图 39a、b　胸骨后多结节性甲状腺肿扫描图像以及手术标本

巨大甲状腺肿

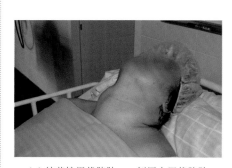

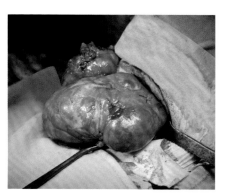

（a）结节性甲状腺肿——一例巨大甲状腺肿　　　　　（b）相应的手术标本

图 40a，b　结节性甲状腺肿——一例巨大的结节性甲状腺肿和相应的手术标本

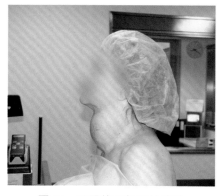

图 41　明显的颈部甲状腺肿

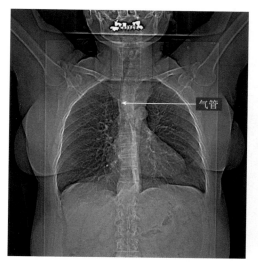

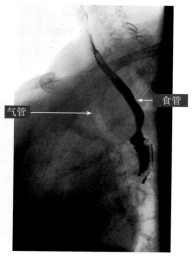

（a）胸骨后延伸甲状腺肿伴有气管受压移位

（b）气管移向后方只能用食道造影（造影剂标识）才能看出图像中的相对位置

图 42a、b　胸廓内和气管后甲状腺肿影像学

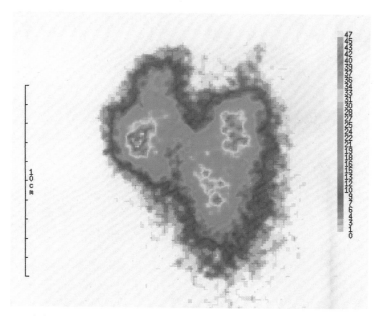

（a）扫描图显示胸骨后甲状腺肿大，但该图像未提供有关实际延伸到深胸廓内的具体信息。对于手术计划,断层成像是（CT 或 MR）不可或缺

图 43a-c　巨大胸廓内甲状腺肿扫描图、CT、手术标本

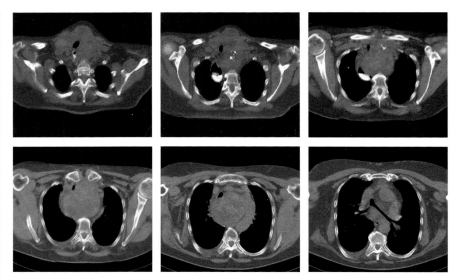

（b）甲状腺肿 CT，范围从颈部到胸骨后深达气管分叉

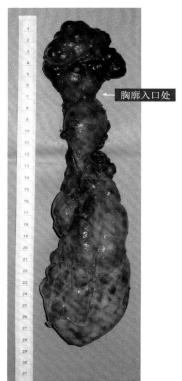

胸廓入口处

（c）29 cm 长的手术标本；手术切除是在没有劈开胸骨的情况下，从颈部完成的。术中进行持续神经功能监测

图 43a–c（续） 巨大胸廓内甲状腺肿扫描图、CT、手术标本

良性胸内甲状腺肿和真性胸内甲状腺肿

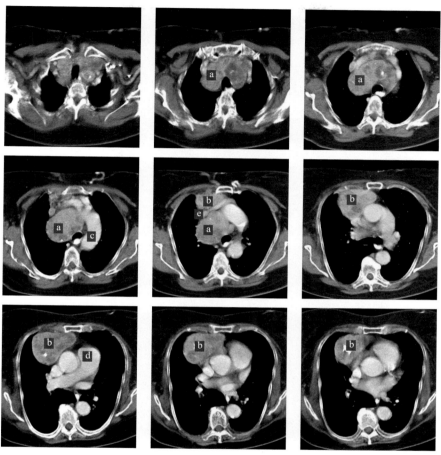

（a）CT：胸廓内甲状腺肿（a）从颈部延伸到胸廓内，再到主动脉弓高度以下；孤立的胸廓内部分，真正的胸骨后甲状腺肿（b）开始于主动脉弓（c）的水平以下，并从肺动脉（d）延伸到膈肌附近；两部分均由头臂静脉（e）隔开

图44a-e　胸廓内甲状腺肿和胸部X线检查、CT、手术标本——胸骨部分切开术

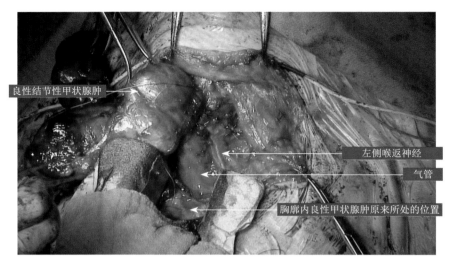

良性结节性甲状腺肿

左侧喉返神经

气管

胸廓内良性甲状腺肿原来所处的位置

（b）在胸骨上颈部原发肿瘤切除术中，首先进行了胸内部分甲状腺肿的整体切除

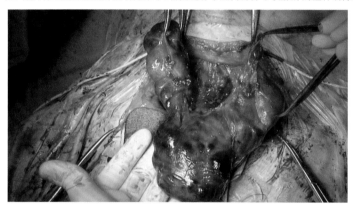

（c）切除的第一次手术标本

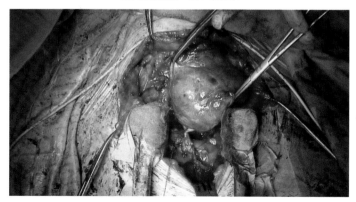

（d）第二个手术标本：从下纵隔切除的真正胸内甲状腺肿

图 44a-e(续) 胸廓内甲状腺肿和胸部 X 线检查、CT、手术标本——胸骨部分切开术

良性胸内甲状腺肿和真性胸内甲状腺肿

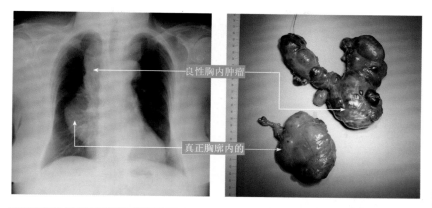

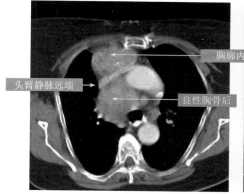
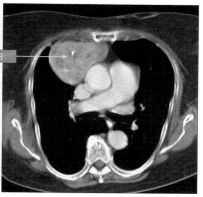

（e）胸部 X 光检查比较 CT、手术标本

图 44a-e（续）　胸廓内甲状腺肿和胸部 X 线检查、CT、手术标本——胸骨部分切开术

　　胸腔内甲状腺部分已经在胸部 X 线中看清楚，在断层影像中进行解剖学位置定位，这是手术计划不可或缺的信息。

自主甲状腺结节

　　这是指甲状腺部分的腺体自主地、独立产生激素，不受正常甲状腺素分泌调控轴控制，这会导致甲状腺素过剩而引起机能亢进和相关症状。

　　自主性结节可以局部单发灶性（作为孤立结节）、局部多灶性（多发结节）或广泛性分布。诊断应通过甲状腺扫描图中存在热区域来做出。除其他因素外，碘缺乏被认为是其中一个原因，但碘摄入量增加也是有争议的。Cooper（《柳叶刀》,2003）将碘摄入量和尼古丁描述为自主结节产生的诱发因素。根据 Harach 的研究（《内分泌病理学》,2002），自食盐加碘以来,阿根廷的自主性腺瘤、桥本氏甲状腺炎和原发性淋巴瘤有所增加。Papanastasiou（《甲状腺》,2007）也讨论了类似原因。此外,遗传因素和 TSH 受体的基因突变被认为与此相关。

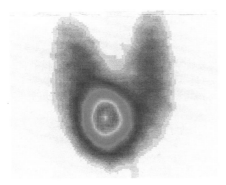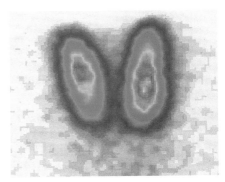

（a）手术前孤立的自主性腺瘤（热结节）-轻度机能亢进,健康组织功能低下（受抑制）

（b）同一患者在孤立自主腺瘤手术后——正常腺体组织再次正常工作:甲状腺功能正常

图 45a、b　扫描图:高功能腺瘤手术前后

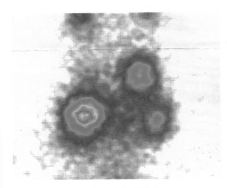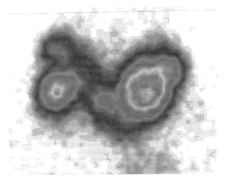

（c）多点自主性腺瘤

（d）多点自主性腺瘤

图 45c、d　多点自主性腺瘤

　　在我们的外科患者中,30 年来甲状腺高功能腺瘤从患者总数的约 30%下降到惊人的不足 10%（图 37）。或许奥地利引入的法定碘化盐预防措施对此产生了积极影响（1963 年,引入法定碘化盐预防措施,将食盐加碘,食盐加碘量为 10 mg/kg,1990 年增加到 20 mg/kg）。

Basedow'症——自身免疫性甲状腺功能亢进症

在 30 年的观察期内,我们医院的 Graves 甲状腺肿手术数量大大增加(图 47)。

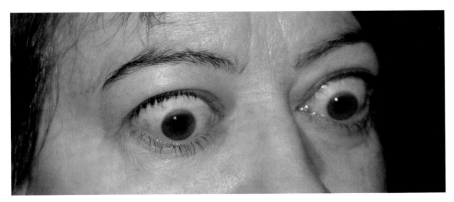

（a） Basedow'症的眼部表现

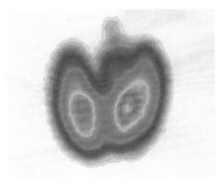

（b） Graves 病:严重功能亢进、高核素摄取和
缺乏背景活性

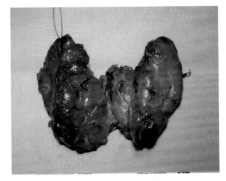

（c） 相应的手术标本

图 46a-c M.Basedow:内分泌眼眶病、扫描图、手术标本

在 30 年所有的患者中, M.Basedow 自身免疫性甲状腺功能亢进症有所增加(30 142 次手术中的 $n = 1052$ 例)

随着时间的推移,由于 Graves 型严重功能亢进引起的手术显著增加。

甲状腺切除术在技术上要求很高,但由于现代外科技术,它现在已经确立了与其他治疗方法(药物,放射性碘)相比最有效和最安全的方法,而且必须被描述为治疗这种严重甲状腺功能亢进症保证质量的成功

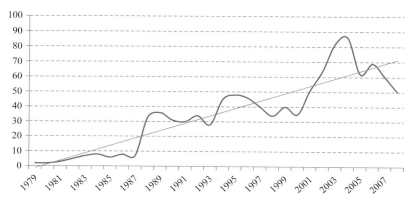

图 47　在 30 年所有的患者中，M.Basedow 自身免疫性甲状腺功能亢进症有所增加

方法。在早些年，Graves病仅有少数特殊性病例才被送到外科医生那里，但今天手术是治愈疾病的首选疗法。

甲状腺的完全切除可以快速安全地消除这种严重的临床表现，由于采用了新的手术技术，首次手术的并发症发生率很低，因此该手术可以被描述为一个成功的方法。在早些年，是需要十分谨慎的，因为手术对有毒性甲状腺肿的腺体操作可引起甲状腺激素过度释放之虞，从而引发甲状腺毒性危象，可能出现致命的后果（Keminger 描述了 1962—1978 年的 11 次严重的甲状腺毒性危象的抢救，《临床医学》，1961；《中央手术学》，1981）。我们的研究结果表明，在使用 β 受体阻滞剂进行短时间准备后，完全或几乎完全切除甲状腺可以快速安全地达到目的，即使在药物治疗抵抗性的 Graves 甲状腺功能亢进病例中也是如此（Hermann，《外科手术》，1994）。我们能够证明，在严重甲状腺功能亢进症的手术过程中没有更多激素释放，而是相反，只有快速切除甲状腺才能在一周内消除严重的功能亢进。在大多数患者中，特别活跃的激素形式 fT3 在术后 24 小时内落入正常范围，fT4 在 1 周内（图 48）至正常范围。

游离甲状腺激素在重度甲状腺功能亢进症患者甲状腺切除术中和术后的血清检测分析

术中和术后激素动力学表明，在严重甲状腺功能亢进患者的手术过程中，游离甲状腺激素没有释放。fT3 和 fT4 的快速下降证实，紧急甲状腺切除术是无法控制的甲状腺毒症的首选治疗方法。

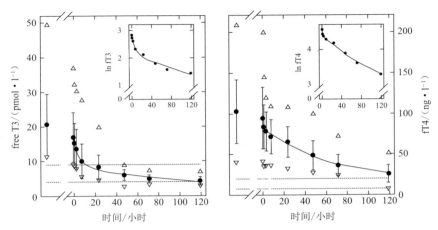

图 48　游离甲状腺激素在重度甲状腺功能亢进症患者甲状腺切除术中和术后的血清
　　　　检测分析（摘自 Hermann,《外科》,1994）

在进一步的研究中,我们能够证明全部或几乎全部甲状腺切除可以做到功能亢进的确切消除(Hermann,《外科》,1998),而在 30 年的前三分之一期间进行的次全甲状腺切除术,留下了 6～8 mL 的残留腺体组织,最终以 23％的疾病复发而告终(图 49)。Graves 病的复发可以再手术或放射性碘治疗。

Graves 在次全甲状腺切除术、几乎全部和全甲状腺切除术后复发

次全切除术导致 23％的 Graves 病复发,可行的手术方法是全甲状腺切除术或几乎全甲状腺切除术,甲状腺残留最多为 2 克。

896　赫尔曼等　　　　　　　　　　　　　　　　　　　　　外科学
　　　　　　　　　　　　　　　　　　　　　　　　　　　1998 年 11 月

表I.甲状腺大部切除、次全切除、近全切除和全部切除术后甲亢的复发率

		患者例数 (n)	甲亢复发 (n) (%)
第一组	大部切除（保留组织 6-8g）	63	15 (23.8) *
第二组	次全切除（保留组织≤4g）	106	10 (9.4) *
第三组	近全切除/全切	46	0 (0) *
第三 a 组	近全切除（保留组织<2g）	27	0 (0)
第三 b 组	全部切除	19	0 (0)
合计		215	25 (11.6)

*不同的手术组别在统计学上存在显著差异（邦弗罗尼校正后的卡方检验, p<0.05）.

图 49　Graves 病在次全甲状腺切除术、近全切除和全甲状腺切除术后的复发（来自
　　　　Hermann,《外科》,1998）

手术中和术后并发症的风险降到最低,及时可靠的控制症状都有助于增加 Graves 病选择手术治疗的吸引力。然而,临床上实际该疾病患者的增加,还远远不能从手术数量的增加推断出来。

Lantz(《欧洲内分泌学杂志》,2009)比较了瑞典马尔默 1988—1990 年和 2003—2005 年间 M. Basedow 的发病率,其表明该病增加了 33%。在瑞典境外出生且年龄超过 69 岁的人群中发病率最高。比较不同年龄组,50～59 岁的女性患病率最高。尼古丁消耗量、较高的碘摄入量和遗传因素与发病率增加有关。Cooper(《柳叶刀》,2003)同样描述了 Graves 症发病的诱发因素:生活方式、精神压力、碘摄入量、尼古丁消耗、性激素和免疫调节剂。

Lantz 有时会把发病率的增加归咎于更灵敏的实验室检查手段;在我们科室,这种疾病的典型抗体(TRAK = TSH 受体抗体)的新检测方法可能有助于更好、更频繁地诊断出 Graves 免疫甲状腺功能亢进症。1986 年,伊丽莎白女王医院将此抗体测定作为常规检测项目。图 47 显示,不久之后的 1988 年,相应的手术频次首次增加。

桥本氏甲状腺炎——自身免疫性甲状腺病

桥本氏病也是甲状腺的自身免疫性疾病,其特征在于存在 aTPO(甲状腺特异性过氧化物酶抗体)和 / 或 TGAk(甲状腺球蛋白抗体)升高。长期病例,它往往会出现甲状腺功能减退症,并且很容易用甲状腺素片替代治疗。然而,人们的印象是,这种临床表现病例越来越多,一方面与甲状腺激素代谢波动相关,另一方面也与可疑的结节形成有关,并且由于这些原因最终可能成为手术的适应证。在一项针对 623 名需要手术治疗的不同适应证女性患者的前瞻性研究中,112 名(18.0%)具有阳性的 aTPO 抗体,241 名(38.7%)在组织病理学标本中具有淋巴细胞浸润,这是桥本氏甲状腺炎自身免疫出现的标志。Benvenga(《甲状腺》,2008)描述了自 20 世纪 90 年代以来桥本甲状腺炎增加了 10 倍,并将其归因于环境因素。Caturegli(《类风湿性风湿病》,2007)把病因归咎于碘摄入量的增加。

桥本氏甲状腺炎大体观

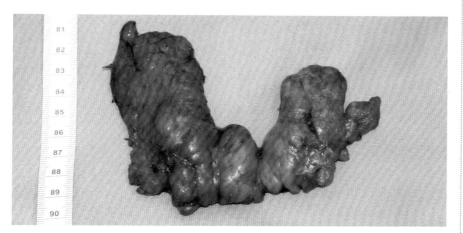

（a）桥本甲状腺炎的甲状腺切除标本

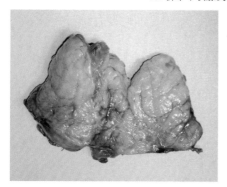
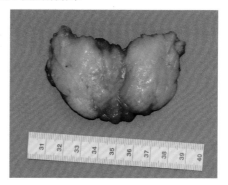

（b）清晰的桥本氏甲状腺炎标本剖面——淋巴细胞浸润和纤维化有了白色老茧的外观

图 50a、b　桥本氏甲状腺炎大体观

甲状腺炎组织学

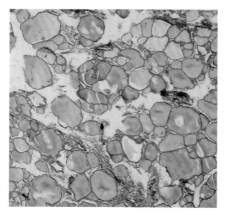

甲状腺炎 0 级（0～1 个病灶）

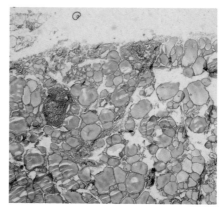

甲状腺炎 1 级（2～8 个病灶）

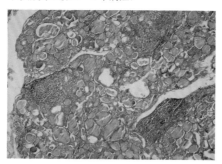

甲状腺炎 2 级（9～40 个病灶）

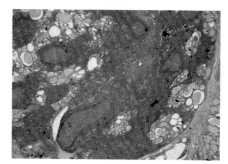

甲状腺炎 3 级（超过 40 个病灶——图像的左半部分）和 4 级（超过 50% 的组织浸润——右图中心）

图 51　根据 Williams 和 Doniach 对甲状腺炎的组织学分类和分级，每个标准切片淋巴细胞浸润的数量（2 cm²）

第7章
甲状腺外科的手术部分

现代甲状腺手术的目标是基于精确诊断的，尽可能保留功能的切除术。应完全切除病理发生改变或功能过度活跃（甲状腺功能亢进）的甲状腺组织，根据术中的可能性和临床意义保留健康的甲状腺组织。通过对喉返神经和甲状旁腺进行精细化解剖，目前可以以最低的并发症发生率切除整个甲状腺（永久性声带麻痹＝喉返神经损伤，低钙血症＝甲状旁腺功能损伤、术后出血、伤口感染等）。这种完全或"几乎完全"的甲状腺切除术式是广泛被结节分布的甲状腺肿或Graves甲状腺功能亢进症所必需的。在甲状腺癌的情况下（除了少数例外——参见"伊丽莎白女王医院对甲状腺癌的诊疗指南"一章），有必要切除甲状腺和周围的淋巴结（甲状腺切除术，并在必要时处理颈侧淋巴结）。

因此，除了努力降低并发症发生外，手术还要集中致力于避免疾病复发（结节复发，甲状腺功能亢进或恶性肿瘤复发）。但如果甲状腺中确实只有单发、有限大小的良性病灶，也可以保留健康甲状腺组织来维持甲状腺的功能。

1. 甲状腺的外科解剖学

甲状腺是一个小的、对称的、蝴蝶形的器官，围绕在颈部气管周围。它由左右两侧甲状腺腺叶组成，两叶之间通过组织桥（峡部）连接。在背面，直接与甲状腺叶相邻，走行着左右两条喉返神经，它们进入喉部，控制两侧声带活动，从而负责发音和说话。另外，它们在吸气时也很重要，因为只有通过打开声门才能使气流充分进入气管。声带神经（喉返神经）

在靠近甲状腺的地方被甲状腺下动脉的众多血管分支包围。这在手术过程中尤其危险，当进行"几乎全部"或"全部"甲状腺切除术时，存在非常高的被损伤风险，特别是在二次手术或多次手术的情况下。

甲状旁腺也与甲状腺有着特别密切的解剖关系，通常在右甲状腺腺叶后面，每侧两枚。它们负责钙的代谢，维持血钙水平，其功能受损或组织的丧失导致短期或永久性的钙缺乏状态，这可能会严重影响生活质量。

甲状腺及其与喉返神经、甲状旁腺和血管的密切关系

右甲状腺叶部分从其甲状腺床上游离，蓝色标识的甲状腺静脉已经被切断。人们深入理解甲状腺（甲状腺背面观）后面的空间，声带支配神经（喉返神经——黄色）是部分可见的，在其头端（上）部分，它仍然被甲状腺覆盖，它被甲状腺下动脉的分支包围。图52中还显示甲状腺上动脉。

图52中还标记了下甲状旁腺和上甲状旁腺（＝副甲状腺，腺体——赭黄色），由甲状腺下动脉的血管分支供血。在切除甲状腺的过程中，必须严格避免声带神经和甲状旁腺损伤。

图52显示了增大和结节样改变的右侧甲状腺叶，它部分从甲状腺床上游离拖出；它后面是声带神经，它在甲状腺下动脉的众多血管分支之间穿行，这时其下端可以在此显露，其上端仍然被甲状腺覆盖。

特别是在根治性甲状腺手术的情况下，手术在喉返神经非常近的区域操作，受到损伤导致发音质量差或嘶哑。在现代手术技术中，首先要寻找到并不是非常容易被发现的这个声带神经（喉返神经），一定在全程直视下轻柔操作，显露喉返神经。切除肿大甲状腺时，确切辨识并在紧靠甲状腺被膜处结扎和离断小血管分支。这样，可以相对安全地避免永久性声带麻痹和由此产生的声音嘶哑。如果可能的话，手术过程中还应尽量保留四个甲状旁腺。这些所谓的旁腺有时难以直接与甲状腺区分开来，必须在甲状腺肿切除术前成竹在胸，并确保旁腺存在良好血供。

这些细致的手术操作在广泛结节致明显甲状腺肿，或功能亢进的手术中，对手术成功和规避并发症风险至关重要，尤其是在二次、多次甲状腺手术（复发性甲状腺肿）和甲状腺癌症手术中。

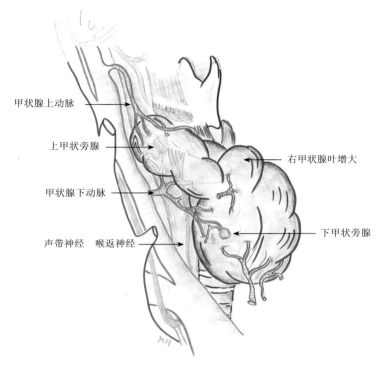

甲状腺上动脉

上甲状旁腺

甲状腺下动脉

声带神经　喉返神经

右甲状腺叶增大

下甲状旁腺

图 52　甲状腺及其与喉返神经、甲状旁腺和血管的密切关系

警惕：

在极端情况下，切除甲状腺也会有双侧喉返神经损伤风险。如果一旦发生这种不幸的损伤病例，对患者的损害并不是单侧喉返神经损伤的两倍，影响是多方面的，因为双侧喉返神经损伤既会导致失语，也常导致严重的呼吸困难，在严重的情况下必须切开气管。

同样，全部甲状旁腺损伤，如果是永久性的，也会给患者生活质量带来严重影响，后果非常严重。

腺叶部分切除术/单侧甲状腺切除术/全甲状腺切除术。

无或伴有中央室淋巴切除术。

在被膜结扎和切断上极血管（甲状腺上动脉）后，甲状腺叶可以被牵拉和解剖出来。只有这样，喉返神经、甲状旁腺、众多血管以及气管和食道才变得容易显露。在全部、近全部或广泛的次全腺叶切除的情况下，必须解剖和保护喉返神经、甲状旁腺以及供应它们的血管分支。该手术步骤对于避免手术的典型并发症和获得最佳结果质量至关重要。显微外科技术以及放大镜和神经监测的使用(参见"喉返神经瘫痪的质量指标——声带神经瘫痪"章节)可以对此做出决定性的贡献。

2. 甲状腺手术标准化流程

甲状腺从右起——上极血管被切断,腺叶被移出。

甲状腺被完全切除,声带神经暴露并在整个过程中被保留,甲状旁腺从甲状腺中分离并保持在血管供应中。切除全腺叶的先决条件:声带神经解剖和甲状旁腺显露。全切优点:避免疾病复发风险(器官外侵的癌症除外)。全切缺点:在危险区进行手术,喉返神经麻痹和甲状旁腺功能减退的风险较高,特别是如果需要进行中央区淋巴结清扫时(淋巴结清扫的指征:参见"伊丽莎白女王医院对甲状腺癌的诊疗指南"一章)。在良性甲状腺肿的情况下,根据术前诊断选择恰当的手术,左右侧甲状

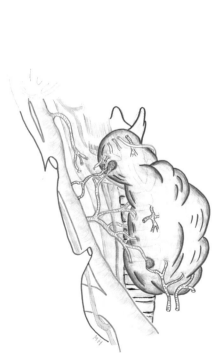

图 53　甲状腺腺叶的松解

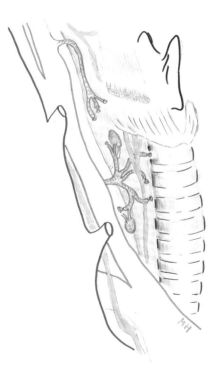

图 54　腺叶切除术、单侧甲状腺切除术、甲状腺切除术

腺叶可以整体考虑（例如，右侧的腺叶切除术和左侧的重点功能病灶切除术）。中央区（根据 Dralle（2009），K1a 右侧中央区，K1b 左侧中央区）颈动脉内侧面，上界达舌骨水平，下界右侧为头臂干动脉，左侧为头臂静脉，对于该范围内的淋巴结由喉返神经分为其前方和后方淋巴结。喉前淋巴结也属于中央区。

"近全"切除术/腺叶切除术

当喉返神经或甲状旁腺处于危险境地时，在神经入喉处（Berry 韧带）保留 1 mL 甲状腺残留物。只有良性疾病才可这样。先决条件：喉返神经解剖和甲状旁腺显露。优点：疾病复发的风险降到最低，喉返神经和甲状旁腺都有安全距离。

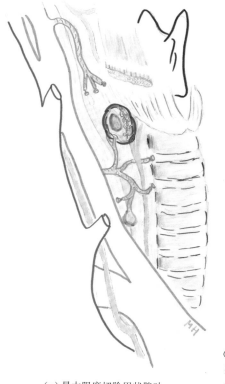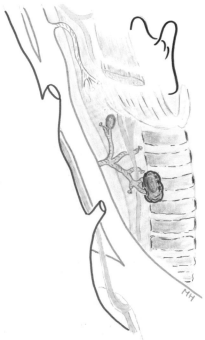

（a）最大限度切除甲状腺叶

（b）近全切除甲状腺叶，除了最多 1 mL 甲状腺残留物以保护下甲状旁腺，如果所有甲状旁腺都受到损伤威胁，从而引发严重甲状旁腺功能障碍是可怕的

图 55a、b　"近全"切除术/腺叶切除术

次全切除术

切除甲状腺腺叶除了 3～4 mL 甲状腺组织,用于保护喉返神经和甲状旁腺。缺点:残余腺体组织可以再发病灶,再手术是"有风险的"。不建议将其作为标准术式(仅适合恰当的个别情况下)。

关键功能病灶切除术——"摘除术"

切除良性病灶及周围少部分腺体。优点:几乎所有甲状腺组织都保留下来,不需要激素替代治疗。建议在明确病理诊断或患者有强烈腺体功能保留需求的一定情况下选择。

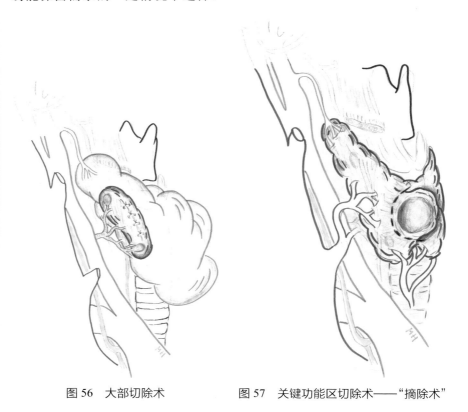

图 56　大部切除术　　　　　图 57　关键功能区切除术——"摘除术"

3. 按照分区的淋巴结手术

淋巴结区域划分(K1 至 K4)

根据 Dralle(2009)对颈淋巴结区域分类如下:

K1：中央区（K1a 右侧，K1b 左侧），解剖学边界：外侧界为颈动脉，上界为舌骨，下界臂头干/头臂静脉。

K2：右颈外侧区，解剖学边界：内侧为颈动脉，外侧为斜方肌，上界为舌下神经，下界为锁骨/锁骨下静脉，背侧界为椎前筋膜。

K3：左颈外侧区（解剖学边界对应于 K2）。

K4：纵隔区（K4a 右侧，K4b 左侧），解剖学边界：纵隔胸膜外侧，上界为头臂静脉，下界为新包和背侧界为气管分叉。该区只能通过正中胸骨裂开实现手术。

磁共振成像——32 岁男性患者 1a、1b、2 和 3 区广泛淋巴结转移性乳头状甲状腺癌的 T2 加权冠状序列：多灶性甲状腺状癌转移，右侧 73 个病灶，左侧 34 个病灶，最大肿瘤大小 2.5 cm，57 个淋巴结转移。

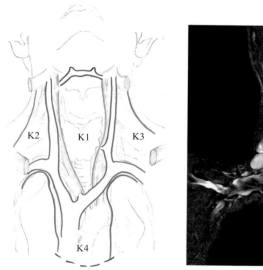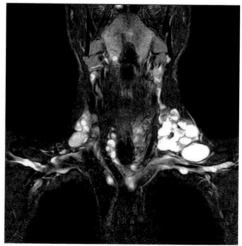

图 58　淋巴结分区的分类（K1 至 K4）

淋巴结 I 至 VII 的分区方法

根据 Robbins 对淋巴结分区方法（颈部解剖分类委员会，美国头颈学会，2008），按照区域分为各区和亚区：VI 区对应于中央区，因此根据 Dralle 分区方法，在解剖学上对应于 I 区。II、III 和 IV 区从上到下沿颈内静脉周围，腹侧以带状肌和颈阔肌为界，背侧以胸锁乳突肌后缘为界。

Ⅳ区为颈内静脉周围淋巴结,范围从锁骨到环状软骨水平,Ⅲ区从环状软骨到舌骨水平,Ⅱ区在舌骨水平以上。Ⅴ区对应于胸锁乳突肌后缘的颈外侧三角。Ⅰ区对应于舌骨上方颏下和颌下淋巴结,它们很少发生甲状腺癌转移。Ⅰ区、Ⅱ区和Ⅴ区又分为亚区。Ⅶ区是指纵隔淋巴结组。

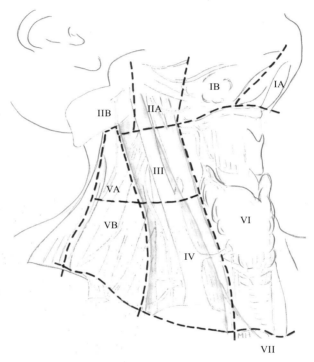

图 59　淋巴结分区的分类(Ⅰ–Ⅶ)

中央区淋巴清扫术(K1)

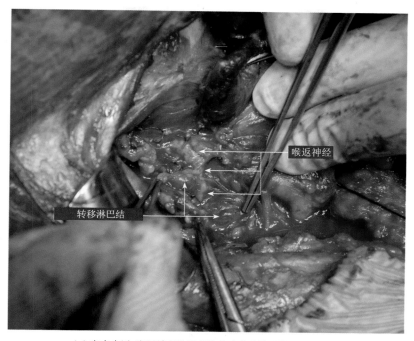

（a）右中央区：喉返神经被甲状腺乳头状癌转移的淋巴结包围

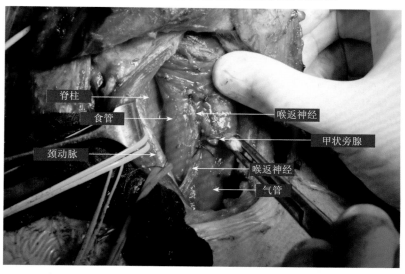

（b）中央区淋巴结清扫术后的手术野：甲状腺和中央淋巴结被整块切除到脊柱前

图 60a-d　中央区淋巴切除术手术图片(K1)

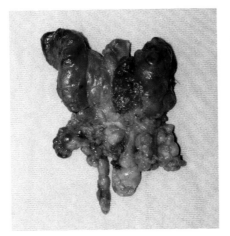

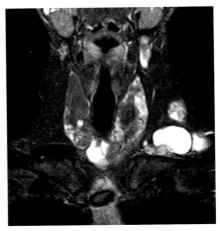

（c）甲状腺与中央区淋巴结标本　　　（d）甲状腺的冠状 MR 图像显示多发转移病灶

图 60a-d（续）　中央室淋巴切除术手术图片（K1）

右侧颈侧区淋巴清扫术（K2）

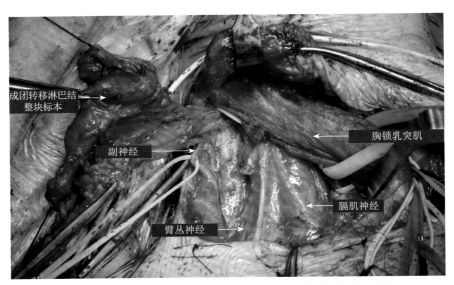

成团转移淋巴结
整块标本

副神经

臂丛神经

胸锁乳突肌

膈肌神经

（a）右侧颈侧区解剖，胸锁乳突肌向内侧牵拉，可以看到清扫淋巴结到椎前筋膜、
移除标本后的三角形术野

图 61a、b　右颈侧淋巴结清扫手术图片（K2）

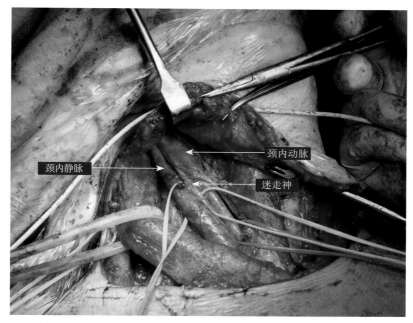

颈内静脉

颈内动脉

迷走神

（b）右侧颈侧区解剖，胸锁乳突肌被牵向外侧，可以看到动脉三角肌：淋巴结组织被移除

图 61a、b（续）　右颈侧淋巴结清扫手术图片（K2）

左侧颈侧区淋巴结清扫术（K3）

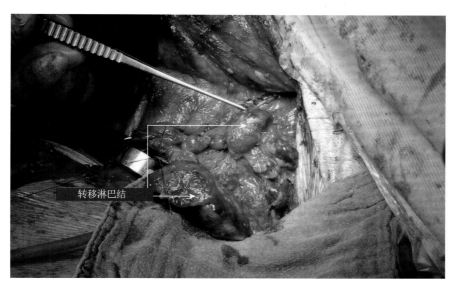

转移淋巴结

（a）甲状腺乳头状癌，伴有明显的淋巴结转移

图 62a-c　左颈侧淋巴结清扫手术图片（K3）

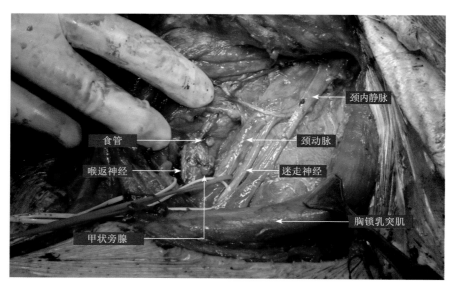

颈内静脉

食管

喉返神经

颈动脉

迷走神经

甲状旁腺

胸锁乳突肌

（b）左侧颈侧淋巴结清扫后的手术情况

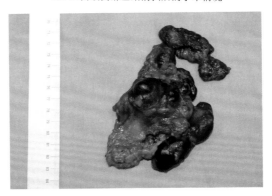

（c）手术标本

图 62a-c（续） 左颈侧淋巴结清扫手术图片（K3）

纵隔区淋巴结清扫术（ K1|K4 整体 ）

一名 18 岁男性患者,甲状腺乳头状癌伴有颈部纵隔淋巴结转移

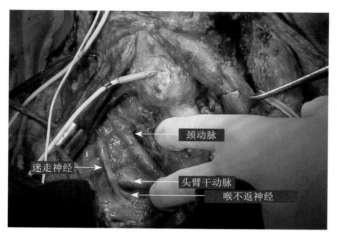

（a）纵隔区清扫后,右侧喉不返神经不经过右锁骨下动脉直接从颈
部迷走神经发出

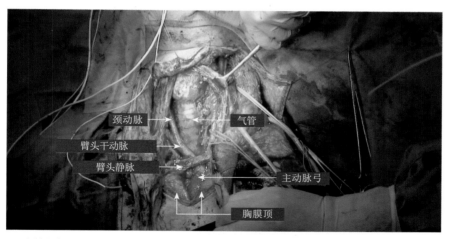

（b）经胸骨的纵隔区解剖:纵隔区上界为头臂动脉,两侧以胸膜为界,下端以心包为界。左侧与颈部
解剖相连接

图 63a-c　颈部和纵隔淋巴结清扫手术图片(K1、K4)

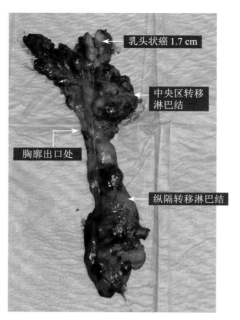

乳头状癌 1.7 cm

中央区转移淋巴结

胸廓出口处

纵隔转移淋巴结

（c）与中央区和纵隔区淋巴结相应的整体手术标本：原发肿瘤是直径为 1.7 cm

图 63a-c（续） 颈部和纵隔淋巴结清扫手术图片（K1、K4）

4- 颈部区域淋巴清扫术（K1 区至 K4 区）

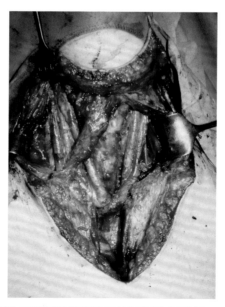

图 64 颈部、双颈侧及纵隔淋巴结清扫手术图片（K1 至 K4）

由于家族性甲状腺髓样癌而导致广泛颈部淋巴结转移,颈纵隔和双侧颈侧区清扫后的手术情况。

4. 1979 到 2008 年甲状腺外科手术策略的模式变化与切除方法的发展与进步

30 年内手术策略和术式转变以及切除方法的变化

在过去的 30 年中,手术策略一直在经历着变化:一方面,这是由于手术技术的不断进步发展和并发症风险的相应降低;另一方面是从更深的内分泌学的层次,对各种临床情况有了更深入的理解,外科治疗的形态和功能保护有了显著改善;另外,在免疫诊断和治疗成功后的统一随访管理等领域都有显著的发展(甲状腺手术,Gemsenjäger,《瑞士医学周刊》,1993)。

在我们观察期的早期阶段,次全切除术作为常规手术方式,特别是对于良性甲状腺肿。切除范围对于喉返神经和甲状旁腺都存在安全距离。因此,该手术方式也的确有效避免了甲状腺手术经典并发症的发生,即喉返神经麻痹和甲状旁腺功能减退。在手术过程中,喉返神经和甲状旁腺的显露似乎没有太大必要。因此,在相对简单的手术中没有积累对上述解剖结构充分保护的知识和操作经验。

由于认识到部分甲状腺切除术后 20% 至 40% 的疾病高复发率(Lo,《世界外科学杂志》,2007;Agarwal,《世界外科学杂志》,2008),而不得不在过去 30 年中对切除策略进行调整和手术方式不断改变,这样对许多甲状腺疾病采取更激进的手术方法显而易见是非常必要的。这就理所当然地促进了现代甲状腺外科技术的发展,在喉返神经和甲状旁腺的显露方面积累了越来越多的专业知识,从而避免了严重并发症的高发生率。

关于喉返神经解剖的获益程度以及喉返神经解剖能引起多大风险的讨论,一直持续存在于整个 20 世纪。尤其是在德语国家,很长时间以来大家认为,在甲状腺大部切除术中解剖显露喉返神经没有益处,因为它不在手术操作危险区域内(Koch,《外科医生》,1996)。

除了喉返神经解剖保护技术的逐步发展和完善以外,甲状腺疾病的精细化诊断表明,通常全部或几乎全部甲状腺切除对于疾病的最终治愈是必要的。例如,结节性甲状腺肿的甲状腺就被大小不等的结节占据,无法留下任何健康甲状腺组织。再有 Graves 甲状腺功能亢进甲状腺肿,其整个甲状腺组织都处于病理性机能亢进中,残余的甲状腺仍然可以出现机能亢进,再发功能亢进(Hermann,《外科》,1998,1999)。此外,术后甲状腺超声检查无情地掌握了手术结果,显示甲状腺大部切除术后常常有小结节残留,这可能是疾病复发,也预示着潜在高风险的再次手术可能发生。

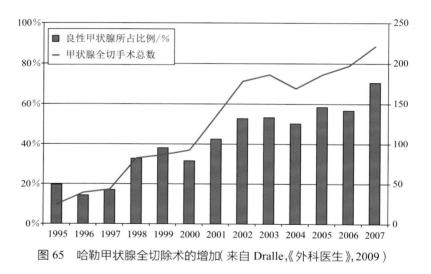

图 65　哈勒甲状腺全切除术的增加(来自 Dralle,《外科医生》,2009)

在良性甲状腺结节性手术中甲状腺全切除术占的比例是哈勒大学医院 1995—2007 年的数据:$n = 1\,555\,/\,3\,577,43\%$。

甲状腺手术中的喉返神经和甲状旁腺解剖,来自甲状腺手术(《外科医生》,2009)。

除了针对良性甲状腺疾病的日趋倾向于彻底切除手术外,根治性切除术很快被认为是甲状腺癌的标准手术,这就需要"标准"喉返神经和甲状旁腺的解剖。现在,精细的解剖操作通常使用显微外科技术来完成,而且更加细致入微。在许多甲状腺恶性肿瘤手术中,彻底中央区淋巴结清扫更是必需的。

在对 30 年手术方式结果的回顾分析可以看出,我们科室的发展演进趋势就像图 66 中显示的那样,外科手术的变化是"次全切除术"逐渐被"几乎全叶切除术"和"全叶切除术"所取代。整个观察周期分为每5 年为一个年度间隔。在前 5 年超过 93％，就是几乎所有的甲状腺手术都进行了"次全切除"手术——留下 3 至 4 mL 的甲状腺组织。在最后5 年间，它只有 10％。"几乎全部"或"全部切除术"明显增加，目前占甲状腺手术的近 90％。

Dralle（德国 Klinik Halle 大学）也表现出类似的趋势，在他的诊所中针对良性甲状腺肿的手术，甲状腺全切除的比例在 13 年内从 20％增加到 70％。

图 67 显示，仅对良性甲状腺疾病相关的病历资料进行分析评估，在早期阶段几乎所有的手术方式都是甲状腺大部切除手术，但在最后一个时期，甲状腺全切或几乎完全切除基本占主导地位。这种趋势始于 20世纪 90 年代中期，那个时候我们科室的喉返神经解剖技术成了常规。对 27 000 多名"有风险的神经"进行了大数据研究，在 2002 年我们就能够证明喉返神经解剖的积极作用（Hermann，《外科学年鉴》，2002）。

喉返神经解剖的新技术也对复发性甲状腺肿有显著影响（术后再发的甲状腺肿而进行第二次手术）。我们一方面，在第一次手术期间进行常规喉返神经解剖操作，复发后二次手术在技术上要求更加苛刻，在复发的手术中我们积累了越来越多的喉返神经解剖和保护的经验。另外，一些新兴仪器设备的发展进步融合到甲状腺外科领域，例如使用放大镜的显微外科技术，最重要的还是要说术中神经监测技术，给喉返神经的定位和保护做出了不可磨灭的贡献，这些技术的问世，让疤痕包裹而发生移位的喉返神经得以精确定位变成现实。（参见"术中神经监测（IONM）"一章）。

复发性甲状腺手术减少（图 124），一般认为是因为日益激进的初次手术就做到了"根治"造成的，同时也说明了甲状腺手术发生的转变。然而，必须清醒地认识到，尽管在预防喉返神经麻痹的技术方面取得了令人兴奋不已的成就，但甲状旁腺的保护没有得到充分的重视。对过去十年的甲状腺手术质量控制进行回顾性分析，我们清醒地意识到激进手术和神经解剖的负面后果，甲状旁腺功能减退的发生更频繁了，这也成了我们甲状腺手术的主要并发症风险。这个问题将在后面的章节中详细描述。

甲状腺癌手术方式的发展如图 69 所示,甲状腺全部切除的理念早在 1979 年就存在了,但在前两个 5 年的统计周期中,并发症发生率很高(图 76)。然而,由于精细化喉返神经解剖技术的引入,并发症的发生还是逐步减少的。

目前,甲状腺全部切除,包括以前较少开展的区域淋巴结清扫术,都可以在较低并发症发生率的状况下顺利进行。不过,外科技术的提高并非意味着每一例甲状腺癌都进行甲状腺全部切除,例如单侧的微小乳头状癌和腺体被膜内的小的滤泡状癌就可以赦免甲状腺全切。

与局限性甲状腺切除术(部分切除术)相比,根治性切除术(几乎全部/全腺叶切除术/甲状腺全切除术)增加。

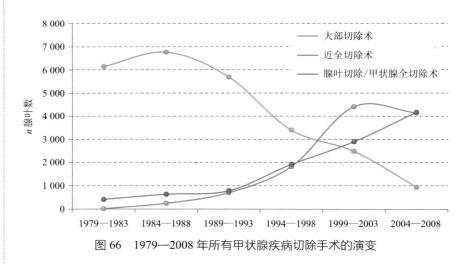

图 66　1979—2008 年所有甲状腺疾病切除手术的演变

所有患者的外科手术总结为 5 年间隔:该图显示,30 年前几乎完全进行了大部切除手术,留下了 3～4 mL 的甲状腺组织,以保护喉返神经和甲状旁腺。当时,喉返神经解剖和甲状旁腺显露的技术尚未掌握。20 世纪 90 年代末上述技术逐步引入,可以越来越大胆地操作。虽然 93% 的患者在 1979 至 1983 年的前 5 年接受了大部切除术,但在最近 5 年中这一数字为 10%。

与局限性甲状腺切除术(大部切除术)相比,根治性切除术(几乎全部/全叶切除术/甲状腺切除术)增加。

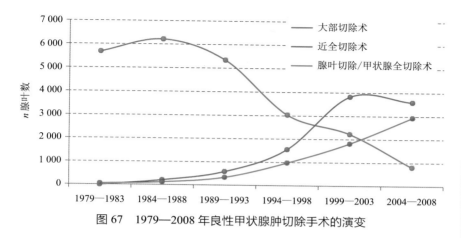

图 67　1979—2008 年良性甲状腺肿切除手术的演变

在良性结节性病例中,这在早些年非常明显只进行大部切除术,留下 3～4 mL 大小甲状腺组织(图 56)。治疗目标是缩小造成局部压迫症状的肿大甲状腺。手术剩余的甲状腺组织可能含有甲状腺结节,或随后再发结节,从而导致疾病复发。

与局限性甲状腺切除术(大部切除术)相比,根治性切除术("几乎全部 / 全部腺叶切除术 / 全甲状腺切除术")增加。

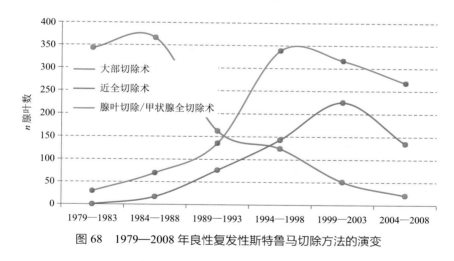

图 68　1979—2008 年良性复发性斯特鲁马切除方法的演变

在 1989 至 1998 年间,根治性手术(腺叶切除术)复发率增加了两倍。在这 10 年间,引入了术中神经监测,特别是对于复杂的再次手术(参见"术中神经监测(IONM)"一章),除了容易解剖和显露外,它还为识别和保护喉返神经提供了额外的帮助。因此即使在第二次手术中，也能做到低并发症率切除甲状腺叶的理想状态。今天，不再推荐"次全切除术"。

与局限性甲状腺切除术（次全切除术）相比，彻底性切除术（"几乎全部／腺叶切除术／全甲状腺切除术"）增加。

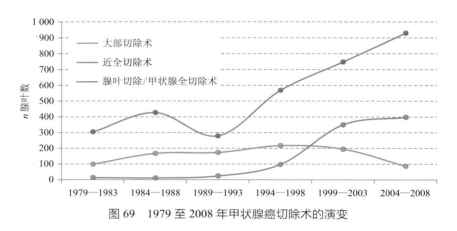

图 69　1979 至 2008 年甲状腺癌切除术的演变

在甲状腺癌的情况下，甲状腺癌中全甲状腺切除术与淋巴结清扫术的根治性手术概念始于 1979 年。现代外科手术技术（喉返神经和甲状旁腺解剖技术成熟）增加了手术根治率，并且并发症发生率还降低了。在特殊情况下，保留少许甲状腺的根治性外科手术也是可取的（参见"伊丽莎白女王医院对甲状腺癌的诊疗指南"一章）。

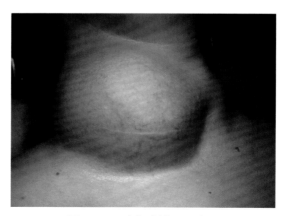

图 70a　巨大复发性甲状腺肿

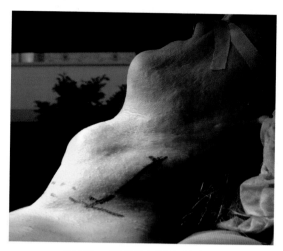

图 70b　喉前生长型甲状腺癌

第 8 章
1979—2008 年甲状腺手术结果质量控制数据

外科技术的不断提高,减少了手术的经典并发症,本书记录了 30 142 名患者和 51 501 例甲状腺手术。

结果质量和质量指标——基本原则

"甲状腺手术结果的质量"这一主题在导言章节中有详细论述,但基本原理还要再次简要总结:评估治疗质量的最重要依据是对所提供服务成就的评估。结果的质量反映在疾病状态的变化上,但患者的满意度也是一个指标。后者在许多问卷中进行了评价,这一结果在当今得到了更多的关注。相比之下,对医疗结果质量评估的客观测评方法和测评指标却没有得到相应关注。

10 多年前,我在通知召开质量保证会议的公告板上偶然发现了对结果质量控制这一复杂系统的最佳阐述。这里,我只能复述它们,也不能讲清楚出处。正如开头已经提到的,以下三个问题最表达我们的质量控制和质量改进目标:

(1)我们做对了吗?

(2)我们是否做好了正确的事情?

(3)我们如何才能把正确的事情做得更好?

评价结果质量需要基于数字、数据和事实等客观内容。外科领域很多结果评价特别适合这一客观标准,因为成功和失败有时可以直接源自外科手术,即使肿瘤生物学行为有时存在许多不可预测成分,即使是伤口愈合,有时也体现了无法抗拒的自然因素。尽管如此,通常在术后早期快速康复和手术典型并发症背后,还是能推断出明确的因果关系的。通过长期观察、反复对比的过程还是能够发现并确定一些结果质量控制的客观指标:例如快速功能恢复、手术干预治愈率(恢复正常)、疾病复发率或死亡率,这些指标都能对手术干预活动进行评价。

　　甲状腺手术就是一个很好的可评价外科手术例子,这其中可以产生一些可严格评价手术质量的客观指标,例如非常明确的并发症率:喉返神经麻痹、甲状旁腺功能减退、术后出血和伤口感染率等。这些并发症应完全被视为手术干预的直接后果。

甲状腺手术质量指标

1. 手术并发症:

a)声带神经麻痹(喉返神经麻痹)——一过性或永久性

b)甲状旁腺功能减退引起的钙缺乏(甲状旁腺功能减退引起的低钙血症)——短暂或永久性

c)术后出血

d)伤口感染

e)围手术期致死率

2. 长期后果:

a)复发率

b)潜在疾病的死亡率(死亡率)

　　声带功能作为完整声带神经(喉返神经)功能表达而易于检测诊断,并且由单独的耳鼻喉科专家在手术前后进行检测,具有评价一致性的保证,单独专家检测从而规避了评估过程中的主观偏颇。如果发生喉返神经麻痹,则需长期随访检测,因为我们现在知道,喉返神经解剖的质量与其术后暂时瘫痪没有直接关系,更主要体现在永久性瘫痪的发生率上。至少 6 个月检测后才可以评估是否发生了永久性损伤。因此,应对复杂甲状腺手术后的患者进行一致性的后续康复和随诊工作,最好是在专门的门诊,因为在其他地方通常无法获得用于质量评价的可靠数据。

进一步的随访检查除了征得患者同意外,还需要专门的相应医疗和护理人员。最后,还需要建档存档系统,其设计应该满足数据收集的要求并且胜任后期效果质量评价。从这些数据中,必须能得出正确的结论,以便进行深入分析以及进行内部和外部质量比较。

在甲状腺手术中,这一原则同样适用于"低钙血症"(= 甲状旁腺功能减退)等其他的质量参数,这可以通过化验室获得监测数据值(血钙、甲状旁腺激素)和典型的临床症状体征来明确诊断,并且还需要长期随访以区分术后暂时缺钙还是永久性的低钙血症。

术后出血也是一个明显可计数的检测指标,它最常发生在术后的前两天内。因此,这种并发症也限制了住院时间的缩短,并否定了门诊手术或"日间手术"的计划。这种并发症很有可能是急性的,对患者来说比较危险,并且,尽管是极少发生,但有时会危及患者生命。

足够长期随访才能说明是不是通过手术治愈了疾病的问题,因为复发或(在极少数情况下)死亡通常发生在数年或数十年以后。

数据收集、评估和阐述

数据的收集和记录以及数据质量的验证是衡量结果质量的第一个重要步骤。

评估带来结果,结果必须进行分析、阐述和比较。我们现在应该能够回答,我们是否可以做正确的事情,我们是否把它做好了,是否还有进步的空间。然而,接下来的问题出现了:

- 谁来决定什么是好的?
- 在本部门内部相比,个人有多好(内部基准)?
- 取得最佳结果的医生实际上就是最好的吗(同样适用于"坏"结果)?
- 整个部门有多好?
- 可以与哪些部门进行比较(外部基准评比)?
- 谁决定结果或并发症的标准?
- 自己和外部/国际数据的可比性如何?
- 我们对质量指标的评估是否有统一的标准?

伊丽莎白女王医院甲状腺手术评估

伊丽莎白女王医院外科的大量甲状腺手术使我们多年来能够测量和评估结果的质量,并努力改进提高。同时,我们分析了手术方式和平均并发症发生率(该部门自己的出版物:维也纳,《临床周刊》,1990;《外科医生》,1991;《外科》,1998,1999;《外科学年鉴》,2002,2004;《英国外科学杂志》,2008)。记录并评估了短暂性和永久性并发症。

可以用 30 年的数据进行研究质量改进,从而评估手术技术的发展和进步。现在,不仅可以把整个科室的水平拿出去比较,还可以与科室内的外科医生之间进行比较,并对问题结果进行原因分析。

在定期举行的发病率和死亡率会议中,每个外科医生都面临着他或她的个人结果,他可以与部门平均水平进行比较。外科医生的数据是匿名展示的。将在 6 个月内对结果的质量进行新的审查。总体而言,评估期从 1979 年延续至 2008 年,分析了 30 142 例甲状腺手术。对于外部基准,数据从国际文献引入,我们也知道文献中的结果一般都是比较好的外部结果,并不能反映真实世界中的结果质量水平。事实上,真实的结果可以从具有外部审查的多中心研究中得出。

然而,其特征往往是随访检查不完整,因此长期并发症没有得到充分评估,并发症发生率存在明显的低估情况。Bergenfelz(《朗根贝克外科学文献》,2008)能够在他 2004—2006 年瑞典甲状腺手术的综合质量统计数据中证明这个问题,其数据基础是"永久性甲状旁腺功能减退症"的高发病率(4.4%,尽管只是 50% 术后恢复治疗无效的),并考虑实际并发症发生率还要更高。同样,Godballe(《欧洲耳鼻喉科学文献》,2009,"对丹麦各科室治疗患者的全国研究……")在丹麦的一项全国性研究中收集到的数据是甲状腺切除术后出血的并发症发生率为 4.2%,这一值明显高于已发表的系列文献。对我们来说,想要着重强调的是,我们对所有质量参数都使用了最严格的标准,以下章节将介绍详细信息。

手术记录系统 CHIDOS/CHIRDOK——用于记录和评估手术相关质量数据的系统

早在 1986 年,我们(Hermann 和 Kober)就成功地在我们科室的第一台个人电脑上安装了手术记录系统 CHIDOS / CHIRDOK,从而在伊丽莎白女王医院引入了第一个计算机辅助质量保证系统。除了患者的主数据外,还详细列出了诊断、手术、并发症和主刀医生。从那时起,所有患者手术信息都被记录在这个数据库中。

此外,作者还开发了自己的专门甲状腺手术文档模板。就这样,该系统的目标之一是将结果的质量与内部和外部质量控制做一下比较。在奥地利国家银行的年度基金的资助下,获得了资金可以追溯性地输入甲状腺手术资料到 1979 年。这样自 1979 年,也就是凯明格教授领导的第一年,所有甲状腺患者的数据均进入数据库。第一个系统"CHIDOS"最终被 CHIRDOK(Micom MediCare)取代,到目前为止输入的所有数据都被转移到新系统。至今,每个在这里接受治疗的患者,其所有与手术相关的数据都由计算机记录。加密数据由病房医生检查,最终的质量控制由助手或专家在查看医生的医疗报告过程中进行,这些质控文件由密钥系统自动创建,代码内容以文字形式呈现,这些为多重质控提供了高质量数据。该系统允许在任何时间段内进行详细的数据检索。在此基础上,我们不仅能够评估患者的个体诊断和治疗过程,还能够评估并发症或其他手术效果。使用专门创建的术后加密文档,也可以记录长期随访过程,评估与此相关的问题,从而获得有关结果质量的长期数据。

患者信息、诊断、手术过程、主刀医生、并发症和术后康复数据以加密形式记录,并存储文本在 CHIRDOK 数据库中。可以针对任何问题创建查询,在任何所需的时间段内进行评估,并以交叉图表或患者列表的形式显示。

1. 喉返神经瘫痪的质量指标——声带神经瘫痪

1.1 收集质量指标的前提

甲状腺的解剖学基础知识和不同的手术方式在第 7 章配有详细插图和阐述。

自甲状腺手术问世以来,喉返神经麻痹一直是该手术的典型并发症,因而喉返神经瘫痪率成为术后结果的重要质量指标。喉返神经紧邻甲状腺后背膜,在手术过程中存在被损伤的风险。

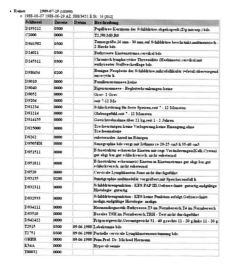

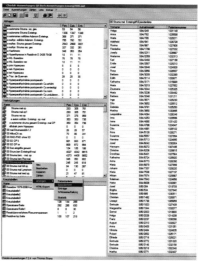

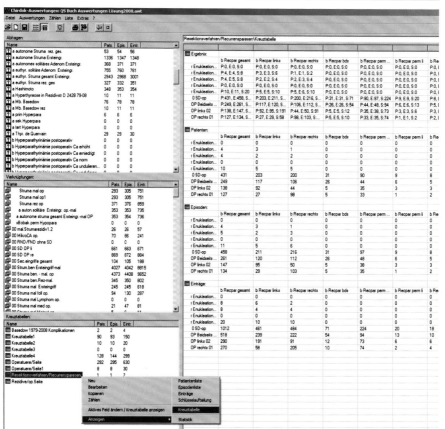

图 71　CHIRDOK——患者文档和评估表示例

为了完整记录该质量指标,患者有必要在手术前后立即接受喉镜检查,由独立的耳鼻喉科专家检查声带活动情况,这是声带神经(喉返神经)的功能表现。自 1979 年以来,我们科室已经把术前喉镜检查列为常规检查,了解声动活动情况,以确保术前喉返神经功能完好,还是声带运动在术前就存在运动受限或瘫痪。如果在首次手术过程中发生了永久性喉返神经损伤,则在复发再次手术前应该考虑到已经存在喉返神经麻痹。但在极少数情况下,由于肺上叶病变或纵隔区域的病变,也可观察到已经存在的喉返神经麻痹。在甲状腺恶性肿瘤的情况下,术前喉返神经麻痹被认为是外侵肿瘤侵犯的临床表现。因此,术前声带运动检查也有助于肿瘤分期的临床评估,这些信息对外科手术也很重要。另外,对于外科医生的法律保护也很重要。

术后,每位患者再次接受耳鼻喉科专家的声带运动检测,通常在术后第 2 天进行,并且在我们科室一直坚持为每位患者进行检测。需要注意的是,喉返神经麻痹常表现为声音嘶哑、吞咽困难(吞咽),但极少不伴有症状的常常被忽略。一个很明确的临床体征是咳嗽时听不到声门的闭合。在这里应该指出的是,所有那些仅将临床表现作为喉返神经麻痹诊断标准的研究,而不是始终如一地对每个患者进行喉科检查,无论其嗓音质量如何,都没有可信服的、严谨的质量保证,不客观的结果质量不足以支持作者的观点。

如果在术后检测到喉返神经麻痹,则在 CHIRDOK 文档系统中记录在代码为 K283 的页面下,这是一种并发症。即使是完美的喉返神经解剖也可能会有声带麻痹的可能。有 9/10 的病例在瘫痪后的几个月恢复。为了记录哪些患者和多少患者存在永久性喉返神经麻痹以及这种瘫痪多久得以恢复,必须以一致的时间间隔随访患者。通常,在喉返神经麻痹患者中,随访应在 3 周、6 周、3 个月和 6 个月后进行随访,至少直到声带活动恢复正常。

"喉返神经瘫痪"质量标准的价值只有当确定瘫痪的恢复还是永久性时才有意义。如果 6 个多月后,声带活动尚未恢复,则考虑是永久性的。我们对患者的术后康复和随访表明,在 6 个月后瘫痪的声带活动尚未出现恢复,就表示不会再有好转。

随访和康复结束以后，结果必须在 CHIRDOK 系统中重新记录。通过应用专门的编码来表示声带瘫痪是恢复还是永久存在，在什么时间使用了哪些声带康复治疗措施，治疗反应情况如何。本文件持之以恒进行，并于 2009 年底完成 2008 年的患者数据，即 30 年观察期的最后一年。

应该强调的是，在 1979 年后的第一个评估阶段，对喉返神经麻痹患者的随访没有完整进行，但现有后续数据代表了第一个时期的评估。在刚过去 10 年中，患者的随访率已超过 90%。

由于甲状腺有两侧腺叶，每侧腺叶后背膜都走行着一条喉返神经，因此在单侧甲状腺手术中，只有一根神经（或甲状腺叶）显露，而可能引起损伤。所以双侧甲状腺手术具有双重风险。因此，术后不是患者的数量，而是暴露的喉返神经（所谓"有风险的神经"）的数量纳入统计评估。

1.2　结果质量：暂时性与永久性的喉返神经瘫痪——30 年内手术技术的进步和并发症治疗效果的改善

患者整体分析

过去 30 年的病历资料分每 5 年为一个周期，这些时期的结果质量被总结并随着时间的推移呈现。图 72 显示了广泛切除甲状腺（腺叶切除术／全甲状腺切除术）术后喉返神经麻痹的高发生率。需要注意的是，该图显示术后立即出现喉返神经麻痹很高，但永久性麻痹率明显较低，如下所示。

患者整体术后喉返神经瘫痪率（首次手术、再次手术、良性、恶性）在切除手术后进行分析，并与暴露的喉返神经（"有风险的神经"）数有关。

30 年前的甲状腺全切、腺叶切除术，意味着喉返神经的巨大风险和术后瘫痪的高发生率，因为"喉返神经"的解剖技术尚未完全成熟。该图显示，由于一直以来喉返神经解剖和神经监测，术后并发症发生率显著降低至 4.3%，其中近 90% 术后恢复。在次全切除术中，由于残余少许甲状腺组织隔离保护了神经，并发症发生率一直很低，但有导致疾病复发的风险，仅在特殊情况下才建议进行该术式。

30 年前，因为尚未完全掌握喉返神经解剖技术，完全切除甲状腺叶（腺叶切除术／单侧甲状腺切除术）或整个甲状腺（全甲状腺切除术）意味着对喉返神经的巨大风险。术后并发症发生率最初为29％（图72），其中近一半神经功能恢复；然而，仍然有16％为永久性损伤（图73）。

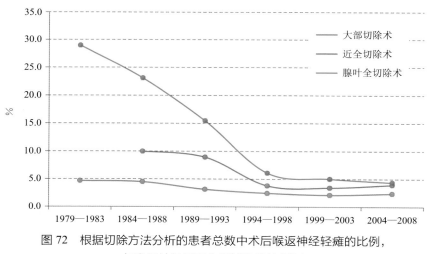

图72　根据切除方法分析的患者总数中术后喉返神经轻瘫的比例，
与喉返神经暴露有关（"风险神经"）

因此，当时只有在不得已的情况下（例如癌症）才进行全切手术，只有通过手术技术的不断改进，它们才成为低风险的常规手术。然而，该图还显示了腺叶切除术期间并发症发生率的显著改善，这是由于喉返神经解剖的不断学习，以及后来电生理喉返神经刺激（神经监测）或放大镜显微外科技术的大力支持而获得的。最后，近年来术后喉返神经麻痹率达到4.3％，其中近90％术后恢复（图77），因此永久性麻痹率为0.7％。这些数据更有意义，因为这些统计数据还包括所有技术上困难和苛刻的手术，如甲状腺癌手术和复发再手术。

在次全切除术（图72、图73中的绿线）的情况下，由于甲状腺组织残留物的保护性离开，并发症发生率一直很低（图56），现在只建议在特殊情况下进行该手术，因为会产生复发风险。如前一章所示，在30年中，全甲状腺切除或几乎完全切除已在很大程度上取代了次全切除手术，根治性外科手术的增加也令人印象深刻地反映在复发率的下降上（图124）。

观察30年来总患者"喉返神经解剖"结果的质量，可以看出，最重要的是,声带神经的永久性损伤可以从 3.0％减少到 0.6％以下(图 74)。1999 年在奥地利本科首次引进的声带神经的改进解剖技术和声带神经电刺激(神经监测)方法的效果,在复发性斯特鲁马和甲状腺癌等手术要求很高的手术中更为明显。复发性疤痕包绕手术被认为是声带神经的高风险手术。术后瘫痪的发生率从 22％降至 5％,永久性瘫痪的发生率从 13％降至平均 2％ (图 75),近年来,该部门的个别外科医生的成果甚至更低(图 79),因此似乎有可能在理想情况下,复发部分并发症发生率也应降至 1％以下。目前最受认可的内分泌手术教科书之一(Rothmund,《内分泌手术——内脏手术实践》,2007)表明发生率在 3.5％～10％之间。

在风险程序"甲状腺癌"的基础上,手术改善更加明显(图 76)。不仅整个甲状腺,而且周围的淋巴结也被切除,这进一步增加了声带神经麻痹的风险。术后瘫痪率从 24％降至 6％,永久性瘫痪率从 13％降至平均 1％。

尽管手术技术完善,术后声带神经麻痹仍无法完全避免,但解剖技术质量的提高表现为"恢复率"的显著提高。如图 77 所示,在 1979 年观察期开始时,每两个声带神经中就有一个保持瘫痪状态,今天我们可以预期手术后复发性麻痹的恢复率几乎为 90％。这是因为声带神经暴露在显微外科解剖技术中,而不会干扰其解剖完整性,损害其血液循环或损害其神经或结缔组织鞘。即使神经解剖学上完好无损,神经功能障碍有时是可能的,有时是不可避免的,创伤性解剖技术也是如此,然而,在这些情况下,恢复的可能性非常高。

图 78 还分析了预期神经功能再生的时间范围并显示:术后声带神经功能检查常规在术后手术的第一天或第二天进行;几天后,活动能力可以恢复,在前 3 周内,这适用于 17％的神经,在 6 周内累计 54％,3 个月内累计 91％。如果在喉科检查期间 6 个月后声带仍然没有活动能力,则不再期望神经功能恢复,并且现有的麻痹将被归类为永久性麻痹。

在总患者(首次手术、再手术、良性、恶性)中永久性喉返神经瘫痪率(以百分比为单位),根据手术方式进行分析,并与显露的喉返神经相关("有风险的神经")。

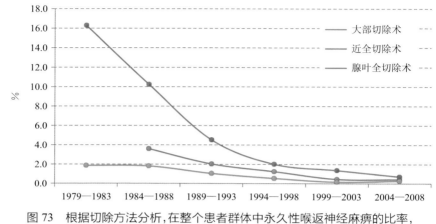

图 73　根据切除方法分析,在整个患者群体中永久性喉返神经麻痹的比率,
与喉返神经暴露有关("风险神经")

永久性喉返神经麻痹是喉返神经不可逆的功能丧失,在超过 6 个月的观察期内不能恢复。它们是 30 年前腺叶切除术的常见并发症,超过 16%,今天已成为罕见的 0.71%。因此,在早期,主要进行大部切除术,留下 3~4 mL 大的甲状腺组织以保护喉返神经。

基于暴露的喉返神经("有风险的神经")在总患者(首次手术、再手术、良性、恶性)中的术后和永久性喉返神经瘫痪率(以百分比为单位)如下。

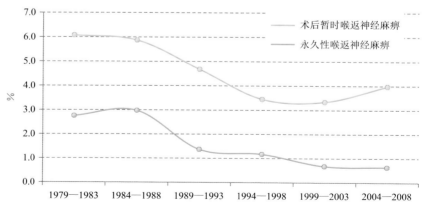

图 74　根据暴露情况,在总体患者中术后永久性喉返神经瘫痪发生率明显降低

根据 30 多年随访资料的回顾性分析,可以证明,特别是对喉返神经的永久性损伤可以减少到不足原来的 1/4。然而,永久性喉返神经瘫痪

率的降低在手术要求苛刻的手术中更为明显(复发手术(图 75)和甲状腺癌手术(图 76))。

喉返神经术后和永久性瘫痪率(以百分比为单位),基于暴露的喉返神经("有风险的神经")。

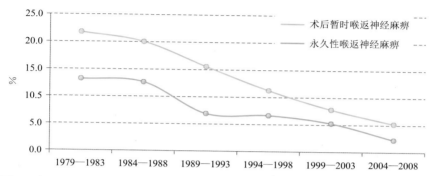

图 75　复发性甲状腺肿术后永久的后返神经瘫率降低,基于喉返神经暴露("风险神经")

复发性甲状腺肿(术后再发甲状腺肿)的手术被认为是喉返神经的高风险手术。永久性瘫痪率从 13％降至 2％。从第 2 个到第 3 个 5 年观察期的改善(并发症发生率从 12％降到 6％)特别明显。这一进步是通过引入喉返神经解剖和喉返神经功能监测来实现的,该神经监测在奥地利的伊丽莎白女王医院率先使用。

甲状腺癌手术的术后和永久性喉返神经瘫痪率(百分比),基于显露的喉返神经("有风险的神经")。

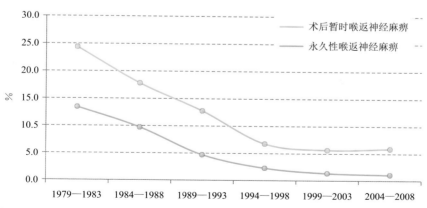

图 76　甲状腺癌术后永久性喉返神经瘫痪发生率降低,基于喉返神经暴露("风险神经")

　　最令人印象深刻的是"甲状腺癌"手术风险的防范,回顾30年甲状腺手术的喉返神经麻痹并发症发生率,充分显示了其大幅度的提高。因为甲状腺癌不仅要进行甲状腺全部切除,还要清扫周围的淋巴结,这会大大增加喉返神经麻痹的风险。就喉返神经麻痹这一点,在监测期的头20年中,结果质量也有了重大改善。

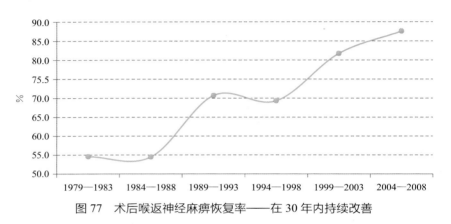

图 77　术后喉返神经麻痹恢复率——在 30 年内持续改善

　　术后喉返神经麻痹恢复的概率从第一期的平均55%提高到当前观察期的88%。这意味着,今天在手术后患有喉返神经麻痹的9/10的患者可以预期他们的嗓音障碍在几周内完全消退,并且声带活动言语质量将完全正常化(恢复完整)。这些信息对于术前沟通谈话和受麻痹影响患者的术后指导都是必不可少的。

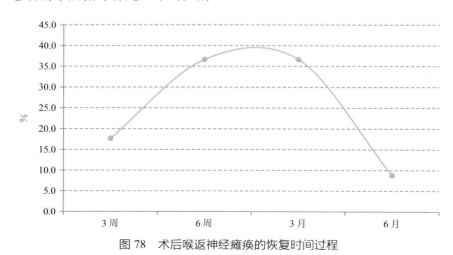

图 78　术后喉返神经瘫痪的恢复时间过程

在一过性麻痹的患者中,17％的声带神经功能在 3 周内恢复,54％的声带神经功能在 6 周内恢复,91％的声带神经功能在 3 个月内恢复。如果半年后喉科检查期间声带仍然没有运动,则不再期望神经功能恢复,并且现有的麻痹将被归类为永久性麻痹。

1.3　喉返神经瘫痪、基准检测、内部质量保证

分析外科医生在 2004—2008 年当前观察期间的个人表现以成绩为导向的结果衡量

外科中的标准评价是系统性、连续性比较结果质量的过程。在自己的科室内进行比较被认为是"内部质量保证",旨在检查各个从业者的同质水平,或确定在统计上不太明显的个别医生的临床弱点。

图 79 显示,在不同的外科医生中间,术后早期喉返神经瘫痪的发生率在 2.50％～6.37％之间,永久性瘫痪的发生率在 0～1.45％之间。这是考察所有手术难度级别,包括癌症和高风险复发的再手术。

由于国际出版物和教科书将初次手术的质量目标定为 1％,再手术的喉返神经瘫痪发生率为 3.5％～10％（Rothmund,《内分泌外科——内脏外科实践》,2007）,我们科室平均水平显著低于上述数据。每个人外科医生同样表现很好。

尽管我们科室的这些结果比较令人满意,但所有出现永久性喉返神经麻痹的患者现在都进行诊断类型和手术技术的深入分析,并将所有患者落实在每位外科医生名下。核查是不是属于特别"困难"和手术技术要求极高的手术类型,是否是由于手术难度本身导致永久性喉返神经瘫痪,或者个人还有需要改善和提高的地方,具体到每个外科医生的手术技术还有进步的潜力。

自身的数据和文献检索表明,术后喉返神经瘫痪是不可避免的手术并发症,通过提高神经保护的手术技巧,这种术后喉返神经功能障碍持续时间很短,很快就能恢复。因此,永久性喉返神经瘫痪虽然是不可避免的,但是属于非常罕见的并发症。

外科医生与科室相比的个体表现：基于暴露的喉返神经（"有风险的神经"）在患者总人群中的术后和永久性瘫痪发生率（以百分比为单位）如下。

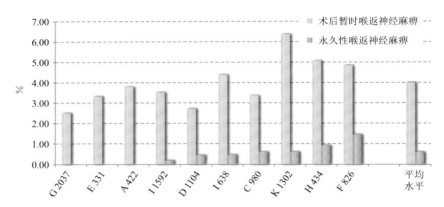

图79　结果质量——术后和永久性喉返神经瘫痪，部门内部基准（内部质量保证）

为了一如既往地优化整个部门的结果质量，不可避免地要对外科医生的个人表现进行分析。尽管手术技术标准化，喉返神经解剖对于每例甲状腺手术都是强制性的（仅仅累及峡部或远离神经局限切除手术例外）。尽管每个外科医生都完成很多例手术，经验丰富，但个人成绩还是不尽相同。在目前的5年间，每个外科医生也有足够的手术例数（$n = 331 \sim 2\,037$），可以进行具有统计学意义的陈述，并且可以用数据得出结论。可以看出，在不同的外科医师数据中，术后早期喉返神经瘫痪发生率在2.50％～6.37％之间，永久性瘫痪的发生率在0～1.45％之间。此外，可以看出术后早期麻痹率最高的（外科医生K）并不一定意味着最高的永久性瘫痪（外科医生F）。由此可以得出结论，不仅喉返神经瘫痪发生率存在差异，而且恢复率也存在差异。内部质量保证提供了个人表现与部门平均水平之间的比较，并分析了结果质量不同的原因：较高的并发症发生率并不一定意味着手术质量较差，但也可能是由于复杂的手术（复发，癌症）分配给外科医生造成的。这个问题在定期的疑难病例讨论（发病率和死亡率会议）中进行讨论。

1.4 培训阶段的"学习曲线"

中心的基本责任范畴之一是培训。从狭义上讲,这涉及培训自己的年轻外科医生,但从更广泛意义上说,培训涉及怎么提高国家医疗质量和护理水平。我们建议完善对外科医生实施轮岗培训体系,进行手术操作课程的培训,给他们外出进修学习的机会,这些诸多培训举措将在后面的"甲状腺外科培训质量——培训中心的责任"一章中列出。

为了收集有关"培训阶段结果质量"主题的数据,对我们科室最后6 名外科医生的前 500 例手术进行了评估。这表明培训助理平均水平与部门平均水平(0.6%)相比,0.3%的永久性复发储蓄的并发症风险较低。这说明了良好的培训质量和有针对性地选择适合培训的干预措施。

结果质量——术后和永久性喉返神经瘫痪科室内部基准(内部质量保证)外科医生在培训中的结果质量:短暂和永久性喉返神经瘫痪发生率,基于前 500 次手术进行分析。

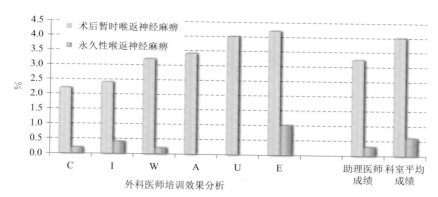

图 80 结果质量——术后和永久性喉返神经瘫痪,部门内部基准
（内部质量保证）——培训阶段的"学习曲线"

伊丽莎白女王医院的培训理念规定,外科医生在第一培训阶段在专家的直接指导下进行 100 例甲状腺手术,然后在专家"听班"下进行手术,直到获得专家许可。复杂的手术不能由培训期的助理医师执行,或者必须在专家协助下进行。数据显示,培训期助理医师的手术永久性神经瘫痪发生率为 0.3%,与科室平均水平(0.6%)相比,具有较低的并发症风险。这说明了质量培训的效果良好,并且正确选择了适合培训的手术病例。

1.5　基准测试、外部质量保证、国际数据对比

"外部质量保证"是将结果质量与其他医院进行比较,很少获得这样的数据,即使获得通常也是在有限的程度上获得。可靠的基准评价的一个重要来源是全国性的质量登记表,这在奥地利是不存在的,至少对于甲状腺手术而言是这样的。可查的例子包括来自 Bergenfelz(斯堪的纳维亚质量登记册,《朗根贝克外科学文献》,2008)和 Godballe(丹麦临床治疗患者的全国研究,《欧洲耳鼻喉科学文献》,2009)的这些数据,该报告提供了一个国家服务密度和质量的总体概述。

为了能够客观评估我们的结果,我们把它与科学文献数据进行了比较,尽管我们知道发表的结果多是些择优选择,因为大家多是好的结果才会被公布出来,不佳的手术质量很少公开展示和拿来讨论。

图 81 显示了所有甲状腺手术结果质量的国际比较,包括容易出现并发症的癌症手术和复发的再手术。伊丽莎白女王医院处于国际顶级位置,基于"有风险的神经",永久性喉返神经瘫痪发生率为 0.6%。

伊丽莎白女王医院(KES)外科与国际公布数据相比的表现如下。

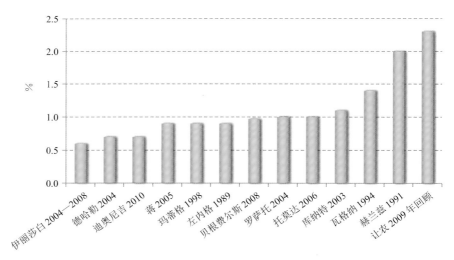

图 81　结果质量——永久性喉返神经瘫痪,国际基准(外部质量保证)

　　基准评价是一个系统的持续的过程,用于比较自己单位以及外国机构的医疗。由于(到目前为止)很难对各个医疗机构的结果质量进行比较,因此只能根据国际文献来衡量自己,并从中得出一个结论。伊丽莎白女王医院提供的结果在国际比较中非常出色,特别是当您考虑到我们的医疗病案中还包括高难度的手术(再手术和恶性甲状腺肿瘤手术)时。

1.6　喉返神经瘫痪的质量目标

　　根据我们的研究结果以及参考文献的数据,在所有的手术中,总体永久性喉返神经瘫痪发生率在 1% 的水平,应以此作为甲状腺手术的标准。众所周知,肿瘤学上必需的喉返神经切除以及随后的声带功能丧失不能算作并发症,因为它作为根治手术的一部分是非常必要的,实现肿瘤治愈是不可或缺的。喉返神经功能检测(见下一章)是在复杂手术当中保护喉返神经不可缺少的工具,它使得很多复杂手术中喉返神经得到了保护。如果需要,它的使用应该是对复杂手术神经解剖过程质量的一部分。我们科室开发的持续神经监测在多大程度上有助于结果质量的进一步提高,将于正在进行的研究中得出结论。

　　在乐观的情况下,良性甲状腺肿的首次手术如果在专业科室进行,其永久性喉返神经瘫痪发生率可以低于 0.5%(Hermann,《外科学年鉴》,2002)。但是,必须注意,不要将这一"标准"用于那些不是甲状腺专业的其他手术医疗机构治疗水平的衡量,但这些医院仍然以给定的标准作为参考,很好地完成了手术。但在个别情况下,在应对不可预测的情况方面不如诊疗中心有经验。为了确保高质量的医疗对人口的全覆盖,外围医院和专业医疗中心之间的密切联系是必要的。应根据预期的手术难度选择甲状腺疾病患者,让他们获得最佳的手术治疗质量。这必须是"无障碍"地跨越医院经营者的利益界限,跨越国界,也必须跨越双方手术者的隔阂和虚荣心。然而,合作并不总是等同于"转接患者",联合治疗则更有现实意义。还可以向专业医院咨询和接受培训帮助(参见"培训质量"一章)。伊丽莎白女王医院拥有庞大的合作网络,随时可以进行任何合作。

1.7 规避喉返神经瘫痪的策略

大量研究充分表明,正确地显露和保护喉部的喉返神经是避免永久性喉返神经损伤的最佳方法。因此,在广泛的切除过程中,应尽一切努力去显露喉返神经,并在对神经持续直视保护下进行甲状腺切除。如果喉返神经麻痹在术后发生,这在大多数情况下都是可逆的。

暴露,解剖和保护喉返神经的建议(另见图 83 至图 95)

在结扎和切断上极血管后,上极可以安全地牵起来到腹侧,这时对喉返神经没有任何的风险。然而,在复发性甲状腺肿的手术中一定要谨慎行事,因为在第一次手术期间通常已经切除了上极,并且"新"上极可能有喉返神经从此穿行而过。在这一点上,处理甲状腺肿的操作就存在不小的损伤风险。在将甲状腺叶小心地松解和移开后,方能见到喉返神经。

忠告 1:触诊神经

通常可以通过将手指放到气管食管沟,从背侧滑动到腹侧来触诊神经。它可以被感觉到为一个线形结构,像从尾端到头端拉了一根绳子一样。它可以在甲状腺下动脉分支的前面、后面或之间通过。

忠告 2:神经走行位置发生变化——陷阱复发性甲状腺肿

如果在气管食管沟的正常位置没有发现喉返神经,则可能由于甲状腺肿的推挤移位而离开正常解剖位置,特别是如果它是穿过甲状腺下动脉的血管分叉的。对于复发性甲状腺肿要格外小心,因为神经有时与残余甲状腺组织的相对位置发生改变,因此,强烈建议使用神经监测。

忠告 3:无创伤性神经显露

在认定的位置上,用无损伤镊子轻轻提起纤维结缔组织,再使用精细解剖钳轻轻钝性撑开而显露神经,进解剖钳的方向要与神经平行。

忠告 4:使用放大镜

如果识别不清楚,建议使用放大镜或其他光学辅助设备。$1 \sim 2$ mm 的纤细神经可以通过其白色结构来识别,表面通常有典型的毛细血管网络。

忠告 5：牵拉动脉

甲状腺下动脉用橡皮筋选择性牵拉也有帮助，通过轻轻拉动下血管，更容易发现喉返神经。

忠告 6：术中神经监测

如果在使用光学辅助装置后，仍无法直观发现喉返神经，则强烈建议使用术中神经监测。理想的脉冲信号由刺激电极和声带电极提供。在开始时，应先刺激迷走神经，这可以确认神经回路的正常传导功能。随后，使用双极刺激探头扫描甲状腺后方的手术野，直到听到相应的脉冲信号，并且在监视器上看到典型的肌电图波形。在通过神经监测定位神经后，将其解剖显露。对于第一次手术引起的粘连，疤痕包绕了喉返神经的情况下，电生理定位必须在每个切除步骤之前进行。

忠告 7：陷阱——喉返神经的分支

尤其要注意的是，喉返神经在入喉前通常有两个或两个以上分支（此外，食道和气管也有特别纤细的神经分支支配）。始终牢记这一点很重要，因为在发现背侧神经分支后，我们一定不要错误地认为整个神经走形已经被识别出来。这种风险尤其存在于较早发生分支的情况，喉部肌肉运动的神经支配几乎总是由腹侧的分支负责完成的。

忠告 8：解剖变异——喉不返神经

如果在典型位置（在甲状腺下动脉水平）找不到喉返神经，我们一定要想到是否存在"喉不返神经"。这是指喉返神经从迷走神经发出后，未进入胸廓内，而是水平或是斜行上升直接入喉，是一种解剖变异。这种情况下，极易与后外侧来的下极血管相混淆。这种解剖变异是由主动脉弓分支的非常规发育引起的：右锁骨下动脉直接起源于主动脉弓。出于右侧头臂干动脉缺失，喉返神经不需要绕到锁骨下动脉下方。这通常发生在右侧（内脏位置反转除外），发生率也远低于 1%。

忠告 9：陷阱——过早结扎血管

在喉返神经没有确切地显露之前，甲状腺下血管的"血管分支"只能被保留，不能被钳夹或切断，以免损伤被误判的喉（不）返神经。

1.8 术中神经监测

术中神经监测(IONM)在保护喉返神经中的作用(另见图86至图91)

我们持续提高质量的关键内容,我们几篇科学论文(Hermann,《外科学年鉴》,2002)的主题也表明,甲状腺手术当中喉返神经的暴露是其保护的前提条件。对于经验丰富的外科医生来说,这个手术步骤现在是常规操作,但就技术要求苛刻的手术来说可能是一个挑战,或者特别是在复发的再手术中,并不总是保证成功。外科医生面临这样一个问题,例如,喉返神经在第一次手术时已经暴露并且被致密的疤痕组织包围。喉返神经电生理监测可以在这个时候提供决定性的帮助。

操作方法:使用双极探针刺激迷走神经和喉返神经,当神经传导通路完好无损时,受到刺激的迷走神经和喉返神经产生脉冲,并被传递到喉部引起声带肌肉的收缩,这将模拟发音时的功能变化。肌肉反应电位是通过双极针电极获得的,手术医生将其插入喉肌群(发声肌群)。也可以使用气管插管电极,由麻醉师术前麻醉插管时固定于气管插管上。这种肌电图衍生物通过激发信号使外科医生在声学上可感知,同时在监视器上的特征波形图像表示,正确的波长和振幅说明了完整的神经传导。神经监测旨在让外科医生更容易识别神经,通过声带肌肉收缩表示存在功能性神经传导的信号,从而表达完好的喉返神经功能。我们于1999年作为奥地利的第一个科室引入了这种方法,并通过前瞻性研究对其进行了科学评估(Hermann,《欧洲外科杂志》,2003;Hermann,《外科学年鉴》,2004)。我们能够证明该系统是安全的、易于使用的,并且是寻找神经可靠的帮助工具。在我们的前瞻性研究中,术中功能检测显示与术后喉镜记录的声带功能良好一致。这为外科医生在保护喉返神经功能方面提供了更多的手术安全性,特别是在复杂甲状腺肿(复发,癌症)的手术中。在真实世界中,尽管术中发现有正常的脉冲信号,但术后可能发生声带功能障碍。该方法的(阴性)预测值(NPV=阴性预测值:IONM阴性(未检测到神经受损信号)的患者不会有喉返神经瘫痪)为92%～100%。阳性预测值,即预测喉返神经瘫痪的准确率为

35％～92％（Dralle,《世界外科学杂志》,2008；Hermann,《外科学年鉴》,
2004；Hermann,《中央手术学》,2002；Beldi,《世界外科学杂志》,2004；
Chan,《外科》,2006；Tomoda,《世界外科学杂志》,2006）。

　　总的来说,术中神经监测对有经验的和经验不足的甲状腺外科医生
来说都是一笔财富,提高了对神经识别和保护的能力。它对非常规神经
走行和颈部淋巴结清扫就格外有用,因为也可以刺激监测其他神经。因
此,它可以帮助实现足够的根治切除（"全切"而不是"局限切"）,符合
指南的手术,并提高外科医生在复杂疑难手术中解剖喉返神经的安全
性。图 82 显示了外科医生使用神经监测的手术百分比。这表明,在高
达 22％的手术中,神经监测被认为有助于神经识别或功能保护,我们
科室 2008 年的 1 326 例手术中就有 107 例（8.1％）。使用原因列于表
12 中。

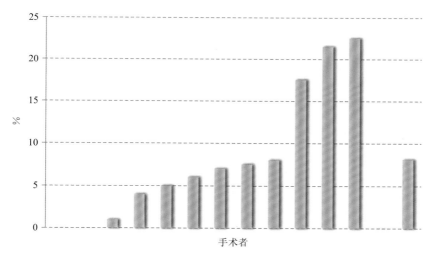

图 82　2008 年外科医生术中需要神经监测的个体化比例

　　术中神经监测在我科使用遵循需求为导向,适应证直视下不能确切
识别,要确定神经或进行功能检测。神经监测的使用率为 8.1％,该图
显示每个外科医生有各自的需求。

表 12　外科医生使用神经监护的原因

n 神经监测例数		%
帮助寻找神经	48	3,6
确定显露的神经(确认其身份)	29	2,2
刺激控制下的解剖	11	0,8
切除术后的功能控制	7	0,5
监测第 X、XI、XII 颅神经,膈神经	4	0,3
术前麻痹的神经传导功能检查	6	0,5
未记录在手术室报告中	2	0,2
	107	8,1

在超过 5％的手术中,神经监测有助于进行喉返神经可靠的识别。纳入"神经监测"研究方案的患者不包括在这里。

自从使用神经监测以来,并发症发生率持续下降,特别是在喉返神经高风险的复发手术中。在过去 15 年中,这些手术中永久性喉返神经麻痹的发生率从 6.6％下降到 2.2％。

许多甲状腺中心推荐使用神经监测(Dralle,《世界外科学杂志》,2008;Barczyński,《英国外科学杂志》,2009;Hermann,《外科学年鉴》,2004;Hermann,《欧洲外科学杂志》,2003),的确也存在一些反对意见(Wolf,《欧洲外科学杂志》,2003;Sturgeon,《世界外科学杂志》,2009)。然而,并发症发生率降低的循证学证据仅在复发性手术中得到证实,因为初次手术的并发症发生率现在普遍较低,并且只有在大样本的基础上才能发现结果质量进一步提高的统计学意义。

然而,对于个别患者来说,采取所有措施来防止永久性喉返神经损伤至关重要。如前所述,对于应用可靠的神经监测就可以防止双侧喉返神经瘫痪的致命并发症方面,作者应该作为这一方面的专家被提及。Goretzki(《世界外科学杂志》,2010)甚至建议在一侧喉返神经损伤的情况下,慎重考虑另一侧腺叶手术的策略,这也都通过喉返神经监测得到证实,必要的时候可以分成两次手术。虽然这些特殊病例没能用大样本数据统计出来,甚至在很多出版物中也没有确切文献可查,但防止出现"严重致命并发症"病例是有意义的。因此,配备现代神经监测系统是科室质量控制的基本要求。

术中持续神经监测——一种不间断监测喉返神经功能的新方法（另请参见图 92 **至图** 95**）**

伊丽莎白女王医院的外科与莱比锡大学医院合作开发了一种非常有前景的技术，用于持续术中神经功能监测（Schneider，《朗根贝克外科学文献》，2009；Schneider，《美国外科学杂志》，2010；Hermann，《欧洲外科学杂志》，2008，2009，2010）。共同参与的还有德国 Waldkirch 兰格医疗有限公司的研究部门。

为了在手术过程中保持对喉返神经功能的持续监测，尽早发现有威胁的损伤操作，并及时停止和预防，我们开发了一种新的柔性电极，将其应用于迷走神经，并通过持续规律的刺激脉冲来监测整个手术过程中喉返神经的功能。

新方法的目标如下：

• 手术过程中对迷走神经和喉返神经功能状态持续监测和持续性信息判断；

• 建立手术过程中对威胁神经损伤的预警系统，以便可能及时采取措施阻止神经损伤；

• 评估哪些电生理参数是引发神经功能损伤典型的参数（幅度、延迟时间、信号触发的最小电流）；

• 找出在哪个手术操作步骤引发了损伤；

• 评估对持续刺激迷走神经时是否有限制；

• 检查电极和神经之间刺激脉冲传输的质量；

• 进一步降低喉返神经瘫痪率。

初步结果表明，在整个手术过程中用新研发的双极迷走神经电极对喉返神经的持续监测是可行的，并且可以及时发现神经受到威胁的危险信号。通过术中早期预警进一步降低术后喉返神经麻痹的发生率，还必须通过更大的病例样本量来研究证明。

喉返神经

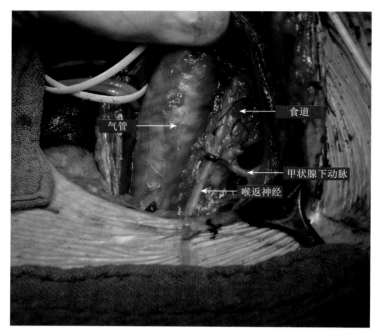

气管
食道
甲状腺下动脉
喉返神经

图 83 切除甲状腺后左侧的手术部位:喉返神经被显露

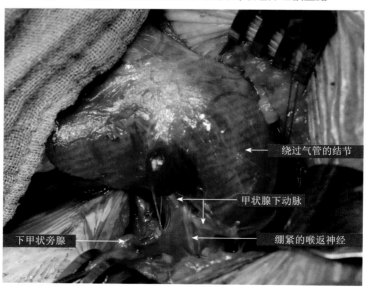

绕过气管的结节
甲状腺下动脉
下甲状旁腺
绷紧的喉返神经

图 84 受牵拉的喉返神经

左侧气管后巨大结节性甲状腺肿,左侧甲状腺叶被部分牵开后,显露出喉返神经位于甲状腺下动脉的腹侧,且由于甲状腺肿大移位而被明显地牵拉。

喉返神经 | 高风险病例

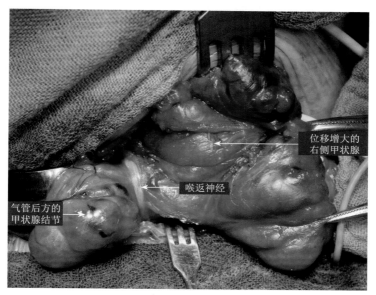

（a）右喉返神经在被伸向气管后方的甲状腺结节顶向腹侧,远离正常位置。并且在开始解剖有很高的误判和损伤风险。由于移位,神经被明显受力牵拉并进入高度暴露的位置

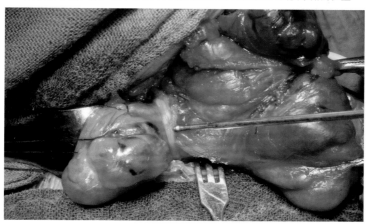

（b）术中神经监测能够及早发现神经分布位置,甲状腺松解之前就能区分甲状腺血管和神经,并监测识别因为受牵拉而造成神经功能障碍

图 85a、b　喉返神经高风险病例

术中神经监测的原理

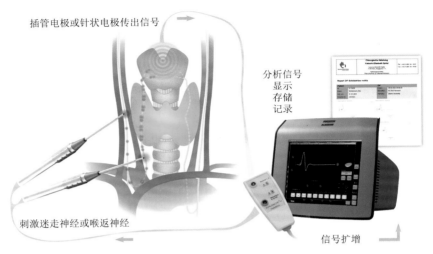

插管电极或针状电极传出信号

分析信号
显示
存储
记录

刺激迷走神经或喉返神经

信号扩增

图 86　术中神经监测的原理

　　方法：使用双极探针刺激迷走神经和喉返神经。神经传导通路完好无损时，这些脉冲被传递到喉部并引起声带肌肉的收缩。这些操作模拟发音过程的功能。肌肉反应电位是通过外科医生插入喉肌肉（发音肌肉）的双极探针获得的。或者，可以使用麻醉师气管插管携带的管电极。这种肌电图衍生物通过敲击信号使外科医生在声学上可感知，同时由监视器上的特征波形图像表示，其中波长和振幅定义了完整的神经传导。

　　Avalanche®XT——神经监测系统（朗格医药有限公司，Waldkirch，德国；www. neuromonitoring. eu）

术中神经监测的应用

复发性甲状腺肿 —— 移位到腹侧神经的暴露

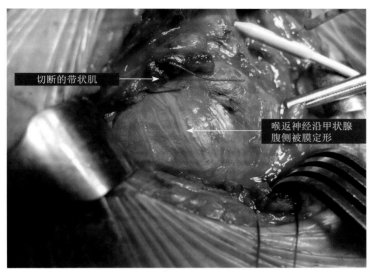

（a）右侧复发性甲状腺肿——带状肌被横向切断，喉返神经在复发的甲状腺结节被膜上极易被损伤
（注意："侧面入喉"处，是神经最易受损伤的部分，受伤风险高）

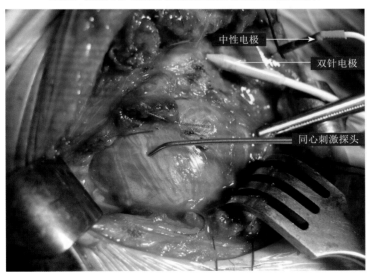

（b）术中神经监测确认喉返神经的识别，用双极探针刺激；在手术开始和结束时必须定期进行迷走
神经刺激。用于信号发散的针电极穿过环甲膜刺入发音肌肉中

图 87a、b 复发性甲状腺肿的神经监测——显露的神经走行

术中神经监测的应用

在复发性甲状腺肿中——处于危险位置的喉返神经

一名87岁女性患者的复发性甲状腺肿——手术适应证是严重的气管狭窄。

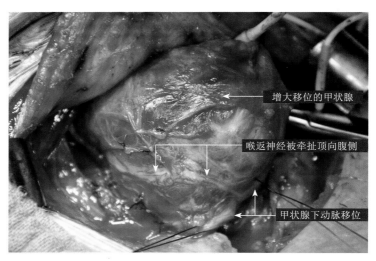

（a）由于右侧复发性甲状腺结节的推挤，喉返神经被转移到腹侧。只有精细化被膜解剖，结扎和切断甲状腺下动脉后，才能在保护其血管供应的情况下来解剖神经，严格避免神经的骨骼化

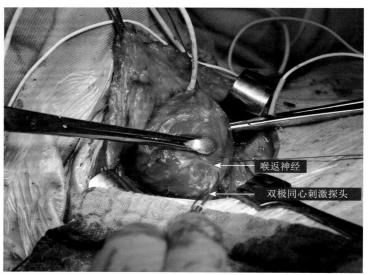

（b）术中神经监测可完成神经的正确识别。通过肌电图显示动作电位可提高功能安全性

图88a、b　复发性甲状腺肿的神经监测——显露的神经走行

术中神经监测的应用

见于甲状腺癌

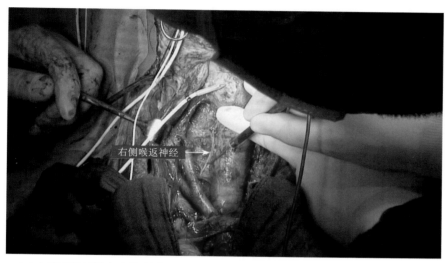

（a）上纵隔淋巴结清扫术需要长期暴露喉返神经，神经监测可以提供全程保证神经功能的信息

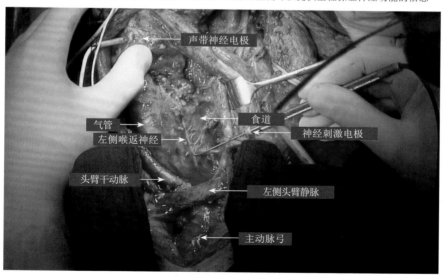

（b）刺激左侧喉返神经

图 89a、b 甲状腺癌的喉返神经监测

解剖变异

喉不返神经

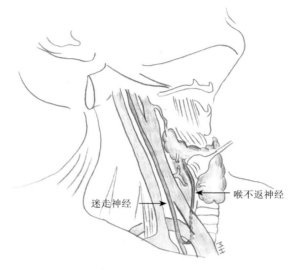

（a）正常行程的右侧喉返神经,从迷走神经发出后下行进入胸廓入口,
它绕过锁骨下动脉又折返回到喉部

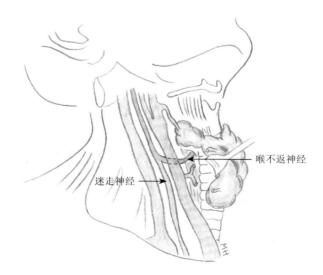

（b）喉不返神经只在颈部走行,从迷走神经分支发出后,不下降并直接进入喉部

图 90a、b　喉返神经和喉不返神经

喉不返神经的监测

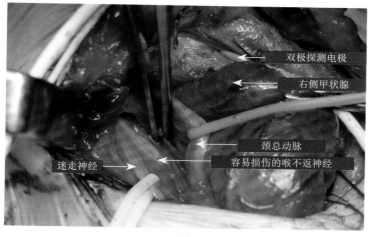

（a）

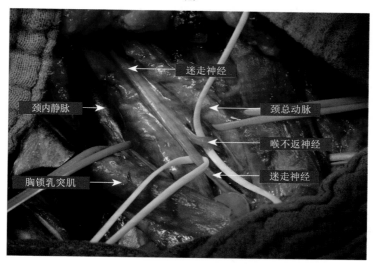

（b）由于甲状腺髓样癌，右侧颈血管鞘打开后，显露出喉不返神经

图 91a-e 喉不返神经——解剖变异中的神经监测

注意：在甲状腺手术中，如果初始迷走神经刺激不成功，就必须考虑是否存在喉不返神经。

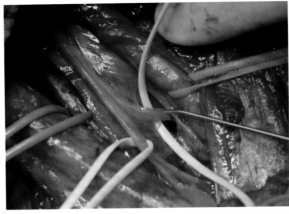

（c）喉不返神经在离开迷走神经不久，通过神经监测得到证实

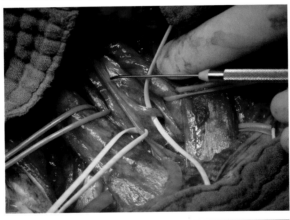

（d）对分叉部位近端的迷走神经进行刺激也产生规律的信号传导

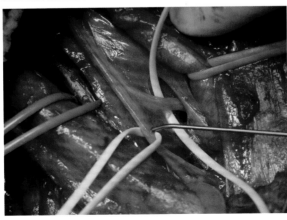

（e）刺激喉不返神经远侧的迷走神经声带肌肉不再触发信号响应

图91a-e（续） 喉不返神经——解剖变异中的神经监测

持续迷走神经监测和喉返神经监测

临床试验中的新方法

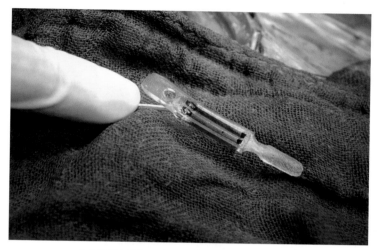

（a）环形电极（Hermann,《欧洲外科学杂志》,2008）

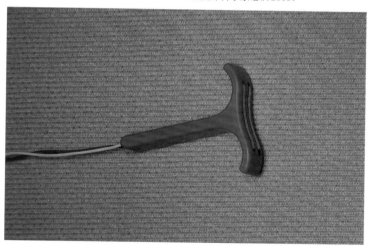

（b）锚电极（Schneider,《美国外科学杂志》,2010）

图 92a、b　连续迷走神经和喉返神经监测——迷走神经电极

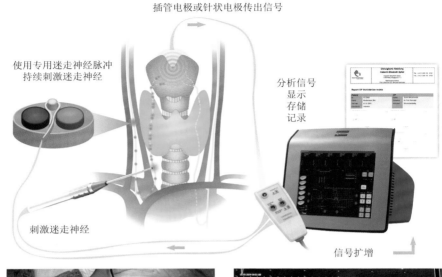

插管电极或针状电极传出信号

使用专用迷走神经脉冲
持续刺激迷走神经

分析信号
显 示
存 储
记 录

刺激迷走神经

信号扩增

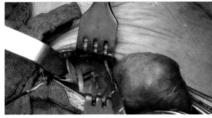

原位迷走神经电极

在监视器上分别显示迷走神经和喉返神经的脉冲肌电图

图 93　连续神经监测的原理

　　连续神经监测的原理包括使用专门的迷走神经电极以 3 赫兹的频率连续刺激迷走神经。因此,声带上的引线电极每秒记录 3 次神经传导的质量。用肌电图表示出来,可以随时在监视器上记录波长或振幅的变化。进一步开展工作的目的是在早期阶段查明即将发生的损害,并及时采取措施避免这种损害。

持续迷走神经监测和喉返神经监测

应用环形电极

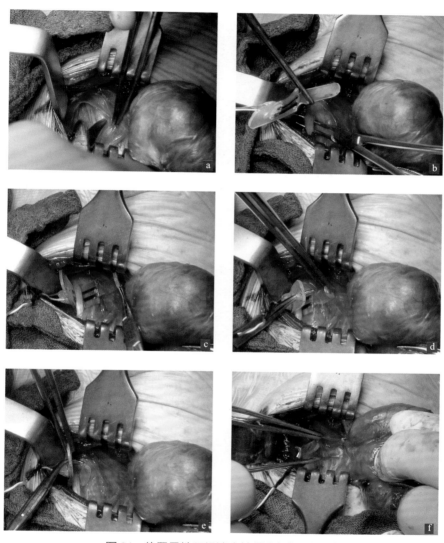

图 94 放置柔性双极迷走神经电极（环电极）

放置柔性的双极迷走神经电极：右甲状腺叶移位后，血管神经鞘打开，迷走神经暴露出 1 cm（a）的范围。用解剖钳（b）绕过它，迷走神经电极被拉过神经（c）后面，妥善（d）封闭并置入血管神经鞘（e）。现在，在持续的连续神经监测下,甲状腺叶松解移出,喉返神经被解剖显露。也可以选择性用手持探针(f)刺激。

传导障碍时的持续监测肌电图

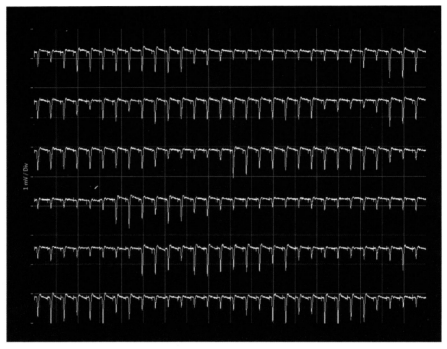

（a）由于强行牵拉甲状腺叶,神经显示出传导障碍的最初迹象:
不一致的肌电图曲线,正常和低振幅交替

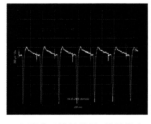 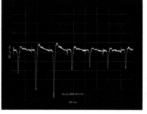 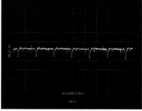

（b）不受干扰的传导:连续肌电图中的完整振幅

（c）由于强行拉动甲状腺叶而导致的传导障碍的最初迹象:不一致的肌电图曲线－正常和低振幅的变化

（d）受干扰传导:连续肌电图中振幅的持续减弱

图 95a-d　线路故障时的连续肌电图表现

2. 甲状旁腺功能减退的质量指标——甲状旁腺功能减退症

如果喉返神经瘫痪的并发症在近几十年来已经得到深入研究,并且治疗质量也取得了显著改善,那么第二种并发症,术后甲状旁腺功能减退(副甲状腺功能减退症)及其后果依然被大大低估。

甲状旁腺激素(PTH)通过动员骨骼中的钙(Ca),肾脏的回吸收和肠道的吸收来确保血液中足够的钙水平。

甲状旁腺(NSD,也称副甲状腺)直接位于甲状腺上(图 53),在甲状腺手术期间可能处于危险之中。在广泛的甲状腺切除过程中,如果甲状旁腺发生功能障碍导致甲状旁腺激素缺乏症(甲状旁腺功能减退症),随后血清钙水平会下降。这种钙缺乏症(低钙血症)可以是轻度无症状的,严重的出现重度面部、手、脚等处的感觉异常,在极端情况下甚至发生严重的肌肉痉挛和抽搐。在大多数情况下,低钙血症是可逆的。如果钙或甲状旁腺激素水平在六个月内恢复正常(国际标准化规定尚不存在;Hermann,内分泌外科学组,2004),就是我们所说的短暂性并发症。但是,还存在永久性甲状旁腺功能减退症(区别如下所述),根据以往经验,永久性甲状旁腺功能减退甲状旁腺激素将不再有恢复正常的期望。这些患者就需要长期药物治疗,口服钙剂通常吸收不佳,建议同时给予维生素 D3 的活性形式。此类并发症会严重影响患者的整体生活质量。

在甲状腺功能亢进症(Hermann,《外科》,1998)和广泛的结节性甲状腺肿(Zambudio,《外科学年鉴》,2004)这类良性甲状腺疾病中,以寻求治愈为导向的切除手术,越来越积极的手术态度,"几乎全部"或"全部"甲状腺切除术也成为甲状腺良性疾病的标准手术。这不可避免地导致手术期间甲状旁腺(NSD)的暴露增加。从手术效果方面考虑,想要有一个令人满意的效果,扩大到背侧的切除范围对甲状旁腺的威胁越来越大。甲状旁腺功能减退症的发生率不断增加是一个不出意外的结果,最近一项通过大量的病例的研究也证实了这个情况,在(图 100)中也有了显示。在临床上,外科医生在术后发现了严重的低钙血症,他将问题归咎于典型的手术并发症,并且通常期望它只持续比较短的时间。

他很快就不再管理该患者,由于术后的康复护理要到院外的地方完成,后来的患者康复管理只有出现非常特殊的情况才向原治疗医院反馈。并发症被评估为或不可避免的个案。因此，一致的术后护理对于持续的质量保证以评估结果的质量是必不可少的。受永久性甲状旁腺功能障碍影响的患者数量通常被低估。"仅在德国，大约1万名患者"——这可以在自助组织INSENSU（Interessengem-einschaftSelbsthilfe für Patienteninnen und Patienten mit nebenschildenunterfunktion-insensu. de）的主页上阅读，并基于著名的维尔茨堡内分泌学家Allolio教授2003年的声明。奥地利没有这方面的数据，假设在大型多中心研究中（Thomusch，《外科》，2003；Rosato，《世界外科学杂志》，2004）评估了1.5%的永久性甲状旁腺功能减退症发生率，这里公布的自己的结果数据导致我国每年有100多例新病例。如果一直都在追求良好的质控数据，可能未报告的病例数量要高得多。后来也一次又一次地证明，在许多医院的手术结局质量评估中，术后甲状旁腺功能减退症的记录及其一致的随访治疗是缺乏的。

2.1 收集质量指标的前提

术后对血钙／甲状旁腺激素水平常规的、一致的检测，这一质量指标虽然特殊，但对患者来说举足轻重，它是质量保证的基础。在任何情况下都不应仅使用临床症状来进行评估，因为在实际当中存在很多钙和甲状旁腺激素缺乏症的患者，他们都没有表现出明显的症状，但是长期低血钙和甲状旁腺激素缺乏的损害，还是应该接受治疗的。此外，完全根据临床症状评估并发症，而不是致力于制定客观化手术后监测标准，并且是随着主观认识去记录每个患者的并发症，这是质量保证中的主要错误。因此，在高质量的质控数据中，至关重要的是：熟悉并发症收集的方法和监测标准，以便进行最终的基准测试。

收集标准的实验室检测值和记录短暂性和永久性甲状旁腺功能减退症

我们科室在术前，通过检测甲状旁腺激素和血钙水平来确定每个患者的甲状旁腺功能。顺便说一句，这也是为了检测是否存在伴发的甲状旁腺功能亢进，可以在甲状腺手术计划中以相同的手术入路进行处理。

在术后的第一天和第二天就进行血钙和甲状旁腺激素的测定，同时对临床症状给予特别的关注,并相应地记录下来。如果在术后第二天患者常规准备出院的时候,三个参数(血钙、甲状旁腺激素、临床表现)中只有一个是病理性的,则"低钙血症"的并发症即被记录下来并在手术记录系统(CHIRDOK)中加密。通常,患者也被纳入术后康复护理计划中。

第一次门诊实验室检查在术后两周,与病史采集和临床检查一起进行。值得注意的是,在我们的这个患者群里,这时候已经有近 88% 的患者低钙血症已经恢复了。因此,需要长期随访受到术后低钙血症困扰的患者约占 12%,但这对于质量控制至关重要。建议进一步基于实验室监测数据和临床表现持续调整药物治疗,建议复查间隔为 2 个月、4 个月和 6 个月。这期间也同时检测甲状腺功能(FT4 和 TSH),以评估甲状腺素替代治疗的需要量。如果病理性甲状旁腺激素检测值和 / 或血钙值在 6 个月后仍然存在,或者患者由于典型的临床症状而必须补钙治疗,则被认为是"永久性的"并发症了。因为我们的前瞻性研究表明,后期甲状旁腺功能的恢复在如此长的时间间隔后,不再有希望了。"永久性甲状旁腺功能减退症"的并发症这时将被记录在 CHIRDOK 中,并带有专门创建的术后护理密钥,因此可用于电子评估。

然而,对术后甲状旁腺功能减退症这一课题深入研究后我们知道,术后甲状旁腺功能障碍的客观化或标准化评估实际上是多么困难。在这个问题中必须考虑三个基本指标,尽管它们之间存在密切的联系,但并不总是可以同时观察到:① 典型的临床症状;② 实验室化验低钙血症;③ 实验室化验甲状旁腺激素缺乏(低甲状旁腺激素血症)。越来越多的证据表明维生素 D 缺乏症也可能在这里起到潜在作用。然而,维生素 D 的水平没有被考虑在诊断要素内,因为它们尚未成为一个常规参数。

一个不算少见的情况是正常的甲状旁腺激素水平,但存在低钙血症,或正常的甲状旁腺激素水平和骨质缺钙,但典型的干预措施只能用钙和维生素 D 替代治疗来解决。

这就是为什么我们将甲状旁腺功能减退症分为"永久显著性甲旁减"和"隐匿性甲旁减"。"永久性甲旁减"意味着甲状旁腺激素水平很低或直接检测不到,这是由于甲状旁腺被意外切除或血供不可逆地受损造成的现象。"隐匿性甲旁减"存在于正常 PTH 水平和缺钙或有低钙的症状中,这时作为甲状旁腺存在但功能明显不足的表现。

这种准确的质量控制在整个 30 年间没法以这种全面系统的形式进行,因为甲状旁腺激素测定作为常规检查指标还为时不长。并且由于根治性手术数量的增加和永久性低钙血症患者的明显增加,才引起了对这个问题的认识。第一批结果数据和后续检查过程的标准化将这一点客观化。对于数据分析,使用了几乎完整记录的最后 5 年(2004—2008 年)的数据。

2.2 结果质量——2004 至 2008 年暂时性和永久性甲状旁腺功能减退症科室内部基准(内部质量保证)

与喉返神经瘫痪的结果测量一样,在术后甲状旁腺功能减退的情况下,通过分析外科医生的个体表现来优化整个部门的结果质量,以认识和分析具体存在的不足,并根据需要进行针对性的整改提高策略。尽管手术技术标准化——每次甲状腺手术都必须保护甲状旁腺(峡部相关的干预措施除外)——结果还是因人而异(图 96)。

通过术后第 1 天和第 2 天标准化测定血钙和 PTH 来严格进行术后甲状旁腺功能的质控,显示出术后平均 16% 甲状旁腺功能减退症的高发生率,不同医生的手术并发症风险在 10% ~ 26% 之间变化,出现这种波动范围不仅是源于甲状旁腺的解剖技术,而且还由于各自不同的甲状腺切除范围累及甲状旁腺不同。如果排除单侧甲状腺手术,仅评估对能够引发甲状腺功能风险的双侧甲状腺手术,则平均并发症发生率更高,为 21%。

10 个病例中有 9 个甲状旁腺功能在 14 天内能够恢复,永久性甲状旁腺功能损伤很少见(图 97),在双侧甲状腺的 1.6%,在所有的甲状腺手术中为 1.3%。其中严重的病例,即显著永久性甲状旁腺功能减退症(PTH 降低或检测不到,钙降低,需要治疗)仅发生在 0.74% 的病例中。隐匿性甲状旁腺功能减退症(正常 PTH 值,降低或边缘血钙值伴或不伴临床症状)发生在 0.56% 的病例中。

数据表明,通过计算机辅助记录和评价采取一致、有质量保证的后续康复治疗非常重要。

在科室基准测试中，对持续性并发症甲状旁腺功能减退症（与喉返神经损伤类似）的差异性评估也显示了外科医生个体结果质量的差异（图 97）。永久性显著甲状旁腺功能减退症的发生率为 0.08%～1.6%。如果隐匿性和显著性甲状旁腺功能减退症合并统计，该比率在 0.35%～2.8% 之间变化。进一步探讨的问题是怎么分析和解释这种差异。不同的手术操作难度，各自偏好的切除范围（次全切、几乎全部或全部甲状腺切除）或甲状旁腺识别和保护技巧的不同是导致结果质量不同的潜在原因。这些数据将与每位外科医生单独讨论，并在发病率和死亡率会议期间进行讨论，并将制定进一步改善结果的策略。

通过对手术引起的不同并发症发生率进行比较分析得出的决定性结论表明，根治性手术的差异性是主要原因之一。例如，并发症发生率非常低的外科医生 D（图 96，图 97）更喜欢有限性切除的外科手术，如果有疑问，他会选择一种更"保守"的方法：这意味着更多情况下是选择"几乎全部"而不是"全部"切除手术，或者在术中快速冰冻病例结果不明确的情况下，不进行预防性肿瘤根治性手术。在术后石蜡病理结果为良性的情况下，受影响的患者受益，但在最终病理结果为恶性的情况下——取决于肿瘤组织学类型——可能需要第二次手，患者本来可以通过首次手术进行根治性干预来避免。

无论如何，在甲状腺手术中，有些情况下外科医生有自由裁量权，只有在手术后几天，当收到确定的组织病理结果时，才能知道治疗是否充分。有时，这种认识只有在数年甚至数十年后才有可能被明确，到了通过长期观察随访确定患者未出现复发，才能判断是否已经实现了（良性或恶性）疾病的最终治愈。为了对外科医生进行决策支持和风险评估，下一章将评估甲状旁腺功能减退症作为甲状腺切除手术的并发症的发生率。

外科医生的个人表现与科室平均水平的比较：

2004 至 2008 年患者的比率（以百分比为单位），基于所有手术患者（$n = 5526$）：

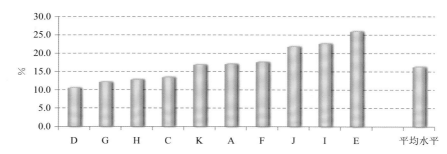

图96　结果质量——术后甲状旁腺功能减退(甲状旁腺功能减退症)内部部门基准测试(内部质量保证)

通过分析外科医生的个体表现,可以优化整个科室术后甲状旁腺功能减退的结果质量:尽管手术技术标准化,甲状旁腺保护是每次甲状腺手术的强制性要求(仅涉及峡部的手术除外),结果是不同的。

通过在术后第1天和第2天标准化测定Ca和PTH来严格监控术后甲状旁腺功能,平均16%显示术后甲状旁腺功能减退症的高发生率,并发症发生风险在10%～26%之间变化,因此这种波动范围不仅是由于甲状旁腺的解剖技术引起的,还和个体不同的切除范围相关。在十分之九的病例中,甲状旁腺功能在14天内恢复,永久性损伤很少见(见图97)。数据显示,通过持续进行计算机辅助记录和一致性评估有质量保证的术后康复护理至关重要。

外科医生的个人表现与部门平均水平的比较:永久性甲状旁腺功能减退症发生率(百分比,为2004—2008年,基于所有手术患者($n = $5 526)所得),根据"隐匿性"和"显著性"进行区分。

永久性甲状旁腺功能减退症是指甲状旁腺功能减退引起的缺钙最迟在半年内未能恢复,或者需要钙和/或维生素D替代的症状仍然存在。

对术后低血钙或甲状旁腺功能障碍患者的长期观察表明,6个月观察期内的并发症发生率从原来的16%下降到1.3%,不过在90%以上是可恢复的。这就出现两组具有甲旁减并发症的患者:一组是甲状旁腺激素水平(低)正常,但有低血钙或骨质缺钙症状,需要钙和维生素D替代治疗的(隐匿性甲状旁腺功能减退或甲状旁腺功能不全);另一组是具有明显降低或不可测量的PTH水平的患者,也就是甲状旁腺功能完全

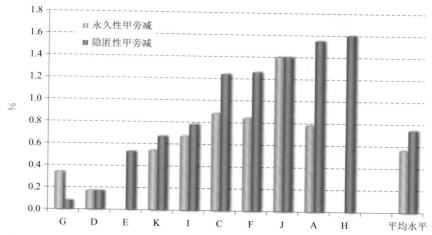

图 97　结果质量——永久性甲状旁腺功能减退(甲状旁腺功能减退症)内部部门基准测试(内部质量保证)

丧失(永久性表现为甲状旁腺功能减退)。

　　对并发症的差异化评估也显示外科医生个人结果质量的差异。术后显著性甲状旁腺功能减退症的发生率为 0.08% ～ 1.6%。如果隐匿性和显著性甲状腺功能减退症一并统计,该比率在 0.35% ～ 2.8% 之间。

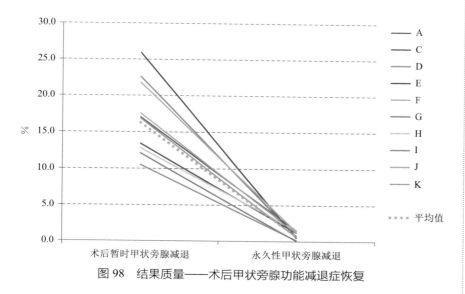

图 98　结果质量——术后甲状旁腺功能减退症恢复

术后甲状旁腺功能减退症的发生率在 10%～26% 之间,具体取决于外科手术和外科医生,并降至 0.08%～1.6%(永久性显著性甲状旁腺功能减退症,无法检测到 PTH 产生)。

两周后,88% 的低钙血症患者已经可以恢复正常值,根据定义,只能在半年后评估是否确实恢复了甲状旁腺功能。

2.3 结果质量——甲状腺切除范围是危险因素

我们的数据能够清楚地表明,切除的范围越激进,甲状旁腺功能减退的发生率就越高。在图 99 中清楚地表明,甚至堪比保护喉返神经－甲状旁腺功能的保护也取决于甲状腺组织残留的大小:甲状腺残留体积为 3～4 mL 的次全切除术对甲状旁腺的保护最好,广泛的切除手术(几乎全叶切除术,最多 1 mL 残留组织)是良性甲状腺疾病的治愈性和低并发症发生率之间的良好平衡点。全甲状腺切除术(两侧腺叶切除术)或对侧几乎完全切除的腺叶切除术意味着 2.5% 或 2.7% 的甲状旁腺永久性功能障碍的最高风险。伊丽莎白女王医院进行双侧甲状腺手术的平均并发症率为 1.7%,相比之下,Thomusch 和 Dralle 在 5 846 名患者中发表了类似的 1.5% 的并发症率,Bergenfelz 在 2004—2006 年对 3 660 名患者的瑞典多中心研究中并发症率为 4.4%。

人们普遍认为,手术激进主义的增加导致甲状旁腺功能减退症的增加(Thomusch,《外科医生》,2003;Thomusch,《世界外科学杂志》,2000;Glinoer,《欧洲外科肿瘤学杂志》,2000;Wingert 等人,1986),特别是甲状腺全切除术、中央淋巴结清扫术等根治性手术增加了这一风险(Bergamaschi,《美国外科学杂志》,1998;Testini,《国际外科学》,2004)。很少有研究报告切除范围与术后甲状旁腺功能减退症的发生率之间缺乏相关性(Nawrot,《医学科学杂志》,2000)。在维也纳内分泌外科学组研讨会上发表的德国多中心研究(Gimm,2004)中,短暂性低钙血症的发生率从双侧甲状腺次全切除术的 6.6% 增加到全部甲状腺切除术的 24.1%,永久性并发症的发生率从 1.5% 增加到 8.5%。同样,可以认为这些数据是与真实世界最相吻合的。

"任何现象不会凭空出现"——这句 2005 年第 122 届德国外科学会大会的座右铭并非没有道理。考虑甲状旁腺功能减退症的并发症,根据上面引用的数据,这暗示的手术方式是"接近全部切除"而不是"全部切除"。当然,甲状腺癌的手术是必须激进的,确诊的病例需要甲状腺叶或甲状腺全部切除,根据临床检查做相应淋巴结的清扫也是必需的。然而,甲状腺全部切除在良性疾病,比如结节性甲状腺肿、甲状腺功能亢进和复发性甲状腺肿当中,全甲状腺切除应该是个多高的比例呢?因为现在可以高度肯定地保证喉返神经的功能。但鉴于"甲状旁腺的风险",这种根治性手术是合理的吗?那么"接近完全"的术式,当真正"几乎完全"被执行时,无疑有其优点:预防形态上或功能性复发的目标几乎与全甲状腺切除术一样能够实现。在喉返神经入喉处的关键位保留一小片甲状腺后背膜(如图 55a 所示),通过大样本的研究(Hermann,《外科医生》,1991;Thomusch,《世界外科学杂志》,2000;Hermann,《外科学年鉴》,2002),与全部甲状腺切除相比,喉返神经麻痹的风险降低了。然而,为了避免术后甲状腺功能减退,同样必须在甲状旁腺血供点上保留少许甲状腺后背膜以防止甲状旁腺血管受损(图 55a,图 55b)。这主要适用于下旁腺,但是上位甲状旁腺也可能在计划的切除范围内,由于甲状腺游离并被切除从而把上旁腺位完全暴露置于危险境地。如果不能为甲状旁腺确切保护其自己的血管干,则旁腺的"存活"就依赖于保留下来的甲状腺后背膜的血供来滋养供血("外科手术方法"一章)。

以前手术切除方法着重考虑喉返神经的走行,也因此必须进行修改,因为同时还必须考虑甲状旁腺功能的保护。因此,很明显在"接近全部切除"的手术中,在被暴露的甲状旁腺处保留少许甲状腺组织无疑能够保护甲状旁腺的功能。如果怀疑已经手术的第一侧旁腺可能受损,在另一侧手术时就必须特别注意去保护甲状旁腺和后方神经。如果第二侧的甲状旁腺和/或喉返神经处于危险之中,我们应该在危险区域以外进行手术。良性甲状腺疾病就有了一种有限的根治性切除手术。传说中的"Dunhill"手术(单侧甲状腺切除术和对侧次全切除术)就是基于这一考虑。

如果出于肿瘤、形态或内分泌的原因需要进行甲状腺全部切除术,至少在一侧保留确切的血管供应或大量血管化的结缔组织桥到甲状旁腺。

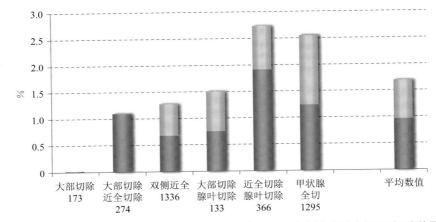

图 99　结果质量——永久性甲状旁腺功能减退(甲状旁腺功能减退症)不同切除范围
　　　　的双侧切除方法的结果(2004—2008 年)

　　切除的范围越激进，隐匿性(正常 PTH，钙缺乏或药物替代)或显著性(6 个月后 PTH 和 Ca / VitD 降低)甲状旁腺功能减退的发生率就越高。数据明确表明，甚至比保护喉返神经更严重，甲状旁腺功能的保留取决于甲状腺残留的大小：甲状腺残留体积为 3～4 mL 的次全切除术(图 56)最好地保护甲状旁腺，广泛的切除手术(几乎全叶切除术，最多 1 mL 残留组织)是良性甲状腺疾病中激进性和低发病率(并发症率)之间的良好平衡点。全甲状腺切除术(= 两侧腺叶切除术)或对侧几乎完全切除的腺叶切除术相应的永久性甲状旁腺功能障碍最高风险为 2.5% 或 2.7%。2004—2008 年，伊丽莎白女王医院的科室平均值为 1.7%，而 Thomisch 和 Dralle 在 5 846 名患者中公布的类似发生率为 1.5%，Bergenfelz 在 2004—2006 年对 3 660 名患者的瑞典多中心统计中为 4.4%（ 图 100 ）。

2.4　基准、外部质量保证、数据对比

　　特别是在甲状旁腺功能减退症的情况下，由于缺乏先决条件，很难比较奥地利境内各个诊所之间的结果质量，国际文献再次被用作标准。由于质量测量标准不同且未标准化（ 见下一章 ），因此还必须慎重评估这种比较。伊丽莎白女王医院提供的结果处于良好的国际位置，特别是当人们考虑到最严格的质量指标应用于自己的医疗记录中时（ 甚至包括

"边缘"病例,如永久性"隐匿型"功能减退),并且还包括高难度的手术(再手术和恶性甲状腺肿瘤)。

　　我科(伊丽莎白女王医院)与国际公布数据相比的表现如下。

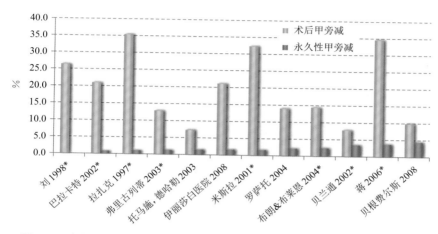

图 100　来自国际多中心的基于永久性甲状旁腺功能减退发生率的数据排名

　　特别是在甲状旁腺功能减退症的情况下,由于缺乏数据,几乎不可能对本区域内各个医院之间的结果质量进行比较,国际文献将用作衡量标准。由于质量测量标准不同且不标准化,因此还必须谨慎评估这种比较。伊丽莎白女王医院提供的结果在国际上具有可比性,特别是当人们认为最严格的质量标准应用于自己的医疗记录并且还包括高难度的手术时;标有 * 的出版物仅引用良性甲状腺疾病的首次手术数据,理所当然得出非常低的并发症发生率。

2.5　甲状旁腺功能减退症的定义和国际比较——没有统一的指标

　　在国际上,没有对"暂时性"或"永久性"并发症给出统一的诊断标准。为了从日常实践中获得有代表性的表述,2004 年维也纳内分泌外科学组(Chirurgische Arbeitsgemeinschaft Endokrinologie,CAEK)第 23 届研讨会期间,在我们的倡议下对短暂性或永久性甲状旁腺功能减退症的定义进行了问卷调查。除其他事项外,询问了哪些参数应用于永久性甲状旁腺功能减退症的诊断。22 家诊所持有 7 种不同的意见。关于多长时限用来诊断永久性甲状旁腺功能减退,也有不同的回答:支持 3 个月的有 1 家,支持 6 个月的有 11 家,支持 1 年的有 10 家。

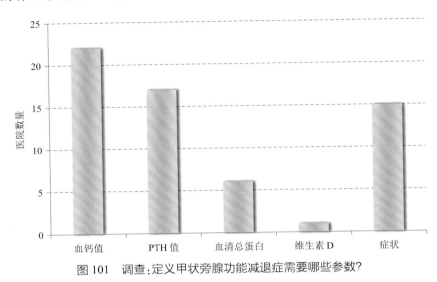

图 101　调查:定义甲状旁腺功能减退症需要哪些参数?

　　永久性甲状旁腺功能减退症的定义并不统一:除了确定血钙作为参数外,由 22 个诊所给出了 7 种不同的组合形式。

　　Thomusch(《外科》,2003)将"甲状旁腺功能减退症"定义为需要钙和维生素 D 来治疗的刺痛性感觉异常或手足抽搐的临床症状,不关注血清钙水平如何。永久性甲状旁腺功能减退症被定义为测不到的甲状旁腺激素(PTH)或 6 个月后需要钙或维生素 D 替代治疗的临床症状。Glinoer(《欧洲外科肿瘤学杂志》,2000)也遵循需要钙治疗的原则,但他主张在 1 年后才能定为明确的并发症。其他作者都区分实验室生化低血钙和低血钙伴有临床症状(See,《英国外科学杂志》,1997;Lo,《澳大利亚与新西兰外科杂志》,2002;Bentrem,《外科学年鉴》,2001)。Blind 描述了当前的定义(内分泌外科学组,2004):甲状旁腺功能减退症就是术后出现低钙血症(白蛋白校正)和甲状旁腺激素同时降低或处于较低的正常范围。与 Thomusch 相反,他认为存在典型症状不是诊断"甲状旁腺功能减退症"的一个条件。因为长期实验室化学性低钙血症和 PTH 缺乏会导致器官损伤。因此,即使没有典型临床症状的主诉,这也是一种并发症。

　　人们更多的质疑是,这些不同解释中公布的数据在多大程度上是客观的,是否有代表性和可比性。

2.6　甲状旁腺功能减退症的质量目标

根据我们的结果和文献数据的比较,应将所有涉及双侧甲状腺手术的 2%(1%隐匿性和 1%显著性),作为永久性甲状旁腺功能减退症的衡量评价标准。对于颈部中央淋巴结清扫率较高的甲状腺癌,考虑到根治性方面,预计并发症发生率必须高达 5%以上。复发病例的再手术情况相对比较特殊,因为往往不知道在第一次手术后有多少枚甲状旁腺功能被妥善保留,因此质量目标不可客观化。

2.7　甲状旁腺功能减退症的规避策略

2.7.1　外科解剖学和甲状旁腺的可变位置

甲状旁腺(副甲状腺)的解剖位置及其与甲状腺的位置关系已经显示在示意图中(图 52)。然而,甲状旁腺的位置变异很大。

上位甲状旁腺和下位甲状旁腺的位置变异如下。

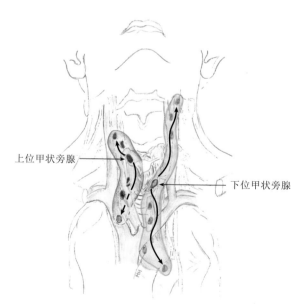

图 102　上位甲状旁腺和下位甲状旁腺的位置变异

上位甲状旁腺的位置变异借助右侧上旁腺显示：变异通常发生在甲状腺下动脉后下方，也可以进入后纵隔，在脊柱前、食管旁或食管后缘。

向上也可能到达咽旁位置。与下旁腺相比，上位甲状旁腺的位置相当恒定，它在胚胎时期从第四咽囊移位时有一个较短的行程。

下位甲状旁腺的位置变异可从下颌角开始，颈内静脉内侧的下颌腺附近，或进入血管神经鞘往下进入上纵隔，这里最常见于胸腺内，很少在胸腺外。

罕见的位置可以到达主动脉弓的位置。下位甲状旁腺位置变异范围较大，这是由于胚胎时其从第三咽囊到甲状腺下极位置行程较长造成的。

图 102 显示了上位甲状旁腺从咽旁位置到甲状腺下极的位置变异，以及下位甲状腺腺体的位置变异，其可以从下颌角附近到纵隔深处。上位甲状旁腺的通常位置位于喉返神经入喉的后方，主要由甲状腺下动脉的分支供血，下位甲状旁腺多位于甲状腺下动脉的后方和喉返神经的前面。上下甲状旁腺也可以相互紧挨着。

两个甲状旁腺的相邻位置：右甲状腺叶被游离内翻，上位甲状旁腺位于喉返神经入喉的背侧，下位甲状旁腺位于喉返神经的前面，相去上旁腺下方只有一点点距离（罕见的密切关系）。在个别情况下，下位甲状旁腺也可能高于上位旁腺（未下移的下 NSD）。

2.7.2　如何保护甲状旁腺的功能

在甲状腺叶游离和上极松解后，开始甲状腺后间隙的解剖（图 53）：在许多情况下，下位甲状旁腺在这个手术步骤中已经被显露，它附着在甲状腺被膜上被拉到腹侧。

提示 1：甲状旁腺和甲状腺下动脉

为了避免损伤甲状旁腺的血液循环，暂时不要切断甲状腺下动脉的分支。很多时候供应旁腺的细微血管分支都被纤维结缔组织覆盖，需要精细解剖显露。除非在这些解剖步骤的过程中已经可以识别它们。

提示 2：下位甲状旁腺

为了简便起见，可以将甲状腺下动脉的主干用线牵拉，沿其走行往

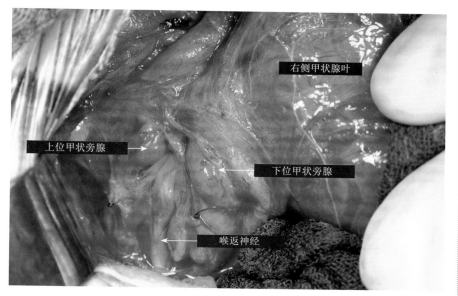

图 103　上下两枚甲状旁腺的解剖位置

上解剖。通常它是通向下位甲状旁腺走行的,因为下旁腺可以悬挂在甲状腺下动脉一个末梢分支上(图 105)。在识别下旁腺后,其血管供应同时被识别出来。如果可能的话,从甲状腺被膜中解剖出来,同时保留动脉和小静脉分支(图 54)。在这种情况下,紧靠被膜的精细化被膜解剖是能够保护甲状旁腺功能的。在任何情况下,目标就是确保甲状旁腺动脉供应和静脉回流都通畅。

提示 3:上位甲状旁腺

同样,上位甲状旁腺可能因甲状腺叶松解而跟着向前移位,从而进入有危险区域(图 104),特别是在喉返神经入喉处。在这里,上旁腺的显露也是通过甲状腺叶解剖完成的,并确保其血管供应的同时完整。为此,供应甲状腺的小分支分别用 4-0 线结扎并切断。如果不能以这种方式保护甲状旁腺,则必须进行自体移植。如果几个甲状旁腺处于受威胁的境况,可以保留一小块甲状腺被膜残留物来保护它们,只要从肿瘤学的角度来看是合理的就行(图 55a,图 55b)。如果两个旁腺都妥善保留在后方,则可以在直视保护喉返神经的情况下,进行甲状腺叶的完全切除。

提示 4：甲状旁腺变色

甲状旁腺变暗并不一定是不可逆损伤的征兆，没必要进行甲状旁腺自体移植。

提示 5：自体移植

a）如果甲状旁腺血供完全被破坏，并且没有富含血管的结缔组织包裹，则自体移植是不可避免的。

b）如果未能发现所有甲状旁腺，那么切除的手术标本建议在手术台上仔细检查，看看是否存在被意外切除的旁腺。在常规位置找不到，有可能位于甲状腺被膜下或腺体内。如果发生这种情况，就必须移植这枚甲状旁腺。

c）在中央区淋巴结清扫中，出于肿瘤根治的原因，通常需要移植下位甲状旁腺。

提示 6：甲状旁腺显露多少个？

关于在甲状腺切除术中需要检测到多少甲状旁腺的问题，我们研究的数据表明，不可能定义这样一个确切数字。其原因是位置解剖变异太大。因此，相反的结论通常是可能被强调的——我们不能忽视切除范围内的任何一枚甲状旁腺。

重要的不是看到多少枚甲状旁腺，而是没有一个被忽视！

甲状旁腺

上位甲状旁腺

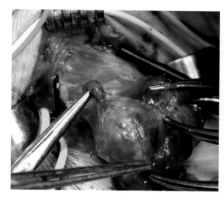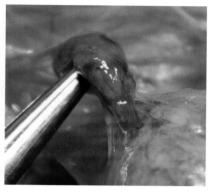

图 104　手术中的上位甲状旁腺

上位甲状旁腺的显露位置,其与右甲状腺叶一起向前方移位:其纤细的动脉和静脉血管被纤维结缔组织包裹附剖着在甲状腺被膜上。当从甲状腺叶上松解旁腺时,必须保护好其血管供应,在"几乎完全"甲状腺切除术的同时保留少许甲状腺被膜残留组织。

下位甲状旁腺

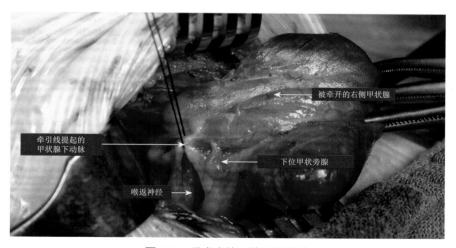

图 105　手术中的下位甲状旁腺

下位甲状旁腺的典型位置：甲状腺右叶移位，确定喉返神经位置；它与前方的甲状腺下动脉相交，其一个分支供应下位甲状旁腺。在甲状腺叶切除术过程中，必须保护其血管供应的情况下解剖甲状旁腺。

自体移植

在意外切除甲状旁腺的情况下

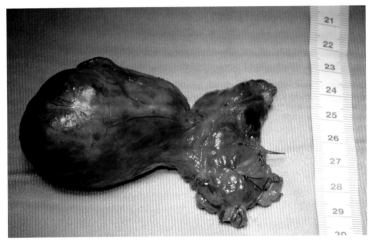

（a）手术标本显示右甲状腺叶，连接着从后纵隔解剖出来的大结节。
在解剖过程中没找到下位甲状旁腺

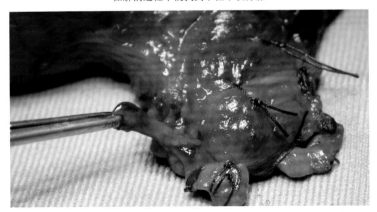

（b）它是在切除的手术标本上仔细解剖甲状腺被膜过程中发现的，并且做了自体移植

图 106a、b　自体移植——意外被切除的甲状旁腺

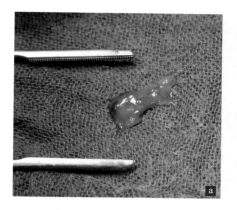
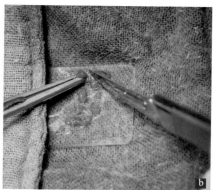
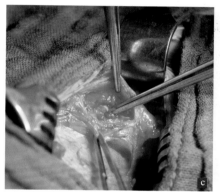
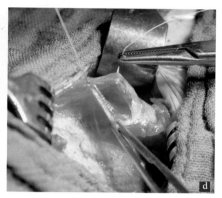
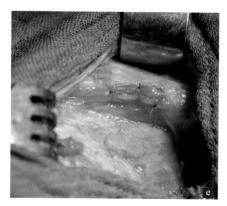

将切除的甲状旁腺(a)在载玻片上切成尽可能小的组织颗粒(b)并植入胸锁乳突肌的口袋中(c)。重要的是要确保将组织颗粒分布在尽可能多的肌肉间隙中。肌肉被膜可以用可吸收线或不可吸收线缝合(d, e)

图 107a-e　甲状旁腺自体移植方法

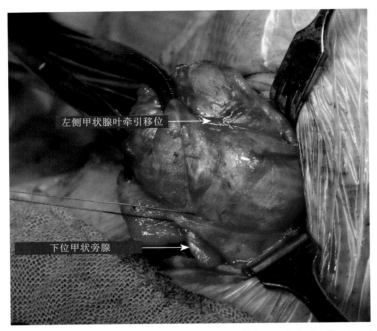

左侧甲状腺叶牵引移位

下位甲状旁腺

（a）由于左侧甲状腺叶移位，下位甲状旁腺向前方移动。它直接位于甲状腺下动脉一个粗大的分支
上（用结扎线牵引）。血管必须结扎在甲状腺被膜附近并切断，以保留甲状旁腺

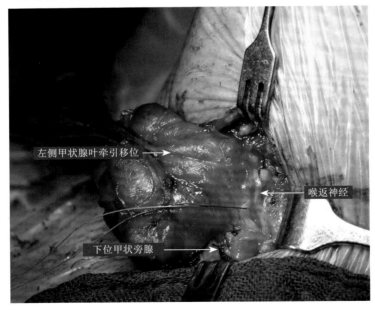

左侧甲状腺叶牵引移位

喉返神经

下位甲状旁腺

（b）下位甲状腺血管良好，喉返神经在整个过程中轻度显露

图 108a-c　单侧甲状腺叶切除术中的上、下甲状旁腺

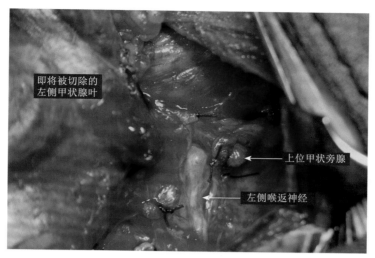

即将被切除的
左侧甲状腺叶

上位甲状旁腺

左侧喉返神经

图 108a-c（续）　单侧甲状腺叶切除术中的上、下甲状旁腺

2.8　伊丽莎白女王医院前瞻性研究对甲状腺手术后甲状旁腺功能
改善所做的科学贡献

2.8.1　术中和术后早期甲状旁腺激素和钙监测记录了甲状腺切除术中甲状旁腺功能受损

前瞻性研究（Hermann，《英国外科学杂志》，2008）检查了甲状腺手术对甲状旁腺功能的损害程度。402 名患者（319 名女性和 83 名男性），都具有双侧广泛甲状腺手术的适应证（"几乎全部"或"全部"甲状腺切除术）。手术适应证和切除程序如表 13 所示。

我们能够证明在广泛的双侧甲状腺手术过程中，甲状旁腺激素（PTH）分泌受损是一种高概率事件。PTH 血液水平平均下降了 1/3，术后 3 小时检测到最低值。在最初的 14 天内，记录了"恢复阶段"，几乎90% 的甲状旁腺激素分泌能力得以恢复。

表 13　甲状腺切除术中甲状旁腺激素和钙动力学（表 1 和表 2, Hermann,
《英国外科学杂志》,2008）——手术指征和切除方式

表 1　402 例患者甲状腺切除术的原因	患者人数
甲状腺功能正常的结节性甲状腺肿	239
自主结节性甲亢	64
格雷夫斯病	44
甲状腺癌	45
复发性良性甲状腺疾病	10
表 2　402 例患者甲状腺切除术的范围	患者人数
全甲状腺切除术 ± 中央淋巴结清扫术	116（3）
近全甲状腺切除术	227（3）
甲状腺次全切除术	59（0）
总计	402（6）

括号中的值是永久性甲状旁腺功能减退症患者的例数。

在图 109 中描述了激素水平的变化过程（来自出版物的原始图
形）：在手术开始时（值 A），平均 PTH 水平为 21.3 pg/mL（正常范
围 6～40），在第二个甲状腺叶切除后 10 分钟是 17.0（值 C；初始值的
79.8%），平均而言，术后 3 小时检测到平均最低值是 13.6（值 D），相当
于初始值的 63.8%，也就是说几乎为初始值的 2/3。在第 3 天，PTH 分
泌已经显著改善为 15.9（值 3 = 74.6%）。上升趋势表现在 14 天后的
第一次术后复查中，达到 19.6 pg/mL，相当于初始值的 92%。手术过
程中钙水平基本保持不变，直到术后 3 小时才开始显著下降。在术后
第一天，达到最低值（2.12 与操作开始时的 2.26 相比）并随后又逐渐
增加。

对术后甲状旁腺功能减退症患者进行术中和术后早期 PTH 和钙检
测，可以区分短期和长期症状的预测。

术中 PTH 下降是症状的第一个预测因素：

如果将无主诉患者与有短期症状和长期症状的患者的平均 PTH 治
愈进行比较（图 110），可以看到明显的差异：从两组几乎相同的基线值

开始,长期症状组的 PTH 在手术结束时已经急剧下降,并且在术后三小时内几乎无法检测到。对于具有轻度短期症状的患者,下降幅度明显较低。术后病程显示,在有持续性症状的患者组中,这些值始终较低,即使在术后第 14 天,这些值也只是缓慢地增加。相反,短期症状的患者在前 14 天内达到正常水平,作为甲状旁腺功能完全恢复的征兆。

由于甲状旁腺激素(甲状旁腺激素,PTH)的半衰期很短,约 5 分钟,甲状旁腺的功能障碍(由于甲状腺的切除)在术中已经很明显:平均而言,PTH 值在手术结束时降至 80％,3 小时后为初始值的 64％。术后第一天的增加表明旁腺的"恢复",14 天后再次达到基线值的 92％。钙水平在术中和术后当时保持稳定,在术后第一天显示低点,从第二天起再次上升。

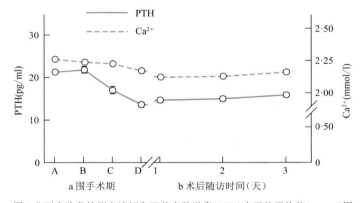

图 1 分两个阶段检测血清钙和甲状旁腺激素(PTH)水平的平均值(s. e. m)围手术期 a 和随访期间 b。围手术期 a 的时间点 A、B、C 和 D,分别对应于皮肤切口前、第一个甲状腺叶切除后 10 分钟、第二个腺叶切除后 10 分钟和手术后 3 小时的测定值

图 109　甲状腺切除术的术中和术后甲状旁腺激素和钙动力学(Hermann,《英国外科学杂志》,2008)

因此,早期术中甲状旁腺激素从值 A 到值 B 发生降低表明第一侧甲状旁腺的功能损伤,而稳定的 PTH 水平说明它们的功能被妥善地保护了。因此,在一侧甲状旁腺功能损伤的情况下,对侧的旁腺必须努力去保护,做到 PTH 分泌能力免于受损,从而避免甲状旁腺功能全部损伤和严重的低钙血症。因此,PTH 值 B(切除第一个甲状腺叶后)可用作

长期症状的早期预测指标。如果外科医生在手术期间通过术中甲状旁腺快速检查获得此信息，他可以采取特殊的预防措施来保护对侧甲状旁腺不再受到损伤。并在可能允许的情况下进行不太激进的切除手术（例如"几乎全部"而不是"全部"），操作中格外注意甲状旁腺的识别及其血供的保护。

血钙从术后第一天降到第二天作为长期症状的预测指标

与暂时性和永久性甲旁减患者不同的 PTH 水平类似，这两组患者术后血清钙水平也存在明显差异。在术后暂时性的患者组中，血清钙仅略有下降，并在术后第一天达到最低值。在术后第二天已经记录到略有回升，并且在术后的第三天显著回声。在术后第 14 天的检查中，再次达到初始值。相比之下，永久性症状患者的平均值在术后第一天显著下降，在术后第二天和第三天进一步下降，即使在 14 天后仍未恢复到正常范围内。

术中和术后的 PTH 和钙水平可作为短期或长期甲状旁腺功能减退的预测指标。

PTH 作为术后早期预测因子，如果 PTH 在 B 值处已经显著下降（第一侧切除后），则长期症状的风险增加。如果该值保持稳定，在最坏的情况下，预计只有短暂的过程。手术结束时 PTH 值降低可预测第二天早期发生的低钙血症。钙作为晚期预测因子，如果从术后第一天到第二天血清钙持续下降，这表明症状持续存在，需要患者长期支持治疗。钙的增加表明并发症的快速消退。

2.8.2 可以规定在手术中医生必须发现多少枚甲状旁腺吗？

对自己科室前瞻性研究的分析，提出基于数据的建议——基于指南循证的尝试。

众所周知，由于位置变异，并非所有甲状旁腺在甲状腺切除术过程中都被显露。例如，有些病例尽管经过精心解剖寻找，但并没有发现旁腺。这总是让那些试图保护它的外科医生找不到它，而无从保护它。

在内分泌手术的教科书中，也总是要求至少显露两个甲状旁腺，但没有基于循证医学的数据。

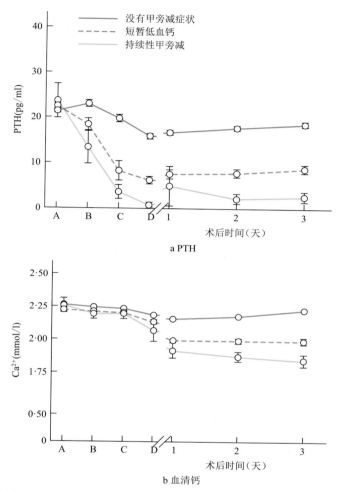

图 3. 检测围手术期平均(s.e.m)a 血清甲状旁腺激素(PTH)和 b 血钙水平。患者根据出院情况进行分组：无长期并发症(n=335)、短暂性低钙血症(n=61)和持续性甲状旁腺功能减退症(n=6)。时间点 A, B, C 和 D 分别对应于皮肤切口前"第一个甲状腺叶切除后 10 分钟、第二个腺叶切除后 10 分钟和手术后 3 小时的测定

图 1.10　术中和术后 PTH 和钙动力学作为并发症的预测因子
（Hermann,《英国外科学杂志》,2008))

因此,我们还对这个问题进行了前瞻性研究,其中所描述的甲状旁腺的数量、位置、血管保留和颜色改变不仅在手术记录中进行了描述,而且还记录在单独的研究报告中(Ott,《欧洲外科学杂志》,2006)。

对甲状旁腺记录进行评估,由参与研究的外科医生在术后立即完成,在148例双侧甲状腺手术中,有4例(2.7%)未发现甲状旁腺。每位可以发现甲状旁腺的患者其甲状旁腺数量可以在图111中看到:在17例(11.5%)患者中观察到1枚旁腺,有37例(25%)中观察到了2枚,3枚($n=43$;29.1%)和4枚($n=47$;31.8%)甲状旁腺最常见。每次手术平均识别确定出2.76枚甲状旁腺。图112列出了所示上皮体的定位和血供保留。

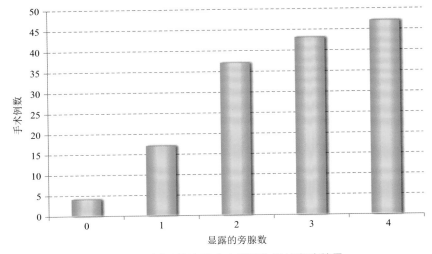

图111 双侧甲状腺手术中描述的甲状旁腺数量

评估了148例涉及甲状旁腺的手术记录,在"近全部"或"全部"甲状腺切除术中平均确定了2.76枚甲状旁腺。在手术记录中描述发现了3枚和4枚甲状旁腺的患者中,术后低钙血症及相关并发症发生率高于被描述发现0枚、1枚和2枚甲状旁腺的患者。

记录的甲状旁腺的定位和血供保护:

21%的旁腺在切除范围外,因此完全没有威胁,32%的旁腺保留在周围组织中,没有明确可见的血管蒂,几乎40%的旁腺有或多或少保留良好血管蒂。在7%的旁腺中,必须保留少量甲状腺被膜残余组织以确保旁腺的血供。自体移植(6.6%)或因肿瘤学原因而移除的旁腺(1.9%)不包括在此列表中。

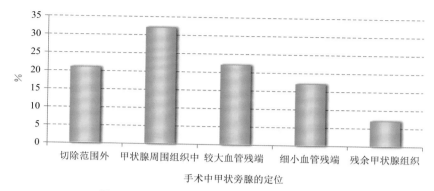

图 112 所描述的甲状旁腺的定位和血管供应

患者的并发症取决于所记录发现甲状旁腺的数量。

如果将原位保留的甲状旁腺的数量与相应的临床表现进行比较,则揭示了最初意想不到的结果(图 113):熟悉甲状旁腺显露的外科医生看到和解剖的上甲状旁腺越多,发生低钙血症典型症状的频率就越高。当检测到一个或两个旁腺时,分别有 13.3% 和 6.3% 的患者表现出麻木等感觉异常,当分别显露三个或四个旁腺时,分别为 25.6% 和 20%。这四名患者,尽管由非常专业的外科医生来解剖,但没有一个甲状旁腺被发现,也没有出现缺钙的相关症状。

术后低钙血症典型症状,与显露甲状旁腺数量有关。

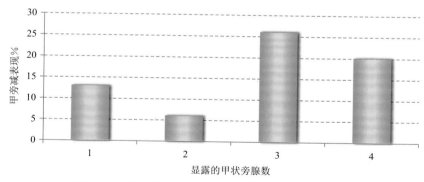

图 113 术后低钙血症典型症状和甲状旁腺数量显示

现有数据表现了一个意想不到的结果:显露的甲状旁腺越多,术后发生的早期低钙血症典型症状就越多。

甲状腺手术中甲状旁腺解剖的结果及探讨：

"需要显露多少甲状旁腺才能安全地避免永久性甲状旁腺功能减退？"这个问题出现在手术技术标准化和制定指南的努力中。Zarnegar（《北美内分泌学与代谢杂志》，2003）需要显露确定至少 1 个旁腺。Pattou（《世界外科学杂志》，1998）从一项对 1 071 名连续患者的前瞻性研究中得出结论，如果至少 3 个甲状旁腺未保存，则永久性甲状旁腺功能减退的风险很高。这一建议与 Gimm 和 Dralle 工作组的多中心研究结果相矛盾（Gimm，内分泌外科学组，2004），该研究显示，在没有甲状旁腺时，永久性甲状旁腺功能减退症的发生率为 1.5%；当发现所有 4 个甲状旁腺时，发生 7% 的并发症发生率，在当检测到 1 个、2 个或 3 个甲状旁腺时，并发症发生率 3.5% 和 4.4%。通过对甲状腺全部切除术的单独观察，如果没有发现甲状旁腺，则并发症发生率为 10.0%，显示 1 个、2 个或 3 个甲状旁腺并发症发生率 10.4%～12.9% 之间，只有所有 4 个甲状旁腺都被解剖出来的显示出更好的结果，为 4.5%。

显然，"显露"并不总是意味着"保护"，"保护"并不总是意味着"显露"。甲状旁腺通常位于远离甲状腺的位置，如果您在手术野中没有看到它们，您如何确保您能妥善地保护它们？是否应该强制要求甲状旁腺的探查和显露，就像对于原发性和继发性甲状旁腺机能亢进的手术那样，是必需的？

在实践中，我们必须说"我们识别了多少枚旁腺"，而不是"我们保护了多少枚"。最重要的是，"我们是如何保护了它们的功能"。在 2004 年维也纳第 23 届内分泌外科学组会议上，对多中心病例收集表明，如果看到 2 枚（n=16 名患者）、3 枚（n=10）或全部 4 枚甲状旁腺（n=7）也可能发生永久性甲状旁腺功能减退症——至少当时外科医生的说法是这样。无论如何，从目前获得的数据中，无法得出在手术过程中确定所需显露甲状旁腺数量的确切建议（Rosato，《世界外科学杂志》，2004）。

即使是对自己数据的初步评估也无法证实显露或识别的甲状旁腺数量与术后低钙并发症发生相关。相反，有一种观察结果是，甲状旁腺被描述得越多，术后症状就越多。（Zahn，《朗根贝克外科学文献》，2004）在初步调查中也证实了这些观察结果。与甲状旁腺有关的外科医生知道下位甲状旁腺解剖位置变异较大,因此即使容易暴露的位置,明显是在喉返神经的前面,通常是被直接连接到甲状腺被膜上,并且没有可命名的血管供应,很容易显露它们。因此,即使进行次全切除手术,甲状旁腺也在计划的切除范围内,并且在没有特殊"保护措施"的情况下被切除。

在另外情况下,即使进行全甲状腺切除术,也没有一个甲状旁腺处于"危险区域"。这时,甲状旁腺显然远离甲状腺,处于相对安全的位置。但出于同样的原因,它们不容易被显露。这解释了没有甲状旁腺显露的平均结果较好。然而,在最坏的情况下,不识别前方的甲状旁腺会导致所有 4 个旁腺的丧失。令人欣慰的是,这种"极端情况"很少出现,但对于遭受罹患的病例来说可能有非常严重的结果。

由此,只能得出前面强调过的建议:

重要的不是看到了多少枚甲状旁腺,而是没有忽视任何一个!

2.9 甲状旁腺功能减退症的疾病负担——病理生理学和长期后果

低钙血症的直接临床表现是神经肌肉改变:针刺样麻木感是术后甲状旁腺功能减退症的首发症状,由短期低钙血症引发,伴有神经肌肉兴奋性引起的。治疗不足或者治疗缺失最终导致手足抽搐,即常见的神经系统过度兴奋疼痛性痉挛,表现为双手和面部肌肉抽搐,典型体征也称为"鲤鱼嘴",尖尖的嘴唇。严重者也可能出现喉痉挛(Gärtner & Haen,《内分泌药理学》,2001;Oberleithner,《生理学》,2001;Herold,《内科学》,2004;Mashur & Neumann,《神经病学》,2005;Heitz & Klöppel,《甲状腺》,2001;Hasse,《甲状旁腺功能减退症》,2000)。在前面提到的手上的肌肉痉挛中,发现手指在其掌指关节弯曲,但在指间关节是伸展的,并伸向敲击拇指。在脚上也可以发现类似的体征,这些脚掌朝上,略微背屈,脚趾强烈弯曲。一个简单的临床试验是"Chvostek'征",轻轻叩击脸颊,刺激该区域的面神经,可以引发嘴角的抽搐。通过在上臂上戴上血压袖带并充气几分钟(平均动脉压),可以诱发手部体征("Trousseau

征")。此外,心电图还可出现 QT 间隙延长,偶尔还有心律失常(Mashur & Neumann,海策与克虏伯尔,哈瑟)。

对于永久性甲状旁腺功能减退症,持续性、治疗不成功的低钙血症对中枢神经系统会产生影响:除了心理和情绪发生变化,如烦躁、抑郁和社会接触之外,癫痫发作也是可能的,既有局灶性的,也可能是全身的(Mrowka,《癫痫性疾病》,2004;Mashur & Neumann)。还可观察到颅内异常钙化,特别是在基底神经节上。如果基底神经节的钙化伴随有心理异常,或出现锥体外系表现(如震颤、震颤、肌肉硬化、运动迟缓和协调功能异常),则会出现"Fahr 综合征"的表现。慢性甲状旁腺功能减退症可以伴发畏光和眼睑痉挛等(Schäfer,《神经科医生》,1998;Mashur & Neumann,2005)。其他长期后果包括心肌病((Suzuki,《临床心脏病学》,1998;Altunbas,《荷尔蒙研究》,2003;Hurley,《急救医学杂志》,2005),牙齿异常,脱发,皮肤和指甲脆弱,甚至偶尔见皮肤念珠菌病(爱尔兰,《内科学文献》,1968;Mashur & Neumann,2005)。也可导致继发性白内障(白内障),特别是慢性缺钙时。不过,当钙水平纠正时,正常的晶状体纤维层会再次形成所谓的层星形成(Sachsenweger,《眼科学》,2003)。此外,在慢性甲状旁腺功能障碍中,会出现好像是骨组织硬化的骨髓密度增加(Chan,《临床内分泌代谢杂志》,2003)。在极少数情况下,它也可以出现伴有视盘水肿的假性脑瘤的临床表现(Mashur & Neumann,2005)。总的来说,这些患者的生活质量会受到严重影响(Röher,《外科医生》,1999;Blind,《德国医学周刊》,2001;Arlt,《欧洲内分泌学杂志》,2002)。

2.10 S.O.P. 甲状旁腺功能减退的愈后和护理

术中 PTH 监测几乎不适用于术中操作常规,因此术后是否发生低钙血症的第一个决定性环节是外科医生确定术中甲状旁腺的解剖位置。因为肿瘤学根治或意外切除的旁腺应该及时从标本中检查出来,术中确定旁腺是否已经被破坏血供,及时进行自体移植可能是规避永久性甲状旁腺功能减退的第一要招。术后及时发现甲状旁腺功能减退就需要病房护理团队协作,患者本人也尤其重要,应被告知可能出现的典型症状,因为他通常无法将典型的针刺样麻木感和手足抽搐认为是手术的直接后果,并出现严重的焦虑症。术后第一天的病理血清钙是拨云见日的数据,然而,症状的发作常常在实验室检查结果出来之前。

对主诉低血钙的治疗,即手足抽搐状态的处理,给予 10% 的葡萄糖酸钙 10 mL 缓慢静脉推注为首选。如果存在低钙血症而没有或仅伴有轻度和“可耐受”症状,则不应进行静脉补钙,除非实验室检测值明显降低并且患者有强烈的主诉症状,或非常确定临床表现在逐渐加重。如果血清钙从术后第 1 天、第 2 天到第 3 天逐渐回升,则仍不需要替代补钙,但 14 天后要进行必要的检查。在术后第 1 天内血钙持续下降或临床症状更明显,则需要补钙治疗(1 000～3 000 mg / d)。比较完善的治疗是,额外补充维生素 D 要看甲状旁腺激素值:在 PTH 严重降低或测不到的情况下,活性维生素 D(骨化三醇,1α-25-二羟基维生素-D3,Ro-卡尔特罗®)应给予 2×0. 25 ug 或 2×0. 5 ug 的剂量补充。“普通、非活性”维生素 D3 (胆钙化醇)在这里无效,因为转化成其活性形式的 1-25 羟基化过程需要 PTH 的存在,而此时是 TPH 缺乏的状态。在(较低)正常 PTH 水平下,可以开具市售普通维生素 D。14 天后,观察血清钙、PTH 和临床症状决定下一步的诊疗。

如果患者血钙水平低于正常,短期治疗目标是刺激剩余或移植的甲状旁腺组织的 PTH 分泌,长期目标必须避免高钙通过肾脏排泄,增加肾脏功能损伤的风险。在肾结石病史的情况下,应考虑使用噻嗪类利尿剂。

在血清钙恢复正常或症状消失之前,这些患者必须接受持续的实验室检查、适当的治疗调整和密切的医疗观察。除了已经提到的长期检测不到的低钙血症的持续后果外,还可能发生不受控制的过量维生素 D3 摄入与严重高钙血症的维生素 D 中毒的风险,如 Blind 所描述的(《德国医学周刊》,2001)。重要的是要知道胆钙化醇(维生素 D3——普通制剂)和二氢速甾醇(AT 10®)的作用持续时间为数周,因此比骨化三醇具有更高的中毒风险,后者的半衰期为几天。如有疑问,应考虑测定维生素-D 的血液水平。为避免高磷血症,建议使用低磷饮食。如有必要,还需使用磷酸盐结合剂。补充镁制剂纠正低镁血症以使血镁维持在合适的水平。总而言之,这些患者的离子调整是困难的,因为即使在最佳的检测调整下,钙 / 磷酸盐代谢也无法完全维持正常(Arlt,《欧洲内分泌学杂志》,2002）。

因此,未来的希望在于提高甲状旁腺激素替代的治疗方法。一种实用的 PTH 替代形式,例如已经可用的重组人 PTH（1-34）,特立帕肽,用于治疗骨质疏松症（Dobnig,《内分泌学》,1997）,已被证明对术后甲状旁腺功能减退症患者的血清钙有积极作用（Winer,《临床内分泌代谢杂志》,2003）。另一个观点是微小甲状旁腺组织块的同种异体移植（Sollinger,《移植杂志》,1983；Hasse,《世界外科学杂志》,1994；Timm,《显微外科》,2003；Timm,《朗根贝克外科学文献》,2004；Schilling,《朗根贝克外科学文献》,2004；Moskalenko,《国际移植杂志》,2007）,这一方法只是在一期临床研究中取得短期疗效的手术（Ulrich,《朗根贝克外科学文献》,2004）。

伊丽莎白女王医院对术后甲状旁腺功能减退症患者的持续随访项目清楚地表明,这些患者的管理比常规预期的要复杂得多。因此,由专业人员进行随访管理是必需的。尽管医院面临门诊服务延伸带来的巨大经济压力,但这种手术并发症的治疗应与原致病医院保持联系,以便能够记录完整的术后康复过程:作为质量控制和不断调整检查结果的先决条件。在院外专科诊所或家庭医生的随访管理数据必须保证完整返回诊所。

协作诊疗小组的建立可以被视为缺乏医疗护理资源的反映,也被认为能促进临床路径的标准化和概念的形成,是对甲状腺手术后甲状旁腺功能减退患者的信息、沟通和治疗网络的结构化。

3. 术后出血的质量控制

退休的德国名誉教授 H. D. Röher 于 1999 年发表在科学杂志《外科医生》上的一篇文章中,明确地回忆起甲状腺肿手术后出血的潜在危及生命的风险。

"术后出血的风险需要充分高度重视,这在今天很少发生,但可以随时导致急性窒息,在最坏的情况下,即有致命的结果。它需要立即快速行动,伤口拆开和止血"。

即使在今天,这个话题也具有不减的现实性:Godballe 最近发表的文章(《欧洲耳鼻喉科学文献》,2009)中引用了以下文字:"由于颈部出血是一种可能危及生命的并发症,我们发现必须把确切频率具体化并确定这种并发症的可能原因……"

甲状腺手术后出血是该手术中唯一可能危及生命的典型手术并发症,并且在特别不利的条件下,可能导致长期缺氧甚至死亡。在动脉出血的情况下,血液在高压下进入狭窄的颈部各间隙,如果引流起不到相应的引流功能,则会导致快速压迫,有颈部肿胀和窒息的风险。通过跨学科和跨专业合作进行快速和综合的处理,这种复杂情况不会产生长期后果。然而,急性术后出血伴紧急再手术的发生有时被患者视为不可理解的事件。甲状腺术后出血——与扁桃体切除术后可怕的晚期出血相反——主要发生在最早 24 小时内。

甲状腺手术后出血包含范围广泛,从仅仅有美容影响的皮下淤血,到危及生命的动脉大出血都在这个范畴。手术创面的急性出血导致颈部软组织压力迅速增加,持续呼吸困难,需要快速气管插管。在观察条件好的情况下,对于那些间歇性出血、颈部周长增加缓慢,或只有轻微症状可以保守观察。另一方面,非手术治疗可能导致喉部和气管黏膜水肿,吸气喘鸣增加,从而使气管插管特别困难或不可能(Röher,《外科医生》,1999;Schulte,《外科医生》,1999)。

需要现场拆开刀口解压,在个别情况下,还可能需要紧急气管切开术(Agarwal,《印度医学会杂志》,1997;Benumof,《新加坡医学院年鉴》,1994;Helm,《最佳临床麻醉方法》,2005;Heidegger,《最佳临床麻醉方法》,2005;Russell,《麻醉学》,2005)。室息程度增加,持续缺氧引起的神经系统功能损伤或者造成植物人状态是有可能的。也可能造成立即或延迟死亡,尽管这些在专业文献中几乎没有人提及。尽管甲状腺手术后出血极具有威胁性,但很少有关于严重致死病例的学术论文。然而,医疗事故鉴定专家、医学协会和法院的调解机构都曾见识过这些并发症的严重后果。这要求我们术后密切观察尽早发现出血并迅速决定是否手术。在个别情况下,从"急救人员"到外科医生和麻醉师的团队都要采取紧急行动以处理紧急情况。所以,总体而言,只有早期诊断和即刻手术探查止血才能将风险降至最低,并完全避免严重并发症相关死亡的风险。

3.1　收集质量指标的前提和有关潜在威胁性并发症的特殊问题

我们回顾分析 30 年观察期内所有甲状腺手术后出血的病例,从中有些新发现,有助于降低并发症和再手术的风险,并通过术后监测的标准化流程进行专业的风险管理。跨学科流程(图 115)给出了 S.O.P. 潜在术后出血病例的指导程序("标准操作程序"),即使术后出血的并发症不可避免,也能在最大程度上确保患者安全。

> 由于术后出血的风险是缩短术后住院时间的限制性因素,因此要特别注意出血最初迹象的出现时间。具体问题是:甲状腺手术的住院观察时间有多长,换句话说:术后住院时间可以安全缩短到什么程度? 患者出院的速度有多快? 这对卫生经济学和平均住院日有着重要意义。

"术后出血"质量指标的记录

把"术后出血"作为并发症的记录,应建立严格的标准:任何在皮肤切口缝合后发生的需要再手术的出血都被归于此范畴,记录和麻醉记录,并记录在 CHIDOS / CHIRDOK 文件系统中。切除的范围和出血也记录在该系统中,皮肤切开和皮肤缝合的时间在手术及麻醉记录中注明。

对术后监护观察方案(恢复室,病房)的审查使得精确记录术后出血开始的时间和类型成为可能。目标是记录手术并发症,晚期肿瘤疾病姑息治疗过程中和较长时间延搁后肿瘤引起的出血不包括在这里,因为它们是由于基本疾病引起,与手术操作质量无关。

数据收集的具体问题和目标

(1)总疾病中术后出血的发生率和性别特异性差异——结果质量;

(2)风险评估和出血原因分析;

（3）内部和外部质量保证；

（4）国际数据比较作为评价标准的基础；

（5）重症患者跨学科手术麻醉管理；

（6）患者安全：术后住院时间可以安全缩短多少？从术后哪个时间点开始，术后出血风险才能确定安全？关键词：日间门诊，"日间手术"，卫生经济学；

（7）为医生和护理人员在甲状腺手术后监护患者方面制定新标准（S. O. P. ）。

3.2　术后出血和性别特异性的事故

在 1979 年至 2008 年的 30 142 名患者中，有 519 例术后出血需要再手术，相当于 1.7％的比率（Promberger，2010 年提交发表）。按性别细分表明，男性术后出血的发生率明显高于女性。

科学文献几乎没有提到并发症发生率的性别差异。我们工作组中有症状的女性甲状腺术后出血患者发生率已经单独进行了描述。因此，显然也要以性别特定的方式分析术后出血发生率：在我们的健康保险中，男性的风险明显更高，这一结论被 Godballe 记录在他的质量记录中（《欧洲耳鼻喉科学文献》，2009）。事实上，在外科医生中，人们认为这是一种体会，就是男性由于颈部解剖结构有时更难进行手术，并且常常仅在疾病的晚期阶段才被诊断出来。

3.3　结果质量——术后出血：部门内部标准（内部质量保证）

乍一看，质量指标"术后出血"在结果质量方面存在明显个体差异，发生率在 0.4％～2.8％之间，已经提到了我们科的平均值为 1.7％。图 114 中的分布显示，两名外科医生的并发症发生率明显较低，另外两名外科医生的并发症发生率明显高于部门平均水平。所有 4 名外科医生都不再就职于我们科，其中 3 名因退休而离岗。有趣的是，这 4 人都采用了类似的手术技术，但仍然有不同的结果。原因分析不再可能追溯，目前对提高质量的措施没有影响。目前在该部门任职的外科医生的术后出血发生率在 1.3％～2.1％之间，基本是一个比较适中的结果。然而,个体质量结果的差异在并发症讨论会上以匿名形式(按照字母排序随机抽样)呈现,每个外科医生都能够见到自己的数据,而不是他的同事的数据,并将其与科室的数据进行比较。第一次手术和再次手术的手术记录被提交给第一位外科医生,以便他能够对"他的"术后出血部位进行根本原因分析。这很重要,因为由于时间和轮班原因,第一位外科医生通常无法进行再手术,因此并不总是给出自己的质量控制的可能性。每个外科医生都能够从中得出结论,并对这些手术阶段给予特别的关注。事实证明,在回顾性二次手术的手术记录时,这是因为出血的风险无论是发生在甲状腺上动脉、下动脉区域、颈阔肌静脉,亦或其他来源。由此,每个人都能从中吸取教训,为自己制定规避策略。

下一章在外部质量控制的意义上将自己的数据与科学文献进行比较。

外科医生的个人表现与科室平均水平的比较:

基于所有手术患者的比率(占 1979—2008 年患者总数的百分比)($n = 30\ 142$)

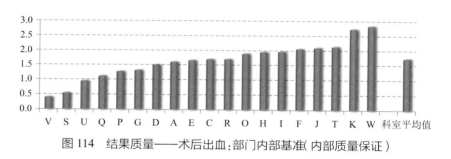

图 114　结果质量——术后出血:部门内部基准(内部质量保证)

分布显示,科室分别一次抽出 2 名外科医生,外科医生 V 和 S 发生率明显很低,而 K 和 W 则明显高于平均水平。有 4 名外科医生都已不在我科上班,其中 3 名已经退休。所有 4 名外科医生都实施了类似的手术技术(多数是次全切除术),但他们的结果仍然不同。目前在该科室工作的外科医生的术后出血率在 $1.3\%\sim2.1\%$ 之间,结果大致相同。然而,个体结果质量的差异在讨论会上以匿名形式呈现,每个外科医生都能够见到自己的数据,而不是他的同事的数据,并将其与科室数据进行比较。研究了第一次手术和出血后再手术的手术记录,收集和分析术后常见出血部位,制定了规避策略。

3.4　结果质量——术后出血:国际标准(外部质量保证)

国际文献中指出需要再手术的甲状腺手术后出血发生率在 0～6.5% 之间,我们科室数据为 1.7%。

与国际出版物的数据比较要有限制才能进行,因为各地区采用了不同的筛选程序和质控指标。因此要注意,并发症发生率特别低的出版物可能是选定了特定病历进行报道。并发症数据往往排除了诸如复发、癌症和扩大切除等特别复杂的手术病例。此外,未出手术室就发生的出血再手术通常不被记录为并发症。

鉴于伊丽莎白女王医院对出血病例筛选采用严格的标准(带有气管插管的患者算作术后出血,如果可疑有血肿,就进行再手术,特别复杂的患者不入选),术后出血的发生率与国际报道的平均出血率差不多,为 1.7%。不可否认,也是让我们深入思考的是,确实存在发生率非常低的中心。因此,了解其他中心的考察标准告诉我们,有必要加强对这种并发症的根本原因分析,以便制定如上所述的规避策略并进一步降低术后出血率。

另一方面,Godballe 的最新研究(“丹麦手术治疗患者的全国性研究……”,《欧洲耳鼻喉科学文献》,2009)显示甲状腺切除术后平均出血发生率为 4.2%,没有一家被评估的丹麦医院可以低于 2% 的发生率,范围在 1.9%～14.3% 之间,这是一份来自实践的真实报告,并由外部审计控制,这应该是接近现实的结果。Bergenfelz 的多中心研究记录了 2004—2006 年斯堪的纳维亚半岛所有医院的并发症发生率,发生平均术后出血率为 2.1%。

这再次表明,在外部统计的质量登记册中收集的实际数据与许多科学文献中呈现的情况不同。例如,仅靠文献和研究报告可能无法真实地衡量全国的质量控制。

表 14　结果质量、甲状腺手术后的术后出血、国际基准、外部质量保证：伊丽莎白女王
医院外科与国际公布数据相比的表现

作者,期刊	年份	患者群体	全部 n	术后出血（例）	术后出血（%）
Ozbas,《内分泌病理学》	2005	部分	750	0	0,0%
Efremidou,《加拿大外科杂志》	2009	部分	932	2	0,2%
Burkey,《外科》	2001	所有	13.817	42	0,3%
Lacoste,《耳鼻喉科学年鉴》	1993	所有	3.008	11	0,4%
Ozlem,《朗根贝克外科学文献》	2006	部分	1.066	5	0,5%
Materazzi,《欧洲外科杂志》	2007	部分	1.571	10	0,6%
Hurtado-López,《医学科学杂志》	2002	所有	1.131	9	0,79%
Bergamaschi,《美国外科学杂志》	1998	所有	1.163	10	0,9%
Lee,《临床耳鼻咽喉科》	2009	所有	1.040	10	0,96%
Leyre,《朗根贝克外科学文献》	2008	所有	6.830	70	1,03%
Shaha,《肿瘤外科》	1994	所有	600	7	1,2%
Rosato,《世界外科学杂志》	2004	所有	14.939	179	1,2%
Reeve, Thompson,《世界外科学杂志》	2000	所有	10.201	124	1,2%
Röher,《外科医生》	1999	所有	5.961	72	1,2%
Bellantone,《世界外科学杂志》	2002	部分	526	8	1,5%
伊丽莎白女王医院 1979 — 2008	2010	所有	30.142	519	1,7%
Bron,《英国外科学杂志》	2004	部分	834	15	1,8%
Karabeyoglu,《内分泌调节》	2009	部分	500	8	1,8%
Tübergen,《中央手术学》	2001	部分	100	2	2,0%
Flynn,《美国外科学杂志》	1994	所有	91	2	2,0%
Bergenfelz,《朗根贝克外科学文献》	2008	所有	3.660	76	2,1%
Agarwal,《印度医学会杂志》	1997	部分	396	10	2,5%
Böttger,《中央手术学》	1997	部分	73	2	2,7%
Möbius,《德国医学周刊》	1998	所有	99	3	3,0%
Godballe,《欧洲耳鼻喉科学文献》	2009	所有	5.422	230	4,2%
Schwarz, 柏林德国外科学会大会	2006	部分	108	6	5,6%
Barakate,《澳大利亚与新西兰外科杂志》	2002	部分	119	7	5,9%
Chiang,《高雄医学院杂志》	2006	部分	107	7	6,5%

文献中的术后出血率范围为 0～6.5%；因为在出版物中采用了不同的统计方法和质量指标，比较只能在有限的程度上进行。通常会选择一些病例纳入统计，通常排除复发、癌症和扩大切除术等高风险手术病例。

3.5　未来的质量目标

1. 降低并发症发生率

目的是将术后出血率降低至 1.5%。目前，持续改进过程正被监测，但规定的监测期包括已经给出的 2010 年，因此今天尚无法评估这一目标是否会实现。

2. 通过分析高风险手术步骤来优化手术过程质量来规避的策略

根据手术记录回顾性地分析了常见出血部位，并在以下章节中介绍。一方面是根据需求调整外科手术策略；另一方面是需要大量参与者，这样可以看出导致风险原因的差异化。目前正在进行永久性质量监测，通过个人的"质量改进"进一步提高结果的质量。

3. 根据创建的 S.O.P.（标准操作程序）术后出血处理的过程质量监测

将术后监测和跨学科、跨专业的术后出血管理进行标准化。创建了一个特殊的处理流程（算法参见下一章），该处理流程规定了处理急性出血病例的一个切实可行的程序。

3.6　对持续改进质量的科学分析

3.6.1　基于甲状腺疾病诊断的术后出血发生率

首先是调查甲状腺疾病的具体诊断对术后出血率的影响程度。在具有多次诊断的患者中，已进行了以下分类：区分最初诊断和术后诊断。无论诊断顺序如何如何，甲状腺癌都优先考虑。将复发病例中的恶性肿瘤与良性疾病合并一起，以"复发"病例组来评估术后出血的发生率。复发手术的术后出血率最高，为 2.2%。其次是甲状腺癌的手术，为 2.0%。如果把良性疾病的首次手术再分病种亚组，引人注目的是 Graves 病,它是甲亢最严重疾病形式,大家都知道其血液供应非常丰富,出血的风险非常高,而其术后出血发生率反而最低,为 1.5%。高功能腺瘤患者术后出血发生率为 1.8%,甲状腺功能正常的甲状腺肿为 1.6%。下面将进一步讨论这一现象:

Graves 病——术后出血的危险因素?

Graves 病是一种自身免疫性疾病,存在最严重的甲状腺功能亢进症,腺体的血液供应非常丰富,腺体组织还特别脆,任何外科医生都深知其术中出血的风险非常高。因此结论很明显,这也不可避免地推知术后出血的风险必然增高。然而事实上,与其他良性甲状腺功能正常的疾病和高功能腺瘤相比,包括恶性甲状腺肿瘤和复发性手术,Graves 病的术后出血风险是最低的,为 1.5%。但这一结果在统计学上并不显著。考虑到严重的甲亢总是需要切除双甲状腺叶,这种统计上非常低的术后出血发生率令人惊讶。相比之下,经过证实:单灶高功能腺瘤的手术,多是采用单侧甲状腺叶切除。这一结果引发了更深入的研究,这是与单侧腺叶有关的("叶风险")评估的表现。

假设如下所述,术后出血的来源几乎 90% 位于甲状腺被膜内,术后出血的主要风险在于切除甲状腺叶的甲状腺床。最重要的是甲状腺上动脉和下动脉的众多分支,被认为是出血的来源。因此,关注每个甲状腺叶手术的风险是有意义的,类似于二次手术的"风险神经"的关注。为了更好地比较结果,仅将良性甲状腺疾病的首次手术纳入此"叶风险"的统计分析。结果显示,Graves 病术后出血的风险最低,每侧叶手术后出血率为 0.76%,其次是甲状腺功能正常结节,为 0.9%。高功能腺瘤单侧手术后出血风险为 1.0%,具有最高的特殊出血风险。

Graves 病术后出血的风险在文献中是有争议的:Agarwal(《印度医学会杂志》,1997)给出了术后出血率最高,为 6.6%;Röher 也认为 Graves 病具有术后出血的高风险;而 Lennquist(《外科》,1985)和 Bergamaschi(《美国外科学杂志》,1998)在甲状腺功能亢进症中没有发现出血并发症增加。

良性和恶性甲状腺肿的复发再手术在我们的病历中代表了一个高风险群组。这与 Burkey(《外科》,2001)的结果恰恰相反,他在复发再手术病例中没有报道高的出血发生率。而 Menegaux(《外科》,1999)描述了复发再手术的出血风险较高。Schwartz 和 Goretzki 在 2006 年的国内文献荟萃也显示,在复发再手术后出血的发生率很高(5.5%),108 例复发再手术中有 6 例术后发生出血。

甲状腺癌的外科手术因为扩大了手术范围,进行了中央淋巴结清扫和颈侧淋巴结清扫,与良性甲状腺肿的手术相比,导致我们患者的术后出血率显著增加。但是 Van Heerden(《外科》,1987)、Khadra(《澳大利亚与新西兰外科杂志》,1992)和 Burkey(《外科》,2001)发现与良性甲状腺肿相比,恶性肿瘤的再手术率没有增加。

在我们的病例中,因为对甲状腺癌的彻底手术,二次手术的出血发生率非常低(0.3%),这可能是因为在第一次手术中已经把潜在的出血源进行了处理。

3.6.2　确定出血部位和患处

在矫正手术过程中,并不总是能够明确出血部位。此外,从前期的手术记录中也无法获得有价值的信息("进行止血")。

从描述中可以得知,出血源中几乎有 2/3 是动脉,略低于 1/3 的来源于静脉。Burkey(《外科》,2001)能够在 42 例矫正手术中的 32 例找到出血源,其中 11 例是动脉,8 例是静脉,8 例来自于残余的甲状腺组织,5 例来自周围组织,这和我们的经验基本相符。Agarwal(《印度医学会杂志》,1997)在矫正手术期间只能在 3/10 的病例中发现活动性出血源。Shaha(《外科》,1994)报告了 8 例矫正术,都未能确定存在单一的出血源,所以在这种情况下都无法选择性针对性精准止血。

3.6.3　修复术后出血是喉返神经瘫痪的危险因素

在甲状腺手术中,选择性地结扎和缝扎大量血管分支,能从根本上对首次手术进行细致止血,因为这里接近喉返神经,可以安全地保护其神经的完整性。然而,如果是术后出血的情况下,处理喉返神经附近的甲状腺下动脉的分支会对喉返神经构成很大威胁。由于手术野中有血,解剖结构看不清,在出血探查止血过程中重新发现和游离喉返神经非常困难。特别是外科医生不是前期参加首次手术者,就不了解该病例的喉返神经走行。

所以，很显然矫正止血手术会导致喉返神经功能损伤，而喉返神经在第一次手术的时候是没有问题的。由于这两次手术是在一个时间进行的，还无法进行耳鼻喉科的鉴定区分，根本分不清是首次手术引起，还是再手术止血时引起的。如果选定的良性疾病首次手术患者群组体，术后出血再手术止血的患者组喉返神经暂时损伤发生概率明显高于没有出血的患者组。就永久性喉返神经瘫痪来看，没有发现差异。

在科学文献中几乎找不到任何数据。Burkey（《外科》，2001）也描述了出血再手术止血并发症的发生率较高，但没有发现有统计学意义。很明显，术后出血导致喉返神经功能受损的风险增加，这是由于在探查止血过程中即刻的手术操作引起，血肿压迫造成周围组织损伤等因素引起。在任何情况下，如果可能的话，血管结扎应始终在喉返神经能够直视下进行。如果有疑问，De Quervain点处甲状腺下动脉的结扎应该远离开气管食管沟进行根部结扎。一旦喉返神经能够显露，就要分出血管分支，逐一选择性精确结扎。

3.7　术后出血的风险是影响甲状腺手术平均住院日的重要因素

3.7.1　质量控制和风险管理

质量保证与风险管理密切相关。甲状腺手术术后出血的例子表明，我们需要基于证据的结果质量来确保患者安全。如开头所述，急性术后出血可能危及生命需要尽快干预。基于这种情况，只有在排除术后出血风险后，患者才能相对安全从病房出院。因此，有一个该并发症发生时间的确切数据，才能确定患者安全且尽可能早地出院。具体而言：术后出血在哪个时间点开始？到什么时间点就可以排除？我们知道，扁桃体切除术后出血可以发生在术后长达10天以后，偶尔也会有致命的后果。

从患者的安全考虑，在过去30年内发生术后出血的519名患者是要进行专门深入分析的。出血发生最初表现的类型和发生时间，以及手术探查和止血的内容都要进行详细分析与评估。目的是在确保患者安全的情况下尽量缩短术后住院时间，并给出尽早出院的时间指导。

3.7.2 术后出血的症状和鉴别

我们详细记录了 519 名患者中的 417 名最初症状的类型和时间点，该数据据用于进一步评估分析。在近 2/3 的情况下，术后出血的第一个信号是我们常规使用的颈部引流出现了新鲜血。与其他甲状腺手术中心不同（Burkey，《外科》，2001：42 名患者中有 6 名；Shaha，《肿瘤外科》，1994：8 名患者中的 0 名）我们医院的护理人员和值班医生特别关注引流量的增加，从而发现术后出血的情况。根据我们的经验，这是一个最重要的早期观察、监测信号。第二个最常见的特征是 1/3 患者的颈围增加。

较少见的情况是，出血并发症是由患者主诉颈部辅料紧告知我们的。呼吸困难和吞咽困难很少是术后出血的第一个迹象，但在后期阶段，由于血肿增大的机械压迫和软组织肿胀，引起了颈部的紧迫感，这是有严重威胁和迫切需要采取果断措施的信号。Burkey 指出，50% 的患者主诉呼吸困难，在 42 例患者中，有 11 例诉局部压迫和疼痛是首发症状。但是，用于观察出血放置的颈部引流管却引出很少的引流量，这就是为什么在本书中引流量不能作为独立观察指标，引流也不能有效缓解手术残腔的压力，不能仅以此为评估手段的原因。许多研究证明，负压引流不能阻止必要的手术探查止血。Sanabria（《肿瘤外科学杂志》，2007）在荟萃分析中描述了术后出血的发生率，在针对血清渗出放置引流和不放置引流的患者之间没有统计学差异。有报道称，放置引流的患者的住院时间要长得多，这个观点我们无法理解。无论如何，我们的建议仍然是遵循我们的外科常规，但也绝不是强制性的，是否使用负压引流，由我们的外科医生自己决定。

3.7.3 首次手术后出血的时间窗、检查诊断、手术探查

从第一次手术结束到术后出血的第一个表现的时间跨度

在超过 40% 的病例中，在第一次手术后的第 1 个小时内察觉到最初出血迹象。这里还包括在拔管前和麻醉苏醒时发生的术后出血。所有的术后出血 80.6%（累积）发生在前 6 小时内，97.6% 发生在术后 24 小时内。有 10 例出血病例直到首次手术后超过 24 小时才发生。这些患者的确切特征如表 15 所示。首次手术结束到需要手术探查术后出血

的第一个临床表现之间最长时间间隔为 33 小时。这 10 名患者中有 7 名表现为潜在的出血风险(深层的甲状腺被膜的动脉出血)。值得注意的是,在两例患者出血发生在拔出负压引流后立即发生,一例是由于皮下静脉破裂,另一例是喉返神经入喉附近的甲状腺下动脉分支出血。所有 10 名患者均接受了双侧甲状腺手术,即全甲状腺切除术、近全切或次全甲状腺切除术。诊断结果为:5 例原发性甲亢、1 例 Graves 病和 4 例结节性甲状腺肿。

从首次手术结束到探查止血的时间跨度:

32.1% 的患者在术后 1 小时内立即进行探查,共有 71.5% 的患者在术后前 6 小时内进行。在 6.0% 的患者中,超过 24 小时后发生出血再手术探查。

所有 10 名患者出血直到 24 小时或之后才表现出来,该组患者均是双侧甲状腺手术。最长达到术后 33 小时。这 10 名患者中有 7 名表现出潜在的出血风险(深层甲状腺被膜动脉出血)。在两例病例患者拔出负压引流后立即出血。甲状腺术后患者住院观察应至少要 33 小时,此时出院就不需要特别的观察护理。

3.7.4 术后出血并发症可能危及生命

紧急气管切开术和间歇性出血的风险:

对 1.7% 的需要探查止血的甲状腺术后出血的患者(占所有甲状腺手术患者的 0.03%),由于插管失败,急症气管切开术是必要的。因为尽管伤口开放和血肿清除,这些患者仍无法有足够的气道通气。在 8 例患者中,伤口残腔出血和严重的黏膜水肿阻止了对喉平面的观察,从而导致了气管插管失败(困难气道)。有 1 名患者由于首次手术前就了解到是短下颌,已经知道插管困难,也是行急症气管切开的原因。

这些急症气管切开的病例,适应证是由麻醉师和外科医生联合决定的,并且以具有威胁性的血氧饱和度下降作为一个重要指标。插管不成功的问题尤其出现在 30 年研究期的早期,那时候没有可替代的可视插管设备。

在另一位插管失败的患者中,采用了面罩通气进行必需的出血探查止血手术,在切口打开后,奇迹般地获得了足够的气道通气量。该患者

表 15　10 例出血延迟发作（超过 24 小时）的患者

编号	性别	年龄	出现首发表现的时间	第一次手术和修正之间的时间	首次手术指征	手术方法	首发表现	术后出血类型	现存的威胁性	确定出血位置和患处	诱因
1	w	39	24:00	33:25	原发甲亢	双侧甲状腺大部切除	伤口出血	静脉	没有	皮下	拔除负压引流
2	w	64	24:20	40:35	原发性甲亢	甲状腺切除	颈部伤口出血	动脉	有	无明确定位	
3	m	52	24:50	26:00	原发甲亢	甲状腺近全切除+大部切除	颈部肿胀	动脉	有	返神经入喉处	
4	w	42	25:00	25:25	结节性甲状腺肿	双侧大部切除	颈部肿胀	静脉	有	右侧上静脉	
5	w	51	26:10	38:05	原发性甲亢	甲状腺切除	引流出血	动脉	有	甲状腺下动脉	
6	w	40	26:50	35:55	结节性甲状腺肿	双侧近全切除	引流切口处流血	动脉	否	皮下动脉（胸锁乳突肌处）	
7	m	73	27:15	39:35	结节性甲状腺微小肿/复发性微小乳头状癌	甲状腺大部切除	引流出血	动脉	有	甲状腺下动脉	拔除负压引流
8	m	34	28:15	28:35	结节性甲状腺肿	双侧大部切除	引流出血	不确定	有	无明确定位	
9	w	72	30:20	33:10	原发性甲亢	双侧近全切除	颈部肿胀	动脉	有	合并单元格	
10	w	31	33:10	38:05	巴塞多斯症/微小乳头状癌	甲状腺切除+淋巴结清扫	伤口血肿	动脉	有	甲状腺下动脉	

在首次手术插管过程中已经存在插管困难,所以很明显属于困难气道。原则上,二次手术止血也可以在不插管的情况下进行,但这需要使用常规面罩通气或喉罩通气维持足够的供氧。

如果比较分析插管成功患者组和急症气管切开患者组的首次手术后,到发现出血再手术探查之间的时间间隔,很明显气管切开组是插管成功组的两倍以上,分别是大约 4 个小时和 9 个小时。 另外,首次手术和探查止血完成之间的时间间隔,大约分别是 7 小时和 14 小时。根据我们的分析,插管失败的原因是由于慢性出血造成的喉黏膜和喉头广泛肿胀。因此最初决定进行密切观察的保守措施,这就延迟了手术探查止血的决定,造成两组在时间延搁上具有明显统计学差异。

心脏功能衰竭

在出血后处理过程中发生的缺氧或需要纠正的心脏功能衰竭是 3 名最严重并发症的患者。结果,在我们评估期的前 10 年中接受手术的两名患者发生了急性心肌缺血,这导致并发症发生后 3 到 5 个小时死亡。第三位患者因气道受压梗阻,连续插管失败,在发生术后出血后急症进行气管切开术,继发心搏骤停,最初复苏成功,但需要呼吸机维持,两天后患者死于心脏功能衰竭。

就总的患者样本来说,甲状腺手术后的死亡率为 0.01%(3/30,142)。

> 警示:
> 无症状的皮下淤血,没有明显增加的颈围最初可以在密切观察下保守治疗。在出现血肿伴颈部周长增加的情况下应特别注意,因为引发的组织水肿会造成呼吸道梗阻、插管困难和难以纠正的低氧血症。必须明确诊断出有立即手术探查指征的急性动脉出血,这就要求立即采取急症手术探查止血。

3.7.5 国际数据不允许诊所开展日间甲状腺手术

在备受青睐的日间诊所操作(英美的说法是"门诊手术"或"日间手术")的时代,甚至是一意孤行的雄心勃勃的日间诊所甲状腺手术提案(Inabnet,,《甲状腺》,2008；Lo Gerfo,《头颈外科学》,1991；Steckler,《美国外科学杂志》,1996；Mowschenson,《外科》,1995)都面临一个重要的问题是确定在首次手术完成后术后出血发生的情况。超过 40％的术后出血发生在首次手术完成后的 1 个小时内,这个数字似乎很高,但这也包括皮肤缝合结束立即发生的出血,患者仍然在手术台上。超过 80％的术后出血(累积)发生在前 6 小时内,超过 97％发生在前 24 小时内。不过,仍有 2.4％的术后出血直到术后 24 小时才出现临床表现。

Burkey(《外科》,2001)报告说,有 19％的患者(8/42)术后出血的最初表现迹象直到 24 小时后才出现。在一项关于术后麻醉病程的前瞻性研究中,Sonner(《临床麻醉学杂志》,1997)描述,54％的患者在甲状腺和甲状旁腺手术后超过 24 小时主诉恶心和呕吐,并且在此期间术后出血的风险增加。Marohn(《外科》,1995)和 Mc Henry(《外科学年鉴》,1997)也提到 24 小时后还可能需要进行手术探查。Clark(《外科学年鉴》,1982)批评日间甲状腺手术是 "不必要和危险的",并指出甲状腺切除术后 75％的术后出血可能发生在前 6 个小时内,但 25％的患者在首次手术后 24 小时或更长时间内发生。使用 Foster(《妇产科学》,1978)的延伸数据得出结论,50％的患者无法在 24 小时内探查纠正的并发症将严重威胁生命。他由此得出结论,每 10 万例日间甲状腺手术,将有 94 例发生术后死亡。来自 Dralle(《外科医生》,2004)的数据也表明,术后出血(20％)发生在首次手术 24 小时之后,这就是为什么他拒绝日间诊所和日间手术来用于甲状腺和甲状旁腺。

最近的两项研究与我们的数据一致,并警告不要进行日间甲状腺手术:Godballe(《欧洲耳鼻喉科学文献》,2009)在其来自丹麦的综合国家质量登记中描述了 24 小时后发生 3％的术后出血,并认为日间手术是不安全的。Leyre(《朗根贝克外科学文献》,2008)报告说,10％的术后出血发生在 24 小时后,并且也反对甲状腺日间手术。

为了强调这些结果的重要性,以下列出了出版物的原始引文:

Christian Godballe 基于丹麦质量登记处的 5 490 名患者:

《欧洲耳鼻喉科学文献》(2009) 266：1945—1952

甲状腺切除术后出血:一项针对丹麦耳鼻喉头颈外科治疗患者的全

国性研究。

> "全国甲状腺切除术后出血率为4.2%,其中97%发生在前24小时内,我们鼓励目前将所有患者住院过夜观察的做法继续下去。早先建议的门诊甲状腺手术要格外小心,在我们的环境中也不安全。"

Pierre Leyre 关于一个中心的6 830名患者:
《朗根贝克外科学文献》(2008)393:733-737
甲状腺切除术后压迫性血肿的风险是否允许实施日间手术?

> 门诊甲状腺手术受到越来越多的外科医生的提倡,如斯特克勒和罗杰夫,他们得出结论,门诊甲状腺手术是安全的,且具有很好的成本效益。
> 但这些研究报道了样本量不到100名的患者,在我们看来还远远不够。
> 我们的研究结果表明,门诊甲状腺切除术对大样本量患者可能是危险的。需要急症手术探查的甲状腺术后血肿的威胁超出了常规的门诊观察期。本研究中一半的需要处理的血肿出现在手术最初的6小时以后,10%的实际上出现在24小时以后。
> 根据这些数据,作者不建议进行为期1天的甲状腺切除术手术,并认为在制定门诊实践指南之前应着重考虑这种风险。

甲状腺患者在伊丽莎白女王医院外科的标准化住院时间:

在查看单位自己的数据和国际文献的报告时,从风险评估和患者安全的角度来看,术后住院时间设定为48小时。这样做的先决条件是简单的诊断和普通的术后病程。在个别情况下(例如单侧的、不影响功能的切除术),可以在术后的第一天出院。为了使住院时间尽可能缩短,只要给出了组织病理学诊断,患者就能在手术当天住院。

3.8　规避策略的建议——术后出血

术后出血是任何外科手术后都可能发生的并发症,但被认为是甲状腺手术的典型并发症。因此,完全避免是不可能的。然而,越来越精细的解剖和选择性结扎血管的技术应该会提高结果的质量。对于甲状腺手术,这可以通过喉返神经的解剖和对甲状旁腺的特别有意识的保护来清楚地证明。

提示 1:

术后出血的潜在威胁最常见的来源是甲状腺上动脉和甲状腺下动脉及其分支。仔细解剖其分支,选择性结扎血管或有目标地缝扎是控制出血和减少大量结扎的前提条件,防止小血管侧分支的结扎线结脱落。

提示 2:

现代甲状腺手术也越来越多地避免以前常规进行的"钳夹切除术",因为以前切除的甲状腺创面会带来风险。因此,越来越多地选择全腺叶切除术(腺叶切除术、半甲状腺切除术)而不是甲状腺次全切除术,技术也越来越成熟。腺叶部分切除可能导致术后出血风险增加,更不用说后来复发的可能。

提示 3:

甲状腺上动脉的分支,必须在上极区逐根紧靠甲状腺被膜处进行结扎,同时也是为了不危及邻近的喉上神经。

提示 4:

同样选择性地精确处理的还有甲状腺下动脉的分支,必须在喉返神经的持续直视下逐根单独结扎,结扎和切断时要考虑到被膜附近的甲状旁腺血供。应避免直接结扎甲状旁腺的供应血管。

提示 5:

在特别明显代偿增粗的甲状腺下动脉的情况下,如异常巨大甲状腺肿的病例,血管干结扎可作为例外的措施,这时不用担心对甲状旁腺血供的影响。

提示 6：

现代血管闭塞技术，如用超声刀解剖和双极电凝技术已被证明不会比传统血管结扎有更高的安全性，并且不优于使用可吸收或不可吸收的缝合材料进行处理。然而，在更广泛和扩大的甲状腺手术中，它们的应用被证明是更有优势的。诚然，由于减少了器械转换，具有清晰和不出血的手术野以及缩短手术时间，它们对外科医生来说是一种有价值的帮助。

提示 7：

在伤口缝合之前，正压通气和相关的中心静脉压（PEEP——呼气末正压）升高至 40 mmHg 有助于引起充盈不足的静脉出血。在分层伤口闭合过程中，建议不要以严密的针距来紧紧闭合舌骨下肌肉，以便深部出血能够进入皮下间隙。

提示 8：

放置负压引流不是强制性的，必须由外科医生自己做出决定。我们建议常规将它们作为出血引流的信号，并避免形成血肿。

提示 9：

预防术后高血压也是一项重要的预防术后出血措施，有时是由于镇痛不足，患者明显的疼痛症状引起的。明显的恶心和呕吐也可能诱发术后出血。

3.9 S.O.P. 术后出血——紧急处理标准化流程过程描述和步骤

甲状腺手术后的出血会对患者造成相当大的威胁，因此在这里，应该再次回顾 Röher 教授（《外科医生》，1999）的这段话：

> "术后出血的风险需要我们持续关注，这在今天虽然很少发生，但可以随时导致急性窒息，在最坏的情况下，就可能威胁患者生命。它需要马上采取紧急行动，拆开伤口缓解压迫并进行止血。"

我们科室的术后出血管理已经标准化，它由两个基本部分组成：识别和处理。

术后出血、S.O.P.（标准操作程序）、病房急症的风险管理流程如下。

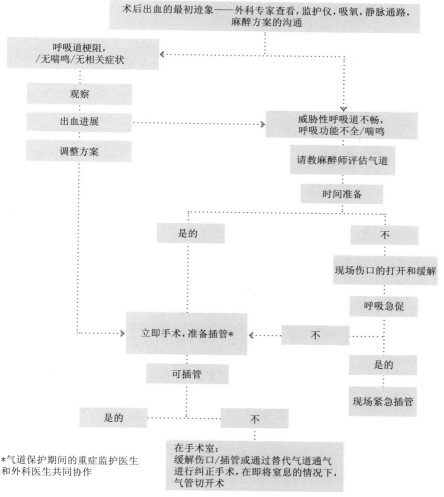

图 115　甲状腺手术后出血的标准化流程组织
（由伊丽莎白女王医院外科与麻醉和重症监护医学部合作创建）

术后出血检测

术后出血可以通过增高的颈部张力被识别，这在较细的颈部比较容易。但在间歇性或潜在性出血以及粗短颈部的情况下，往往要等到局部体征非常明显时才被发现。此外，第一次检测的时间取决于患者是在恢复室监护还是已经转移回到他的病房。最初的表现通常由具有术后监测经验的当班护士或访问医生(有时也由患者)发现的,患者主诉由于颈部肿胀而有压迫感。

为了及时客观地进行术后出血的检测,必须采取以下措施:

(1)通过标准化的颈围测量对颈部进行定期检查,因此必须在术后立即进行第一次测量,以便具有初始值。卷尺在脖子上的位置必须用标记笔标记,以便能够使用相同位置的周长进行比较测量(图120)。

(2)观察引流量和速度。

(3)患者的临床症状。颈部压迫感、呼吸困难加重(甚至喘鸣)和吞咽障碍是重要的适应证。在胸骨后甲状腺肿手术后或颈部特别短的解剖结构中尤其如此,即血肿不能立即在颈部看出来,但开始扩散到咽旁和胸骨后,就被忽略了。

术后出血的处理

术后出血的手术过程如上图(图115)所示,并在下面进行阐述。

如果稍微有甲状腺手术后出血的怀疑,就必须通知负责医生,但同时也报告专家。如果事件发生在夜班期间,由于同时有其他急症患者(手术,急性内窥镜检查等)而无法到场,将通知重症监护室。由外科高年资医师想办法立即检查患者,并评估情况的紧迫性是必需的。

初步措施

在病房中必须对患者进行以下护理措施:上心电监护,吸氧,建立维持良好的静脉通路,报备急症,准备"出血伤口拆开套装",提交麻醉协议。

无呼吸功能不全的手术

如果没有呼吸功能不全,没有主观感知的呼吸困难,患者也没有喘鸣,专科医生将评估出血是否停止,是否可以继续保守观察患者,或者直到出现探查手术指征。如有疑问,特别是出现颈围增加,应果断地进行手术探查,并马上开始准备手术止血。

呼吸功能不全的流程

非常紧迫的呼吸功能不全可能突然出现,但也可由继续观察的患者因颈围缓慢增加而引起。

在呼吸困难加重的情况下,外科医生必须立即电话通知麻醉科和重症监护室,来评估呼吸道。这取决于首次手术中是否存在困难的气道,然后评估在手术室插管之前有没有时间准备。如果有准备的时间,则必须立即安排送往手术室。必须将紧急情况传达给所有相关员工,例如病房和手术室的护理人员,也传达给送患者的服务队。否则患者应由现场工作人员在医生陪同下带到手术室(等待服务队会浪费时间)。开始麻醉时,必须注意确保充分完备的插管辅助装置(纤维内窥镜、喉镜、气管插管、喉罩),并且在插管失败的情况下,患者可以使用另一种通气方式进行手术。最终目标是充足的给氧和保持呼吸道通畅。如果插管成功,则可以进行拟定的出血探查止血手术。

在麻醉师的插管操作期间,要有外科专家在场,如果条件允许,重症监护室的医生也要在场,共同协作保证呼吸道通畅。

通常甲状腺手术采取半坐位,不过在探查止血的时候平卧位比半坐位要好。如果插管不能马上完成,患者又出现缺氧的临床表现,则手术伤口可以立即打开并缓解局部压迫,这样有助于气管插管操作顺利完成。如果插管仍然不成功,则必须采取上述其他替代气道开放措施。只要能保证足够的氧供,用面罩通气进行探查止血手术也是可以的。在紧急情况下或血氧饱和度随之下降的情况下,应考虑实施急症气管切开术。该评估由麻醉师和外科医生共同进行。外科医生最终决定是否在手术结束时封闭气管切开处,或者在术后保留几天气管切开套管。

在病房发生的急症呼吸功能不全,没有时间准备

如果术后出血(通常是动脉出血)造成压力急剧增加,病房中已经发生了严重呼吸困难和呼吸功能不全,且患者生命受到威胁的情况,则必须直接在现场的病床上打开手术伤口。不仅必须打开皮肤缝合线,还必须用组织剪刀(钝头)拆开肌层缝线。然后必须拆除至少两针带状肌的缝线,因为深部血肿只能以这种方式来缓解压迫。带状肌上的缝合线一般缝得很密,也是由于血凝块形成,更封闭了带状肌的缝隙,只拆除切口浅层的缝线是无法缓解深层压迫的。即使是经验丰富的外科医生也需要足够的勇气,在患者清醒状态下打开他的脖子,直到深层的甲状腺床,还可能是在病房里其他患者在场的情况下。然而,事实上患者并没有像人们想象的那么夸张,有万分痛苦的感受,反而是因为颈部压迫感的有效缓解让患者觉得没了恐惧和焦虑。情况越是紧急,就越需要注意向患者解释该过程,消除顾虑和恐惧,并让他平静下来,即使您作为主诊医生也处于紧张状态。

在手术伤口拆开减压后,大多数情况下可以消除呼吸困难。如果情况没有改善,则必须考虑或在现场进行紧急气管插管。如果缓解充分,则应从容地去手术室完成插管。

我们的紧急伤口切开包内器械包括手术镊子、组织剪刀(钝头)、无菌棉球、吸引装置、一次性无菌洞巾和无菌手套等。

上呼吸道受压和即将发生呼吸功能不全时,床边进行伤口拆开的病例(图 117a 至图 117d)

1 例 51 岁患者因结节性甲状腺肿伴可疑恶性肿瘤(甲状腺切除术)进行手术。术中无并发症,顺利完成手术(手术结束时常规进行的颈围测量显示 36 cm)。两小时后在恢复室内发现引流有新鲜血(120 mL),引流速度也在增加,紧接着测量颈围增加到 39.5 cm。患者主诉呼吸困难加重,她感觉快要窒息了。恢复室的责任护士立即通知了手术室正在手术的外科团队和麻醉团队。一名麻醉师和一名外科医生立即赶到现场。由于情况越来越严重,患者窒息的风险越来越大,因此立即决定在床边打开伤口。

拆除皮肤和皮下缝合线后,用食指进入左右带状肌之间,触诊气管位置,在手指的引导和保护下,安全地剪断拆除带状肌的缝合线。这样自然缓解了伤口腔的压迫,小心地清除了血凝块。患者耐受了这种手术,她没有感到很明显的疼痛,而是感觉到伤口的减压后压迫感缓解。尽管仍然存在动脉出血,但避免了严重的危险。患者可以迅速接受手术探查止血,没有了"紧急情况",由于伤口压迫缓解,面罩通气(图 117a)和不困难的插管(图 117b)已经可以提供足够的氧供。出血的原因是左侧甲状腺下动脉分支的喷射出血(图 117c),发现出血部位后,就在保护好喉返神经的情况下结扎或缝扎(图 117d)。

术后出血

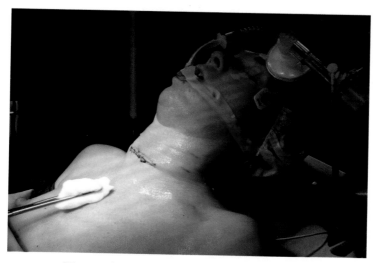

图 116 由于急性术后出血导致的颈围显著增加

完成甲状腺切除术后两小时急性术后出血导致颈围显著增加。患者临床表现稳定,没有明显的呼吸困难,可在有选择的条件下进行麻醉和插管。

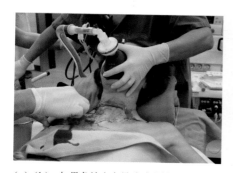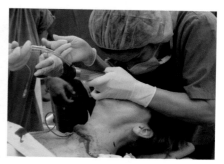

(a)、(b) 如果急性出血导致威胁性呼吸困难,则需要立即将手术伤口打开到甲状腺床的深处,以便对血肿进行充分减压。即使在清醒状态下,患者也能很好地忍受这种手术,这样做缓解了可怕的压迫感。这也有助于完成气管插管

图 117a-d 术前伤口拆开、气管插管和手术止血

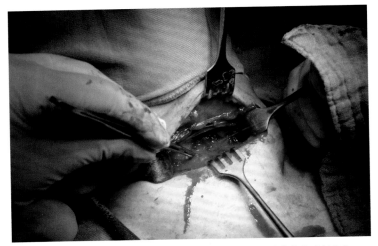

（c）在探查甲状腺残腔后，我们发现是左侧甲状腺下动脉的分支喷射出血

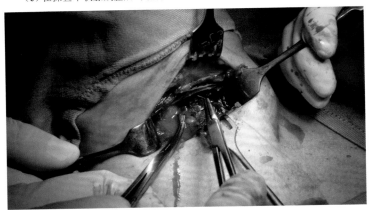

（d）发现了出血点后，在进行结扎或缝扎之前注意喉返神经的走行非常重要

图 117a-d（续） 术前伤口拆开、气管插管和手术止血

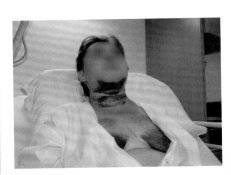

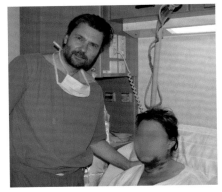

图 118 广泛性皮下血肿保守治疗

从下颌到下胸部区域广泛血肿,术后出血保守治疗。患者没有出现呼吸道症状,瘀斑的扩散主要是在皮下。该患者的情况表明,在个别情况下,保守的方法也是可行的。另一方面,决定的再手术可以防止更大的血肿,也能引起伤口延迟愈合和延长住院时间。

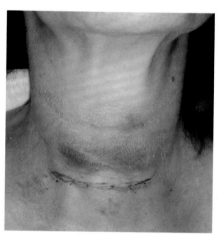

图119 修复手术后颈部局限性血肿

术后出血,探查手术后三天颈部局限性血肿。

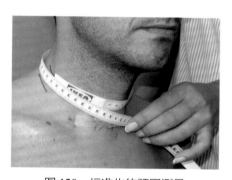

图120 标准化的颈围测量

颈围测量通常在手术结束后立即进行,可以在术后对患者进行客观观察。该措施已成为术后监测的标准。

4. 伤口感染质量指标

手术干预的一个重要质量指标是术后伤口感染率。良好的结果质量表现为低的院内感染率。参与标准化的感染监测计划不仅可以控制自己的感染率,还可以与大型数据库中的参考数据进行比较。这一基准的结果是,一方面评估了自己单位的位置,另一方面也产生了采取措施减少这些院内获得性感染的可能性(Rüden,《医院感染》,施普林格,2000)。

4.1 根据医院感染监测系统(KISS)收集和定义质量指标

在伊丽莎白女王医院,甲状腺手术后伤口感染的监测由病理学研究所的卫生小组、外科病房和门诊部联合完成。监测是指持续和系统地收集、分析和解释用来规划、引进和评估医疗措施所需的健康数据。当然,目前将数据传输给需要这些信息的人也是监测(Rüden)的重要组成部分。在伊丽莎白女王医院,甲状腺手术后伤口感染率的监测是根据医院感染监测系统(KISS)的规定进行的。这是国家指导中心在柏林夏里特医院感染控制中心组织的,目前是欧洲最大的监测机构(www. nrz-hygiene. de)。

在该系统框架内进行监测:

• 连续性:通过很长的时间,以消除任何统计偏差;

• 主动性:卫生小组(来自外单位的人)通过探访病房并亲自查看病史来搜索可能的感染,而不是等待工作人员去报告;

• 前瞻性:即同步性,在诊断院内感染时有可查询性;

• 发病率相关:新发病例数。

院内感染的定义是根据疾病控制和预防中心(CDC)发布的标准进行的(院内感染的定义[CDC定义],第6版,柏林,2008,出版者:罗伯特考持研究所,国家院内感染监测指导中心),即术后深度感染和浅表伤口感染(A1)、深部伤口感染(A2)和手术区域的器官和体腔感染(A3)。除了对院内感染进行专门检测外,还根据四个风险类型的散点图进行分层。这包括 ASA 评分、伤口污染和切皮到缝合的持续时间。ASA 评分为3分或以上,伤口污染分类为3分或以上,切皮到缝合时间延长超过平均手术的75%,将获得1分。切皮到缝合时间的限值每年核定1次,目前甲状腺手术为130分钟。然后将评分相加,并在风险类别中获得了结果值。

术后观察间隔设定为30天,在同一伤口区域进行第二次手术,提前结束监测。由于甲状腺手术后在医院的术后住院时间非常短,所以门诊随访护理非常重要。所有患者都被交待,如果出现切口部位感染的任何可疑症状,建议患者转院到我们自己的门诊就诊。

4.2 伤口感染的结果质量——KISS中的基准监测

KISS 数据库

所有数据都匿名输入KISS数据库。截至2008年底,已记录了34个部门共12 007例手术患者的数据。系统中定义的观察期涵盖过去5年。伊丽莎白女王医院自2007年3月1日以来把数据都记录到KISS系统当中,截至2008年底,有2 191例患者,到2009年2月28日,有2 422例患者,相当于用于评估的2年期。比较和基准测试可以随时通过互联网访问每个选定时期的参考数据进行(www. nrz-hygiene. de)。

结果

在两年的观察期间(2007年3月1日至2009年2月28日),伊丽莎白女王医院的2 422次手术共观察到6例伤口感染(WI),相当于0.25%的伤口感染率。数据库(34个科室)中包含的所有甲状腺手术总的感染率平均值为0.35%(表16),并且还显示了根据不同的CDC伤口感染类别的感染分布。因此,伊丽莎白女王医院记录的院内伤口感染率远低于参与监测的所有医院的平均值。所有观察到的伤口感染都可以归类为散发性事件。图121显示了观测期间的均匀分布。所有手术病例的18%将被分配到上述风险类别中的至少一个,即这些患者发生感染的风险明显大于类别0的患者(4例对2例,0.1%对1.0%,见表17)。在初次住院和门诊随访期间发生的伤口感染比例为1∶1。

参与部门受到高质量的质控保证,以确保统一的水平。与参与该计划的其他医院进行直接比较,即使是匿名的,也是不可能的。

表 16　甲状腺手术后伤口感染、KISS 监测、基准测试、外部质量保证

术后感染的类型	伊丽莎白女王医院 2007 年 3 月—2009 年 2 月 $n = 2\,422$		数据库 34 家医院 2004—2008 年 $n = 12\,007$	
	n	%	n	%
A1（浅表）	4	0.17	24	0.3
A2（深层）	1	0.04	16	0.13
A3（器官感染）	1	0.04	2	0.02
总计 百分数为平均值	6	0.25		0.35

伊丽莎白女王医院的伤口感染率为 0.25%，低于监测数据库的平均数。同时，显示了分布到不同的 CDC 伤口感染类别。

观察期内伤口感染的分布，按月列出结果如下：

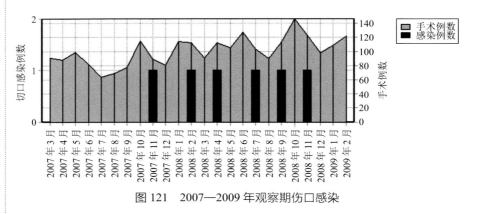

图 121　2007—2009 年观察期伤口感染

伤口感染在一年中均匀分布，没有观察到短时高峰的发生。

表 17　伤口感染和风险分层

风险类型	n 手术例数	n 伤口感染例数	伤口感染率
0	1.987	2	0,1
1	417	4	1,0
2	18	0	0,0

所有进行的手术中有 18% 被归类为风险类别 1 和 2。在我们的患者中，这些患者获得伤口感染的可能性增加了 10 倍。表 17 为按风险类别对手术和伤口感染的数量进行分层，数据源自 2007 年 3 月 1 日—

2009 年 2 月 28 日伊丽莎白女王医院。

4.3　结果质量、基准、外部质量保证、文献

与科学文献数据进行比较也证明了结果的最佳质量,显然是高卫生标准的表现。在文献中(图 122),感染率有很大差异,描述了伤口感染的一些危险因素:

(1)切除范围(Dionigi,《国际外科学杂志》,2008);

(2)淋巴结清扫术(Bergenfelz,《朗根贝克外科学杂志》,2008);

(3)引流(Suslu,《今日外科学》,2006);

(4)年龄,BMI,准备重量(Barbaros,《耳鼻喉科杂志》,2008)。

Barbaros 在强调高并发症发生率时说,BMI 超过 27.5 kg／m² 风险将增加到 13.7 倍。

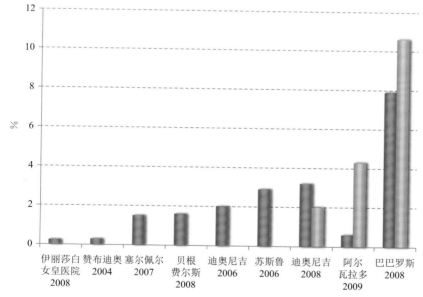

图 122　文献比较中甲状腺手术后的伤口感染率——外部基准

文献比较显示感染率差异很大。作为危险因素,作者提到了切除范围、淋巴结清扫术、引流、年龄的范围,但最重要的是 BMI。根据腺叶切除术／甲状腺切除术对伤口感染率进行区分。

在下文中,我们想介绍一个我们科特别典型的伤口感染病例。

4.4 感染兼性麻疹双球菌——一个有趣的案例（图 123a 至图 123j）

最引人注目的一例监测病例是一名 70 岁的患者发生了严重伤口感染。她的手术是右侧的高功能腺瘤，同时左侧有一个 3 cm 低回声结节。令人意外的是术中发现低回声结节是侵及气管的甲状腺癌，浸润了甲状腺周围的脂肪组织、甲状旁腺、颈部肌肉和食道壁肌层。手术切除了包括部分食管肌层所有甲状腺、被肿瘤浸润的喉返神经，做了中央区淋巴结清扫、颈侧淋巴结清扫。手术时间明显被延长，为 180 分钟。术后第 6 天在没有其他并发症的情况下出院（喉返神经麻痹除外）。出院后出现非特异性颈部红肿和左外侧颈部肿胀增粗（考虑颈侧淋巴结清扫引起），在几次门诊就诊后无缓解，患者于术后第 30 天再入院，并于次日接受了手术探查。引流处 250 mL 脓液，用无菌生理盐水反复冲洗，放置引流并开放性伤口，接下来恢复还比较顺利。

用拭子从伤口中取脓液做图片，作病原微生物学培养查见兼性麻疹双球菌。这种专性厌氧细菌是咽部生理菌群的一部分。可以推测感染源于食管黏膜很小的术中损伤（由于食道肌层切除术）引起的细菌移位定植。由于手术残腔区域感染并有大量脓液，感染必须归类为 A3（手术区域内器官和体腔的感染）。因此，这是数据库中的第一个 A3 感染。

该病例的特殊性在于，一方面是伤口感染源于原位病原体，另一方面是发现症状后有特别长的时间延搁症状发展。该病例表明，术后随访护理的设计必须使后期感染也记录在监测中，并且术后观察间隔为 30 天是完全合理的。

伤口感染

第一次手术

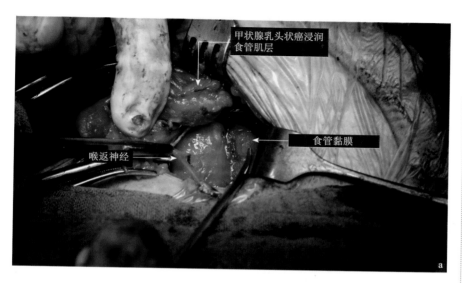

甲状腺乳头状癌浸润
食管肌层

食管黏膜

喉返神经

a

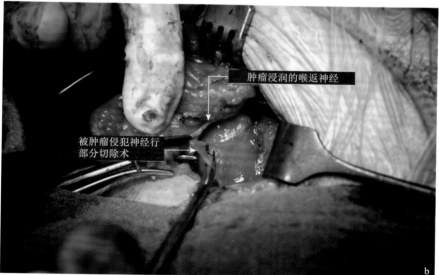

肿瘤浸润的喉返神经

被肿瘤侵犯神经行
部分切除术

b

图 123a,图 123b　一名 70 岁患者:手术适应证为右甲状腺叶单灶高功能腺瘤,术中
左甲状腺叶术中显示浸润性甲状腺乳头状癌,浸润食管肌层和喉返神经:必须切除食
道肌层和被累喉返神经

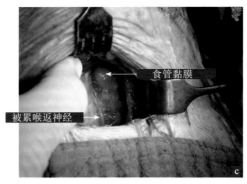

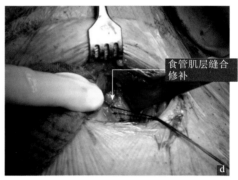

图 123c、图 123d 切除肌层区域的食管黏膜在肉眼观是完整的,并且通过缝合周围肌肉给予覆盖。然而,该患者发生了兼性麻疹双球菌的迟发伤口感染,兼性麻疹双球菌是一种属于咽部生理菌群的厌氧细菌。推测该细菌是通过食管黏膜微小破损迁移出来的

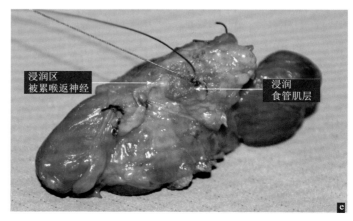

图 123e 完整解剖的甲状腺叶

伤口感染

术后第 30 天伤口修复

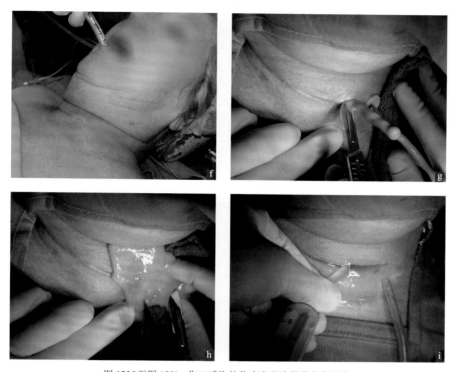

图 123f 至图 123i　伤口感染的临床表现为异常长期迟发

再手术发生在术后第 30 天。脓肿形成是在皮肤破溃（f）之前，扩开原切口，脓肿在压力（g）下排出来，并伴有大量脓性坏死物质（h）。最后，进行了伤口拭子送检、伤口冲洗和开放引流等处理（i）。患者第二次住院 14 天。

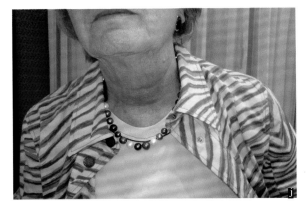

图 123j　再手术后四周的手术伤口

图 123f-j　兼性麻疹双球菌伤口感染、病例报告、伤口修复

4.5　A族 β-溶血性链球菌感染死亡病例

一名 61 岁患者因胸骨后结节性甲状腺肿而进行了甲状腺切除术。最突出的伴随疾病是伴有微血管病的糖尿病。2000 年的甲状腺切除术最初没有并发症。在术后第二天出现脓毒血症、炎症参数高、呼吸功能不全需要人工通气以及肾功能衰竭等重症感染的临床表现。局部体征不明显，伤口处皮肤只有轻微的发红。由于怀疑存有深部伤口感染，在术后第 3 天进行了伤口打开探查，不过该手术野未发现任何显著伤口感染的表现，也没有食道损伤和纵隔扩散。由于探查后病情没有改善，两天后又一次进行伤口探查：肌肉和颈部筋膜坏死，进行了坏死组织和炎症渗出的清除。因为术后一天出现无法控制的脓毒血症，患者于 37 天后死亡。死因：β-溶血性链球菌引起的脓毒败血症、纵隔炎症、脑软化症。

随后，患者的孙子因为感染性心内膜炎住院，他的咽部拭子培养出了同样的细菌。据推测，患者在入院接受手术的时候已经是一名细菌携带者。

A 族的 β-溶血链球菌被认为是可怕的伤口感染病原体，因为它们能产生酶，而显示出特别强的致病能力（Faibis，《外科感染》，2008）。这些因素确保其在组织中快速扩散。脓毒症的侵袭性感染尤其令人恐惧。尽管其对抗生素非常敏感，但临床上经常可以见到致命的感染病例。在大众媒体中,它们有时被称作"杀手细菌"。

Hardy(《甲状腺》,2007)报告了同样的经历,并在当时在英国内分泌外科协会(BAES)内发起了一项调查。100 份问卷中有 8 份描述了类似的病例,5 名患者死亡,6 例被确定 β- 溶血链球菌感染。40% 的反馈报告了甲状腺手术期间存在严重的感染病例。作者的结论是,尽管甲状腺手术感染率低,但暴发性链球菌感染仍可能发生,并且死亡率很高。

5. 甲状腺手术后复发的质量指标

复发的频率是一个重要的质量指标,因为它反映了患者永久治愈疾病的程度。这适用于良性和恶性甲状腺肿瘤。

5.1 记录和定义质量指标

收集质量指标和评估结果质量的问题在于,需要特别长的观察期来检测复发,因为它通常发生在第一次手术后几十年。此外,它也并不总是未实现治疗目标或手术失败的指标。例如:在良性疾病和单侧结节发现的情况下,仅切除患病的甲状腺叶。如果许多年后,另一侧腺叶也形成需要手术的肿块,这种复发并不意味着第一次手术失败,而通常是另一侧腺叶的新疾病("假复发")。如果在术前另一侧存在病灶,并且在初始手术中留下了较大的甲状腺残留物,则会发生所谓的"真实"复发。因此,往往存在评估不明确,是复发还是甲状腺的新发疾病,因此不存在手术质量缺陷,还是由于没有足够的根治性切除范围。

由于初次手术和复发之间通常存在很长的潜伏期,我们仍然对几十年前第一次手术的患者进行再手术。值得一提的是,手术技术的发展和外科手术方式的变化,这些都是本书前几章中提到的。早期标准化的较大甲状腺组织的保留在医学史上是有充分根据的。Fritz Kaspar 于 1929 年在伊丽莎白女王医院引入的次全切除手术技术在当时非常有效和有价值,原因有三:

(1)当时大甲状腺肿的机械压迫问题,由于气管变窄导致严重的呼吸困难,通过体积减少到 3～5 mL 的组织残留来解决;

(2)这种残余的腺体组织能够保护喉返神经和甲状旁腺(图 56),因此喉返神经麻痹和甲状旁腺功能减退很少发生；

（3）当时，没有甲状腺激素替代治疗，因此这些残留腺体组织也是维持甲状腺激素正常所必需的。

这些剩余的甲状腺组织通常也散布有小结节，所以，在一二十年或三十年后可以发展出新的甲状腺结。第二次手术特别令人头疼，因为它必须切除甲状腺中那些留下来保护喉返神经和甲状旁腺的部分。由于解剖学上不可预测的变异和第一次手术后产生的疤痕组织，这些在残留腺叶切除的时候尤其危险。在"质量指标喉返神经麻痹"一章中，列出了复发甲状腺肿的高并发症发生率，并介绍了30年的进步。

由于在密切随访中发现次全切除术后存在20%～40%的复发率（Dralle，《外科医生》，2009；Agarwal，《世界外科学杂志》，2008；Lo Cy，，《世界外科学杂志》，2007）。在首次手术中越来越多地实施彻底性外科手术（近全切／全腺叶／甲状腺全切除——图54，图55a，图55b），可以避免甲状腺肿的再发。这种典型手术方式的转变只能通过保护喉返神经和甲状旁腺的技术提高及知识的丰富来实现，也显著降低了全腺叶切除／全甲状腺切除的并发症发生率。因此，过去几十年的特点是，特别是在德语国家，进一步发展了保护喉返神经的方法（暴露和解剖方法，神经监测）。这个话题今天仍然非常热门，因为尽管结果质量显著提高，但即使仔细显露喉返神经，也不能完全排除喉返神经麻痹。最重要的是，双侧瘫痪是一个严重问题，如果是永久性的，则会导致患者生活质量的大幅下降。因此，在暴露的喉返神经的直视控制下，可以在第一次手术中做到根治性标准，而并发症很少，从而避免复发。

5.2　良性复发性甲状腺肿的发病率——发病率正在下降

为了代表总体趋势，我们评估了30年来整个医院甲状腺手术的复发率。

根治性切除手术的成果只有在多年后才能收获。从我们30年的统计数据（图124）中可以看出，在过去30年中，需要再手术的复发频率在所有患者已降至一半——从8%以上降至不到4%。

所有患者($n = 30\ 142$)中良性复发性甲状腺肿($n = 2\ 143$)的发病率（％）如下：

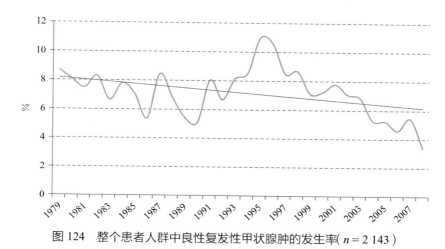

图 124　整个患者人群中良性复发性甲状腺肿的发生率($n = 2\ 143$）

30 年以上的病程显示，由于首次手术的切除越来越彻底，容易发生并发症的再手术（复发性甲状腺手术）的数量从 8％以上持续减少到不到 4％。在第一次手术期间，特别是在再手术期间，甲状腺的低并发症切除只有通过精湛的手术技术完成喉返神经保护和甲状旁腺解剖才有可能。

甲状腺手术在许多医院常规开展，但复发二次手术不同，特别是甲状腺癌的复发，患者要被送到大的中心。因此，我们的统计数据还包括在其他医院进行第一次手术而来我院进行第二次手术，因此在统计上是增加了我院复发率的数值。因此，我们自己的复发率实际上低于图表中所示。

尽管甲状腺外科有了很大进步，并且也规定了各种疾病恰当的切除范围，但目前仍然存在很多切除不充分、不规范的手术。首次手术时因为不严谨而忽视了当时已经存在的结节，貌似"复发"的结节，实际上是首次手术就留下的（图 125a，图 125b）。可能是为了保留甲状腺内分泌功能，或是内分泌刺激的残余组织，从而在短期内出现了甲状腺功能亢进的复发（图 126a 至图 126c）。手术的疏忽失误与在充分的首次手术后数年内出现的"真实"复发之间的区别可能是不好界定的。

由于初始手术不足而导致的"复发"

左侧胸骨后冷结节

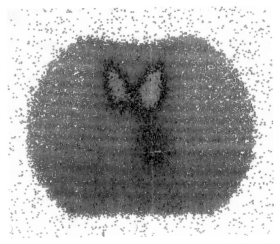

（a）左侧的冷结节作为手术指征。由于其胸骨后位置在甲状
腺包膜外，术中未被发现

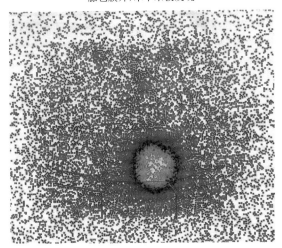

（b）术后扫描图显示残留的冷结节，是去除掩盖以后发现的，
它在再手术过程中被切除

图 125a、b 结节性甲状腺肿——因残留结节而再次手术

由于切除范围不足而导致的复发性甲状腺功能亢进

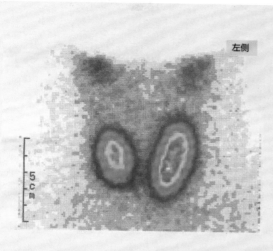

左侧

fT4（9-28pmol/L）：
TT3（0.9-2.7pmol/ml)：
uTSH(0.4-3.5mU/L：
TAK(小于 100U/ml)：
TPO(小于 100U/ml)：
TRAK(小于 1.5U/L)：

ECT 扫描图像：甲状腺床大量核素高浓度聚集。左侧残余腺叶核素显示图像更大。
超声图像：几近正常的腺体组织残留，右侧大径线 38.4mm，左侧大径线
51.3mm。
结论：因为是 IT 类型的 Graves 病，2002 年 8 月 2 日进行甲状腺大部切除之后
出现的这个状态。
因为切除的甲状腺组织不够，术后出现了甲亢复发。
通过再一次的甲状腺切除术，目前出现了甲状腺功能减退的结果。
后续复查，没有测到任何 SD-激素。
本病例说明，接下来第二次全切除术是可取的，或者在糖皮质激素的保护下放
射碘治疗也是可行的。

（a）M. Basedow：没有充分切除手术后复发扫描图（两侧次全切除术）

　　如此简单的一个《手术记录》。科赫式衣领切口，游离颈阔肌，结扎颈部皮下小静脉。
颈白线切开进入，显露甲状腺。根据当前确定的手术方式，行双侧次全切。处理、结扎上下
极血管。右侧残留约 1.8×0.6cm 甲状腺组织。被膜缝合。随后，同样方法处理左侧。左侧
残余甲状腺组织稍多，约 2×1cm。被膜缝合。创面仔细止血。放置引流管。分层缝合切口。
皮肤覆盖无菌敷料。

（b）相对应的简单手术记录和手术方式，因为是次全切除：无法实现 Graves 的完全治愈，既没有喉返
　　　神经的显露，甲状旁腺解剖也没有成功

　　图 126a-c　巴塞多斯：切除方式不充分后再次手术

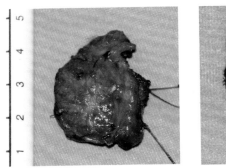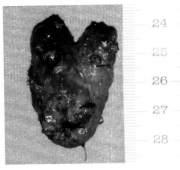

（c）甲状腺切除术完成后的手术标本（左右甲状腺残余腺体）

图 126a-c（续） 巴塞多斯：切除方式不充分后再次手术

5.3 复发性甲状腺肿瘤中的恶性肿瘤（原发良性初次手术后的恶性复发甲状腺肿物）——发病率增加

虽然良性复发性甲状腺肿的绝对数量和进行手术的患者总数都在下降，但复发性甲状腺肿的恶性肿瘤率增加（首次手术中为良性，复发时为癌）。这并不奇怪，因为这一增长与甲状腺癌增加的总体趋势相对应，正如先前进行的各国数据比较中描述的那样。在我们 30 年的观察期内，第一次手术的恶性发生率从 4% 增加到 16%，复发性甲状腺肿的癌症发病率以类似的方式增加（图 127）。

复发率与首次干预的比较如下：

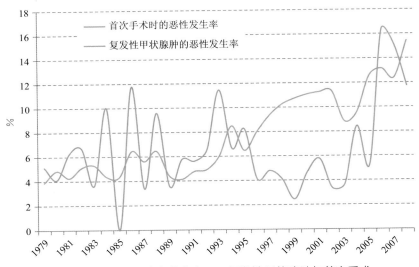

图 127 比较恶性肿瘤发生率——复发性甲状腺肿与首次手术

复发性甲状腺肿中恶性发生率的增加与初始手术相似。此外,数据
显示,复发性甲状腺肿的恶性风险并不高于初始手术。

5.4　恶性复发的发生率(原发性甲状腺癌手术后的局部复发) ——复发率

原发性甲状腺癌手术后复发一方面可以是甲状腺床的局部复发(图
130),另一方面也可作为局部区域淋巴结的复发(图 131a 至图 131c)。
它代表了初始手术根治性程度的质量指标,同时考虑到肿瘤分期和病理
类型。即使是实施了符合指南和适应病情需求的根治性手术,肿瘤复发
也无法彻底避免。分化癌的复发,特别是乳头状癌的淋巴结复发,通常
也可以在第二次手术中解决。

无论是与患者总人数相比(图 128),还是与癌症首次手术病例数相
比(图 129),30 年来,恶性肿瘤复发的发生率显著下降。这个过程是手
术方法逐渐改进的明显表现,也是跨学科综合治疗理念的结果。

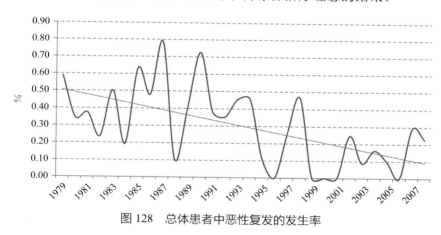

图 128　总体患者中恶性复发的发生率

恶性复发在患者总数中的比例正在下降。

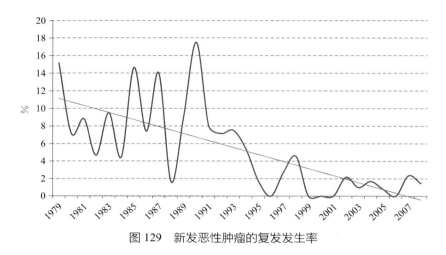

图 129　新发恶性肿瘤的复发发生率

新发癌症病例恶性复发的比例已从 15％下降到不到 1％。这是在第一次手术中提高手术根治性的表现,从而提高了患者的治愈率。

尽管甲状腺癌的整体预后良好,并且有现在的根治性手术方法,但仍然存在无法治愈的情况。图 132 显示了一个 55 岁甲状腺癌第三次复发的患者,由于纵隔大血管被累及,广泛的肿瘤血栓形成和胸膜转移癌,不能完全手术。

最终,生存时间在很大程度上取决于远处转移,当对放射性碘治疗敏感时,远处转移很容易治疗。图 131d 至图 131f 显示了治疗后全身扫描图,伴有肺转移、骨转移和完全缓解的图像。

甲状腺床局部复发

（滤泡状癌）

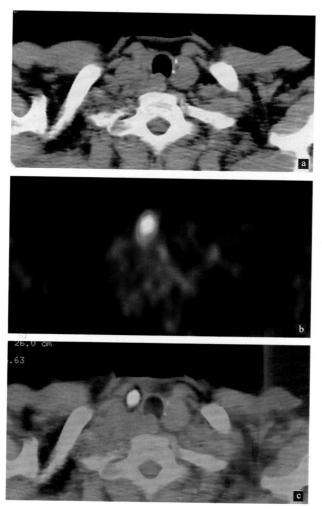

图 130　甲状腺床局部复发（ 滤泡癌 ）

　　滤泡状甲状腺癌在右甲状腺囊内局部复发。在没有造影剂（a）的情况下，肿瘤不能在 CT 中可靠地定位，但在 PET（b）中可以看到密集的示踪剂聚集。在 PET-CT 的融合图像中，肿瘤复发也可以在解剖学上定位（c）。该病例显示了 PET-CT 在恶性复发性肿瘤定位中的价值。

在中央区和颈侧区广泛淋巴结复发

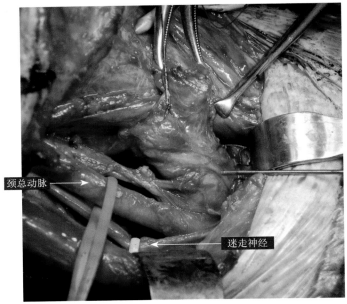

颈总动脉

迷走神经

（a）1 例 75 岁患者在甲状腺切除术后 5 年因原发分期为淋巴结阴性状态（T2N0）甲状腺状癌广泛淋巴结复发：中央区的淋巴结复发浸润包裹从中穿过的喉返神经，该神经通过神经监测探针识别。解剖游离右颈总动脉（红色橡胶带）和迷走神经（黄色橡胶带）

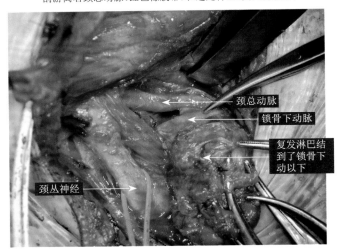

颈总动脉

锁骨下动脉

复发淋巴结到了锁骨下动以下

颈丛神经

（b）另一种恶性复发性肿瘤位于锁骨下动脉尾部

图 131a-c　甲状腺切除术后广泛淋巴结复发

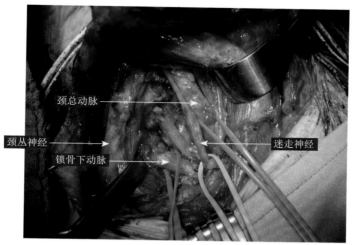

（c）操作结束时的状态

图 131a-c（续）　甲状腺切除术后广泛淋巴结复发

远处转移

治疗后全身核素扫描图像

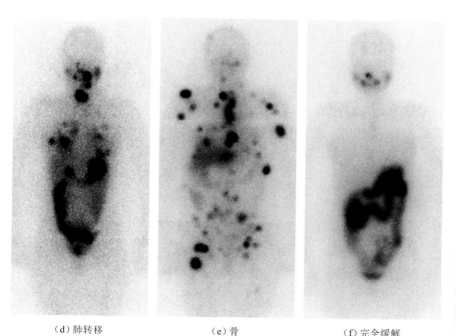

（d）肺转移　　　　　　　（e）骨　　　　　　　（f）完全缓解

图 131d-h　远处转移——全身扫描图:放射性碘聚集于骨和肺的转移病例

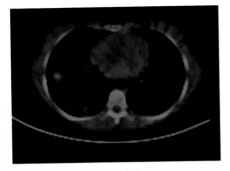
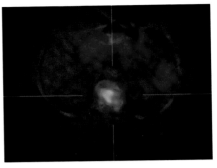

（g）肺转移　　　　　　　　　　　　（h）第 11 胸椎骨转移

图 131d-h（续） 远处转移——全身扫描图：放射性碘聚集于骨和肺的转移病例

无法治愈的第三次肿瘤复发伴纵隔弥漫性浸润、肿瘤血栓形成和远处转移

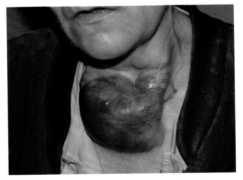

（a）可见局部广泛浸润延续进入纵隔

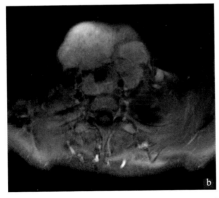
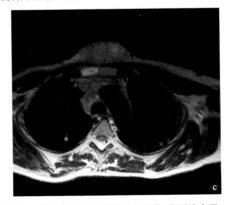

（b），（c） 纵隔肿瘤广泛浸润伴大血管侵犯和胸骨侵犯。即使广泛被累组织器官切除，也无法实现肿瘤学上根治，因此进行了能覆盖创面的姑息性切除术

图 132a-f 第三次肿瘤复发（无法治愈）

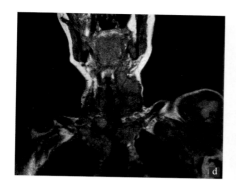
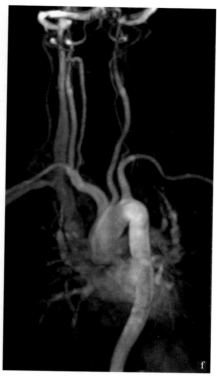
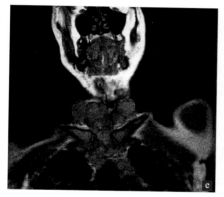

（d）至（f） MR 血管造影显示了颈内静脉肿瘤侵犯造成造影剂充盈缺失,头臂静脉因肿瘤造成充盈缺损上腔静脉瘤栓形成

图 132a-f(续) 第三次肿瘤复发(无法治愈)

6. 围手术期死亡率的质量指标和与肿瘤相关的死亡率

围手术期致死率

甲状腺手术本身通常是一个复杂的手术,但对于患者来说几乎没有压力,通常不会抱怨围手术期的死亡率。然而,临床上还是出现了患者在术后因为手术结果或严重的并发症导致死亡。这里重要的是要弄清楚导致患者死亡的原因是术中严重事故,还是术后严重并发症,或者严重的全身性基础疾病,抑或是通过手术无法治疗的肿瘤。

在过去 10 年(1999—2008 年)的 11 757 例甲状腺手术中,没有患者在手术期间死亡,包括在手术后的头几天。在术后晚期,两名患者死亡(0.017%),考虑死亡与手术因果关系的话,应该是死于手术的典型并发症:

一名 68 岁患者在术后出血时探查止血过程中无法插管,且不能充分给氧。尽管立即进行了紧急气管切开术,但出现心搏骤停,患者最初心肺复苏成功,随后需要呼吸机维持。12 天后,她死于呼吸循环衰竭(见"术后出血的质量控制"章节)。

另一名 61 岁患者中,术后第二天发生无法控制的脓毒症伴 β 溶血链球菌败血症,发病前没有出现严重的伤口感染,我们讨论的重点是感染发生的原因。后来,我们了解到患者的孙子患有溶血性链球菌心内膜炎。该病例在"伤口感染质量指标"章节中有描述。

无论怎么考虑,死因都不是由于医疗失误造成的。

肿瘤相关死亡率

由于晚期和无法治愈的肿瘤引起的患者在住院期间死亡,不在结果质量调查的范围,并且在此不再进一步讨论。

除了罕见的未分化癌病理类型外,甲状腺癌潜在疾病的死亡率很低。在大多数情况下,未分化癌一般会导致一年内死亡,并且通常以肿瘤局部复发的并发症为突出特征。分化性甲状腺癌,即使是晚期的肿瘤分期和远处转移的患者,也可以有很好的治疗效果和长期存活。甲状腺癌的死亡率通常较低,它在"甲状腺癌"一章中详细介绍。目前在奥地利死亡率为每 10 万人中有 0.46 人。由于这些患者的随访护理主要在具有放射性碘站(AKH,多瑙医院)的核医学研究所进行,所以这里可以确保结果的质量。肿瘤局部复发被转回我们的科室进行手术或手术活检。

恶性肿瘤复发率及其在过去几十年中下降的情况在"复发质量指标"一章中有阐述。尽管甲状腺癌的发病率不断增加,但其复发率和死亡率明显下降,这说明早期病例增加了,肿瘤的侵袭性降低了,以及通过改进手术和辅助治疗措施使得治愈率明显增加。

第9章
甲状腺手术的住院时间

——从风险评估和医疗经济角度对术后的住院时间的建议

一旦可以排除临床上出现严重并发症,手术患者就可以结束住院治疗而出院。患者离院后如果出现需要立即治疗的情况而又没有得到及时处理,是要对患者构成风险的。因此,必须区分严重的术后出血是否会危及患者的生命,或者浅表伤口裂开是否会对健康造成不良后果,即使延迟门诊治疗也是如此。因此,每个外科手术都有其典型的并发症和风险,必须借助评估来确定,什么时候出院是安全的。此外,其他因素也在决策出院时发挥作用,例如进一步治疗所需的组织病理学诊断是否能够提供,特别是一旦有阳性结果的情况下,就需要二次手术。就甲状腺手术而言,甲状腺癌的术后病理诊断在个别病例中引起再手术是不可避免的事件。

哪些预期的并发症限制了甲状腺手术住院时间的缩短?

在回答这个问题时,我们依赖于结果质量的数据收集,这在前面的章节中已经详细介绍过。单侧喉返神经瘫痪对出院来说不是障碍,而且极少发生双侧瘫痪。这在临床上总是很明显的,甚至在手术后数小时就非常明确了。

术后甲状旁腺功能减退症,由于低钙血症在术后第一天或第二天出现,也可以在手术后几小时通过甲状旁腺激素快速检查来诊断。这些患者也可以及时从早期出院计划中排除。

术后出血无疑限制了住院时间的缩短,并禁止日间诊所开展甲状腺手术,这可以在"术后出血结果的质量"一章中阅读——正如我们自己的医疗记录数据以及科学文献所详细表明的那样。简而言之,对 30 142例手术中 519 例术后出血的数据分析表明,大面积双侧甲状腺手术后的术后出血也可能在超过 24 小时后发生,并且没有任何征兆。单侧切除术后住院观察应至少进行 24 小时(20 小时后观察到最新的术后出血),最早可以于术后第一天出院。双侧甲状腺手术后,建议住院观察 48 小时(33 小时后最晚一例术后出血)。在操作非常复杂的手术时,应单独评估确定出院时间并由外科医生来确定。

伤口感染非常罕见(0.25%),并通常在 48 小时后才发现。然而,这种并发症的急症程度不是很迫切,可以通过再次门诊随诊来十分确定地处理。

在许多地方,仍然习惯于在手术前一天将患者送往医院。如果从卫生经济学的角度来看,手术当天接患者入院对缩短总住院时间是有很大帮助的。为了不承担任何安全风险,必须保证所有必要的术前访谈,术前检查评估,完善术前准备过程,要制定完备的流程框架和操作模式。

第10章
并发症的成本

在目前的所有病例花费和一次性付款（LKF）计费系统中，由于术后出现并发症而进行的治疗没有得到充分考虑，并且无法评估实际成本。尽管如此，我们还是试图评估并发症造成的经济损失。

喉返神经瘫痪

后续费用主要取决于是永久性还是暂时性喉返神经瘫痪。如果康复持续的时间为 6 个月，耳鼻喉科专家的费用将定为约 500 欧元，言语治疗的费用约为 2 800 欧元。此外，从事语言工作的患者可能已经几个月无法工作，靠专业技能谋生的人（例如广播电台播音员）如果几个月不能从事该职业，可能会遭受相当大的收入损失和经济损失。永久性喉返神经麻痹可涉及劳动能力丧失，需要进行转行培训。

非常不幸的是，双侧永久性喉返神经麻痹几乎总是导致劳动能力丧失，并严重影响了患者的生活质量。一个有能力工作的人提前退休可以估计损失数十万欧元，除了个人本身悲剧之外，还意味着相当大的国民经济损失。

甲状旁腺功能减退症

术后甲状旁腺功能减退症每月治疗的费用大约为 75 欧元（钙和维生素 D 替代治疗——罗卡尔特罗尔）。诊断费用为每个月 85 欧元，必须定期进行血液检查。因此，甲状旁腺功能减退症持续 3 个月，诊疗成本约 500 欧元。患有永久性甲状旁腺功能减退症的年轻患者，在假设

40 年的生命中需要花费 36 000 欧元的治疗费。

这种并发症也可能导致无法工作,因为这些患者通常不能承受正常的体力消耗,并且会发生刺痛性感觉以及肌肉痉挛,从而妨碍正常的体力活动。顺便说一句,钙的替代治疗通常不能很好地耐受。

术后出血费用

由于术后出血引起的再手术治疗费用约为 360 欧元。迄今为止,尚不存在甲状腺肿术后出血的独立 MEL 服务(个体医疗服务)。如果患者的住院时间延迟 1 天,也就增加这些费用,通常不会产生后续费用。

伤口感染的费用

根据严重程度,伤口感染可能导致发烧、小的伤口切开手术、静脉注射抗生素治疗,这样要延长住院时间。由于伤口感染而进行的小型手术费用约为 380 欧元,并为医院带来约 1 800 欧元的该病例总费用附加费(LKF),包括 1 周的住院费用。如果计算 KAV 中医院病床的平均成本,则每日累计 627 欧元,从而得出每周为 4 389 欧元。

这些例子让人们了解到,并发症和不良治疗后果的代价是多么高昂。它们直接说明了良好的结果质量与成本效益和卫生经济学的关系有多密切。

第 11 章
甲状腺外科培训质量——培训中心的责任

一个中心应该不仅负责培训该部门自己的初级外科医生,而且对持续改进过程也有责任,就是要确保结果的质量在临床层面尽可能全面地提高。不难理解,单靠医院无法实现这一目标,而需要在全国范围内为外科教育和培训创建一个质量评价机构。实现这一目标的一个基本先决条件是中心与临床之间的密切合作。

在这一点上应该指出,全州或跨国的结果质量同质化在一开始就是不可能存在的,尤其是由于联邦制和不同体制的医院参与的时候,同质化的先决条件是保证规范化的培训质量。谁真正思考过,一个忙碌的外科医生应该设法远离他的科室几周,到异域一家人手不足的医院里,去学习一种新的手术技术。谁应该对此负决策的责任?而如果这位外科医生被派出来,哪家医院会把一个压缩的训练计划放在一起,这样他就可以在短时间内看到许多"病例",也许在指导下自己亲自做手术?在当今日益复杂的外科手术中,很少有适合"培训理念"的:"看一个,做一个,教一个",至少肯定不是甲状腺手术。仅凭教科书和手术视频观看无法实现手术安全。因此,现在是奥地利范围内的培训和交流计划得以实施的时机了,也是为其制定政策和建立架构的时候了。专业协会(奥地利外科学会)和奥地利外科医生执业协会已经迈出了第一步,他们协调外科课程,并与个人承诺的培训医院进行跟进。但是,谁来负责组织实施呢?

外科医生在自己科室接受培训的培训理念

正在接受培训的外科医生或那些尽管已经完成专业培训（在外）但没有甲状腺手术经验的外科医生将接受标准化的培训项目：在作为助手进行 100 例甲状腺手术后，再在有丰富经验的甲状腺外科医生（"高级外科医生"）的专业指导下完成另外 100 例。这是一个粗略的规定值，有时取决于是否满足某些手术要求，以及受训者是否具有手术台上的悟性和天赋。这种悟性和手术台意识是在日常手术配合过程中获得的。在团队讨论中——通常是在发病率和死亡率会议期间——受训人员、部门负责人和高级医师之间讨论手术表现，对迄今为止开展的手术进行分析（结果的质量必须与部门平均水平相对应），并以公开讨论方式来确定培训助理是否具有以下方面的标准手术实践操作和理论水平：甲状腺手术可以胜任的任务和承担的责任（通过"台旁参观"监测设备、作为助手参与手术、掌握手术进行中的逻辑和原理等等）。

不仅包括掌握手术的基本基础操作，还包括让受训者明白他什么时候需要培训师的直接帮助。首先要完成 200～300 例的标准手术（简单的首次手术、小的甲状腺肿）后，再来考虑高难度的手术（大甲状腺肿、桥本甲状腺炎、Graves 病、腺体内甲状腺癌）。甲状腺的二次手术在专业医师培训完成后才能进行。晚期肿瘤手术、中央区淋巴结清扫、纵隔淋巴结和颈侧淋巴结清扫等肿瘤外科手术须由专业的高级医师完成。其他更广泛的切除（部分胸骨切开术、颈部其他组织器官切除），以及恶性肿瘤复发手术都将由经过专门培训的专家进行，或多学科专家联合完成。

对外科医生培训阶段（前 500 次手术）的结果质量的分析，在"喉返神经瘫痪质量指标"一章中有描述。永久性瘫痪的并发症发生率为 0.3%，低于部门平均水平（0.6%）。甲状腺手术中心应确保所有外科医生在训练阶段至少可以进行 100 例甲状腺手术。

该部门的基本原则是，在规定的培训程序中不得有所谓的"学习曲线"。换言之，负面的结果质量不得归因于培训水平和外科医生经验不足。这是我们引以为豪的一点。

轮转培训外院的外科医生

来自其他（KAV）医院的培训助理医师，在他们学习甲状腺外科的第4年来我们科室接受培训2个月，培训期间在专家指导下至少完成20台手术。因此，在2个月的轮转培训过程中，很容易完成培训的目标（10台甲状腺手术）。

通过手术课程对外院外科医生进行培训

本科共开设12节甲状腺手术课程。在为期3天的高强度研讨会上，在3个手术台上分别进行2台手术操作演示，为10~12名12个课程参与者进行适当的教学演示。下午将举办与实践相关的手术技术讲座，并播放手术视频。每个参与者都会获得一张标题为"如何操作"标准化手术的DVD光盘。

总共有来自奥地利各地的100多名外科医生参加了这些为期3天的培训班，从之前没有任何甲状腺手术经验的培训助理，到内分泌外科方面经验丰富的初级医生，他们都渴望了解最新手术技术，掌握更多的操作技巧和手术诀窍。

通过网络培训外部外科医生

与奥地利外科医生专业协会合作，伊丽莎白女王医院的外科部门提供了随时无限期实习的可能性。帮助外院医生每天至少可以进行2台甲状腺手术，并且必须始终确保每月可以在专业监督和指导下自行进行10台手术。

与其他中心的经验交流

伊丽莎白女王医院和许多中欧内分泌外科中心之间有着频繁的手术经验交流。

参与国外的交流：

值得一提的是，我们在汉堡、比萨、埃森和柏林等知名和先进的外科科室进行了频繁的观摩学习和腔镜手术经验交流。参加德国和瑞士联合举办的研讨会和学术代表大会、国际客座讲座等等,确保不断的知识更新和理念的改变。

来我国的交流:

由于我们的研究工作和在喉返神经术中监测领域取得的成绩国际公认(自 1999 年以来,作为奥地利的第一个应用科室,于 2004 年发表在《外科年鉴》上),特别是使用我们开发的柔性双极迷走神经电极进行连续迷走神经监测,众多来自国外的嘉宾到我们这访问学习。在国际外科课程和网络传播的过程中,来自许多国家(德国、瑞士、卢森堡、比利时、爱尔兰、希腊、拉脱维亚、爱沙尼亚、斯洛伐克、捷克共和国、波兰、俄罗斯、中国)的外科医生一直来我们科室访问学习。

2004 年,我们能够在维也纳承办德国外科学会内分泌外科学组的年度大会。会议是由 Roka 博士(鲁道夫基金会医院外科董事长)和大学教授 Niederle 博士(AKH 内分泌外科主任)联合组织的。

第12章
腔镜甲状腺手术

　　与腹腔镜和胸腔镜手术技术相比,腔镜甲状腺手术的好处完全是减少或避免颈部的疤痕,因此这里主要关注点是美容问题。腹腔镜手术让患者规避了腹壁的较大切口,规避了瘢痕疝和腹壁结构受损的风险。胸腔镜手术后的患者无疑受益于胸部的"不开放",但是这些优点不适用于颈部。经过验证,现在已有100年历史的Kocher"项圈"切口提供了直接和简单进入甲状腺的机会。新的腔镜甲状腺手术使这种入路更加困难,特别是苛求颈部要无疤痕,因此通道必须是颈部以外(从腋窝、从枕后或乳突、通过口腔底部)。同意手术不应因入路而变得更加困难,应谨慎评价这些技术。这尤其符合于本书所主导的结果的质量,因为还没有基于证据的研究能够证明这一点,这些术式可以和传统手术一样取得良好的结果质量。应该提到的是,下面描述的甲状腺手术中的所有这些微创技术都受到有限适应证的限制,因此仅适用于特定的临床病例:腺叶的大小、淋巴的大小、疑似恶性肿瘤、桥本甲状腺炎等情况都对术式选择有所限制;有些术式只能解决单侧病变。

1. 小切口腔镜辅助甲状腺切除术(MIVAT)

　　这种手术最初是由比萨的米科利描述的。这是一个2.5 cm大小的科赫切口颈部小切口,手术操作部分在视频内窥镜下进行。然而,这种方法也适用于特定的患者,就是在比萨的甲状腺诊所,也只有15%的甲状腺疾病可以采用这种方式进行手术(标准:结节小于3 cm,甲状腺体积低于15 mL,不怀疑恶性肿瘤)。与通常的手术方法相比,其优点在于切口长度明显缩短，但颈部仍然留着一个小疤痕，并且经常产生瘢痕疙瘩。关于结果的质量，米科利在 2004 年的研究中表明，永久性喉返神经瘫痪率为 1.3%，鉴于所选择的病例基本上是并发症发生率低的患者，在手术难度不高的情况下，这个数值看起来似乎很高，分析原因应该归属于这种术式有限的操作空间。相比之下，我们所有患者（包括复发和癌症患者）的喉返神经瘫痪率为 0.6%。

然而无须视频内窥镜辅助，也可以实现小的颈部皮肤切口。

2. 开放式甲状腺微创切除术（OMIT）

开放式微创甲状腺切除术与腔镜辅助手术没有太大区别。在这里，还选择了一种小的手术入路，并使用专门研发的精密仪器进行没有视频内窥镜支持的聚焦微解剖，从而也可以获得出色的美容效果。

MIVAT 和 OMIT 都根据需要在我们的科室中使用，视频辅助小切口入路，特别是在原发性甲状旁腺功能亢进症的手术中。无论术式的名称如何，我们的目标基本上是保持切口尽可能小，但根据需要使其满足最高的操作安全原则，并绝对优先考虑结果的质量，即避免喉返神经麻痹、甲状旁腺功能减退和术后出血。

3. 完全腔镜甲状腺手术

a）单侧近颅处皮肤切口颈侧入路腔镜手术

放置三个穿刺器，只能进行同侧甲状腺叶切除术，该方法不适合甲状腺全部切除术（Palazzo，《腔镜外科学》，2006）。

b）通过远离颈部的通道进行内窥镜手术

在亚洲，开始了远离颈部的腔镜甲状腺手术（Takami, Ikeda，《澳大利亚与新西兰外科杂志》，2002），其中描述了经腋窝，经乳房和锁骨下入路。这些手术在颈部区域做到无疤痕，但它们的缺点是长时间拉伸和广泛的隧道以到达靶器官。其中一种方法是 ABBA 入路，其中将穿刺器放置在腋窝和双乳晕边缘进行甲状腺手术。

这些方法的严重缺点是对所有小血管的处理，尤其是靠近神经的血管,都必须用电凝方法闭合止血,这会导致很多热量产生,如果需要完全切除甲状腺,可能会危及喉返神经。例如,Chung(《世界外科学杂志》,2007)报道了 25.2％的患者在术后出现过喉返神经麻痹的事实。即使这些麻痹消退,双侧神经麻痹气管切开的风险也很大,在颈部进行无疤痕的气管切开,这一最初在颈部不留疤痕的目标是无法实现的。

关于双侧腋窝-乳房路径(BABA)替代入路也再次提到了对气管的损伤(Choe,《世界外科学杂志》,2007)。

由于潜在的喉返神经损伤风险,我们科室不会在紧靠神经附近使用产热的电刀、电凝等能量器械。

4. 背侧入路腔镜下单侧腺叶切除术

选择在多毛发的后方头皮做切口作为入路进入到甲状腺附近。通过约 4 cm 长的切口,在颈部浅筋膜和胸锁乳突上方的气管前筋膜之间的层次,钝性解剖到达甲状腺。该操作是在腔镜辅助下完成的,但目前只能用于单侧手术。该方法处于临床实施阶段(Scharday,《内分泌外科》,2008;《世界外科学杂志》,2010)。

5. 经口腔镜甲状腺切除术(TOVAT)

这种经口底黏膜入路的术式目前正在处于临床实验阶段。将两个工作穿刺器从口腔前庭放入,解剖层次位于颈阔肌深面,这样解剖分离到达甲状腺(Benhidjeb,《腔镜外科学》,2009)。

伊丽莎白女王医院外科的结论

在伊丽莎白女王医院的外科——如果适应证允许——开放微创甲状腺切除术(OMIT)是首选,在特定情况下微创腔镜辅助甲状腺切除术(MIVAT),在孤立的、定位准确的甲状旁腺腺瘤中,通常使用微创腔镜辅助甲状旁腺切除术(MIVAP)。

然而,任何手术技术的最高原则必须是把最佳结果质量作为目标,手术入路及其范围必须适应这一目标。美容成功的关键在于皮肤切口在皮肤的褶皱中准确进行。为此,术前必须有低头动作引起皮肤褶皱。

标记皮肤切口必须让它落在预先形成的皮肤褶皱中,这样的切口术后才能更美观。即使它不在理想的位置,一个比较大的切口如果精确地放置在皮肤皱褶中,几个月后也不会很明显。肯定比落在这条线之外的小切口表现出更好的美容效果。

Cord Sturgeon(《世界外科学杂志》,2007)对新的微创技术的评论如下:

> 在评估传统手术被最小切口入路方案替代时应铭记,"最小切口入路"并不意味着"最低风险"。在新手术方式被广泛接受之前,应满足以下几项标准。首先,新术式应在控制疾病上有等同效果;其次,并发症发生率应相等或更低;第三,与传统手术相比,新技术应该有更多的好处。

第13章
伊丽莎白女王医院对良性甲状腺疾病的诊疗指南

由于本书深入探讨了甲状腺手术当前的数据情况、结果质量和"标准操作程序"的创建，许多治疗建议都表达出了指南内容，这里已经详细解释了。尽管如此，我们的指南概念将再次提出，进一步与德国外科学会外科内分泌工作学组联合起草。在本书出版时，内分泌外科学组当下的指南还无法从 DGAV 和 AWMF（医学科学社团学会）获批公开，这种情况下便无法详细公布。由于作者曾在内分泌外科学组的专家共识小组工作，伊丽莎白女王医院的良性甲状腺疾病指南与内分泌外科学组的指南在内容上有着广泛的一致性，可以访问 http://www.Dgav.de/arbeitsgemeinschaften/caek 和 http://www.uni-duesseldorf.de/AWMF，或者查阅在学术期刊发表的内容。

良性甲状腺肿的现代手术目标，就是明确治愈形态学或功能性甲状腺疾病，同时最大限度地减少手术的典型并发症。

1. 良性甲状腺肿的手术指征

1.1　疑似恶性肿瘤的指征

疑似恶性肿瘤的结节是一种手术适应证，那些没有恶性肿瘤征象的结节可以根据大小和临床症状决定手术，可以药物治疗或临床观察（Dralle，《外科医生》，2007；Gough，《世界外科学杂志》，2008）。可疑的囊性结节也是手术的指征，如果颈部淋巴结发生类似的囊性改变（乳头状癌的囊性淋巴结转移），则高度怀疑为恶性。如果甲状腺囊肿没有疑似恶性肿瘤，穿刺可同时作为治疗和诊断的指征执行。在细胞学不可疑的情况下，临床观察是合理的；如果囊肿复发，则需要手术。没有疑似恶性的甲状腺结节可以根据大小、症状和甲状腺功能指标进行手术或药物治疗。

1.2　机械压迫的手术指征

如果有局部机械压迫的症状（局部紧迫感、吞咽困难和呼吸困难），这些都是需要手术的临床表现。对于颈前大的甲状腺肿或胸骨后、胸廓内、气管后甲状腺肿，即使没有症状也可以进行手术。

1.3　内分泌异常的适应证

孤立的自主性腺瘤（单灶自主性-热结节）原则上是一种典型的手术指征。甲状腺略微肿大并且合并甲亢的情况下，使用放射性碘治疗是不错的选择，在没有症状的情况下，临床观察也是合理的。

Graves 病的自身免疫性甲状腺功能亢进症第一阶段建议进行药物治疗。在复发性甲状腺功能亢进的情况下，可以在手术和放射性碘治疗之间进行选择，来确保临床治愈。对于甲状腺体积超过 50 mL，出现甲亢性突眼，发现甲状腺可疑结节，抗甲亢药物不能耐受或患者对放射性碘治疗的拒绝，建议进行手术治疗（Stalberg，《世界外科学杂志》，2008）。在儿童和青少年、孕妇以及准备怀孕的人群中，手术是首选的治疗方法。

甲亢需要紧急进行甲状腺切除术的情况是碘治疗诱导的难治性甲亢，或甲亢危象。建议术前短期使用 β 受体阻滞剂进行准备，使心率等指标达标（Hermann，《外科》，1994）。

1.4　甲状腺炎的手术适应证——桥本氏甲状腺炎本身并不是手术的指征

对于甲状腺明显肿大，或存在可疑结节的情况下，出现局部压迫症状，反复出现、难以稳定的甲状腺功能异常，都可以作为甲状腺切除术的指征。因此，术后一定程度上可以改善生活质量。

亚急性甲状腺炎（De Quervain's 甲状腺炎）也应主要作内科治疗。在治疗效果不敏感，反复复发的或怀疑恶性结节的情况下，可以考虑手术治疗。

非常罕见的慢性纤维化性甲状腺炎（Riedel 甲状腺炎），如果怀疑存在恶性肿瘤或局部出现压迫症状，可以考虑手术处理（Lorenz,《朗根贝克外科学文献》,2007）。

1.5　复发性甲状腺肿

复发性甲状腺肿的手术适应证与首次手术的手术适应证没有显著差异。不过，必须特别注意先前存在的喉返神经损伤，并且必须考虑到手术经典的并发症风险增加。

2. 术前检查诊断

甲状腺疾病术前检查的目的之一是评估恶性肿瘤的风险。良性甲状腺肿的澄清程序最终在很大程度上与排除恶性肿瘤的原则是一致的，并在相关章节做了详细讨论（甲状腺癌指南）。

2.1. 病史和临床状态（必需的）

2.2. 甲状腺超声检查（必需的）

2.3. 颈部淋巴结超声检查（强烈推荐）

2.4. 实验室检查：测定 TSH 和 fT4（必需的）、钙（必需的）、降钙素（强烈推荐）、甲状旁腺激素（可选）

2.5. 喉科检查（强烈推荐）

2.6. ECT 扫描显像（强烈推荐）

2.7. 小结节穿刺细胞学检查（对于不明确、钙化结节，推荐使用）

2.8. 颈部器官 X 线检查联合造影检查（推荐用于大甲状腺肿）

2.9. 其他检查（根据需求而定）：胸部 X 线检查、CT（无造影剂）或 MRI（如果怀疑有胸廓内甲状腺肿大）

3. 切除方法

3.1 肿物摘除术/功能关键区域切除术

切除健康腺体实质中的孤立目标结节(图 57)。

3.2 次全切除术

留下大小在 1～4 mL 之间的甲状腺组织残留物(图 56)。

3.3 近全叶切除术

甲状腺组织残留小于 1 mL 的广泛甲状腺叶切除。这可以帮助保护紧邻的喉返神经,保护上位、下位甲状旁腺,在良性甲状腺疾病中,可以降低复发率(图 55a,图 55b)。

3.4 腺叶切除术/单侧甲状腺切除术

完全切除甲状腺叶,包括甲状腺峡部,如有必要,可切除所属的锥体叶。

3.5 近全甲状腺切除术

广泛去除甲状腺,留下单侧或双侧不超过 2 mL 的甲状腺组织残留物。由于该术语没有定义组织残留的数量和残留组织是哪一侧,因此应以叶隶属侧别来描述外科手术(例如右侧腺叶切除术、左侧腺叶近全切除术)。

3.6 (全部)甲状腺切除术

完全切除整个甲状腺而不留下腺体实质组织。定义:原则上术语"甲状腺切除术"代表完全甲状腺切除。由于在英美文献中,术语"甲状腺切除术"等同于不同程度的甲状腺切除,并且区分了"次全""近全"和"全甲状腺切除术",因此术语"全甲状腺切除术"可用于彻底澄清,以强调整个甲状腺已被切除,尽管它是一种同义反复。

4. 诊断后的切除方式

4.1 单发的甲状腺结节

在不怀疑恶性的情况下,孤立结节根据其大小和位置,可以进行摘除术、次全切除术或单侧甲状腺切除术。如果结节远离甲状腺后间隙,则不需要打开后背膜(Stelzner 膜),可以在不暴露喉返神经的情况下进行靠近峡部或上极切除术。经典的次全切除术现在基本上被淘汰,只能在特殊情况下使用。对于位于背侧的结节,根据其大小,建议进行单侧甲状腺切除术。

如果怀疑恶性肿瘤,建议单侧甲状腺切除。如果高度怀疑恶性肿瘤,建议进行同侧中央区淋巴结清扫术(Asari,《外科》,2010)。

4.2 多结节性甲状腺肿

对于双侧都存在多发结节的甲状腺肿,目前我们选择的治疗方法是甲状腺近全切或全甲状腺切除术。次全切除术不再适合,个别病例也要证明其合理性,因为根据近几十年的经验,它存在很高的复发率(Agarwal,《世界外科学杂志》,2008;Moalem,《世界外科学杂志》,2008)。

在个别情况下,对某些结节可以实施形态学和功能学要求的切除,前提是所有结节都确保被切除。尤其是关键功能目标结节必须被切除。

4.3 甲状腺功能亢进症

a) 单发高功能腺瘤

孤立性高功能腺瘤可进行腺瘤切除术,个别情况下可进行次全切除术,甚至可进行单侧甲状腺切除术(甲状腺结节不怀疑恶性)。

b) 多发高功能腺瘤

几乎总是双侧都存在结节,这就是为什么需要进行近全或全部甲状腺切除术的原因(Porterfied,《世界外科学杂志》,2008)。

c) Graves 病甲状腺功能亢进症

目的是尽可能彻底地切除甲状腺,争取完全甲状腺切除术。如有必要并且喉返神经或甲状旁腺存在潜在风险,实操时剩余甲状腺体积也要小于 2 mL,也就是进行近全甲状腺切除术(Hermann,《外科》,1998,1999;Stahlberg,《世界外科学杂志》,2008)。

4.4　复发性甲状腺肿

我们要区分"真复发"和"假复发":如果在术前确认单上存在以前没有需要手术的检查结果,就是真复发;如果在单侧的手术后,对侧检查结果有手术痕迹,则认为是假复发。因此,复发性甲状腺肿升高的发病率风险,仅指"真正"复发。

原则上,首先对主要诊断侧进行手术。如果可以做到喉返神经和甲状旁腺功能妥善地保护,必要时在考虑另一侧手术。强烈建议在这里正确使用术中喉返神经监测。如果术前存在正常的声带功能,并且从手术开始到结束,术中可以得出迷走神经和喉返神经的稳定神经监测,则很可能预测神经功能完好。

5. 手术技术注意事项

5.1　喉返神经的解剖

在甲状腺手术中,目前必须仔细显露喉返神经。例外情况是靠近峡部的手术或局部切除手术,其中切除范围与神经走行有明确的距离,并且不超过 Stelzner 边界线(Thomusch,《世界外科学杂志》,2000)。

喉返神经存在个体解剖变异,与甲状腺下动脉有不同的关系。特别是在复发性甲状腺肿的情况下,神经可能在其解剖学上的正常位置之外,因此具有非常高的损伤风险。目的是仔细解剖神经,不要骨骼化,注意保护血液供应的结缔组织。

术中神经监测不能取代精细的神经显露,但它可能非常有帮助。该方法可以非常肯定地证明喉返神经的走行,并以可以很大程度地确定神经传导能力,特别是如果从手术开始到结束,记录常规的迷走神经肌电图信号。迷走神经信号对于记录整个神经操作过程是必要的(Dralle,《世界外科学杂志》,2008;Hermann,《外科学年鉴》,2004;Thomusch,《朗根贝克外科学文献》,2004;Timmermann,《外科医生》,2004)。肌电图对于安全区分损伤和正常动作电位意义重大。

在首次手术的情况下，对正常喉返神解剖，通常不需要常规使用喉返神经监测。如果没有千真万确的直视下喉返神经识别或怀疑解剖位置变异，神经监测是有帮助的。它可以随时在术中使用，如有必要，可以在任何所需的时间放置双极肌肉声带电极针。在真正的甲状腺肿复发（手术前一侧的手术）的情况下，强烈建议使用神经监测（Hermann，《欧洲外科学》，2003；Mazal，《欧洲外科学》，2003；Dralle，《外科》，2004）。随后，我们单中心的数据显示，喉返神经瘫痪率显著降低。

这一主题在"喉返神经损伤并发症"章节有专门详细的讨论。

5.2　保护喉上神经

喉上神经支配着环甲肌，还参与发音功能。它的损伤也可以出现语音障碍，表现为声调变低、音域范围缩小、语言容易疲劳等。

喉上神经的外侧支在甲状腺上动脉附近横行通过，可以穿过或跨过其分支（Cernea，《美国耳鼻喉科杂志》，1995；Kochilas，《临床解剖学》，2008；Mishra，《印度医学科学杂志》，2007；Timmermann，《中央手术学》，2002）。

根据现有数据，不必要对喉上神经的外支进行一致和标准化的显露（Morton，《临床耳鼻喉科学》，2006）。为了防止其损伤，应在上极紧靠甲状腺被膜切断上极血管，应避免大块成束结扎。

5.3　副甲状腺（甲状旁腺）

我们对甲状旁腺显露的指导原则是："您不必看到所有甲状旁腺，但您不应该忽视任何一枚腺体。"由于它们的解剖位置变异（Akerstrom，《外科》，1984；Thompson，《外科》，1982；Wang，《外科学年鉴》，1976），甲状旁腺可以直接暴露于紧挨着甲状腺的位置，因此在甲状腺切除术过程中存在很大损伤的风险。另一方面，它们可以处于远离甲状腺的安全位置，并在切除范围之外受到保护。如果甲状旁腺附着在甲状腺被膜上，则在解剖过程中保留其血管供应非常重要。甲状旁腺变色不是预示永久性功能障碍，它可以留在原位。完全缺血或意外切除，在切除标本上发现的甲状旁腺应被剪成小组织块并自体移植到胸锁乳突肌中。

术后甲状旁腺功能减退症是一种被低估的并发症,可导致患者生活质量的显著下降(Hermann,《内脏外科学》,2005)。甲状旁腺功能的替代在今天仍然不能令人满意。"质量指标甲状旁腺功能减退症"一章详细讨论了这个问题。

5.4 手术记录中的文档

手术记录必须在手术后立即撰写,并应包含以下详细信息:确切的临床诊断,确切的手术方式(如果两侧不同,则两侧区分),并描述任何技术辅助工具(例如神经监测)和快速切片检查的结果。在具体手术过程的记录中,必须详细描述喉返神经的显露、其暴露程度、任何神经分支以及神经监测的使用。同样,必须描述是否发现甲状旁腺及其位置。如果未发现喉返神经或甲状旁腺,则必须明确记录,并描述为了实现这一目标的解剖过程。

应该注意的是,不建议使用模板式的手术记录。在任何情况下,都不应使用"与对侧相同的手术操作"作为第二腺叶切除术的描述。

5.5 胸内甲状腺肿的处理方法

我们要区分真假胸内甲状腺肿,假性胸内甲状腺肿是从颈部甲状腺肿延伸到胸骨后或胸廓内,其血管供应肯定来自颈部。真性胸廓内甲状腺肿是一种变异,它具有来自胸腔的自身血管供应,就手术入路而言,通常需要进行部分或全部胸骨劈开术(White,《世界外科学杂志》,2008)。是否有必要劈开胸骨,要看甲状腺肿是延伸到前纵隔还是后纵隔。当进入后纵隔时,劈开胸骨很少受益,甲状腺肿存在于前纵隔的情况下,特别是胸廓内复发的甲状腺肿,这种经胸骨扩展入路可能是有用的和必要的,并且也有助于喉返神经的安全保护和大血管的处理(Huins,《国际外科学杂志》,2008)。

6. 术后监测和质量控制

术后接着临床监测是受患者的临床监控结果和典型手术并发症影响而客观考虑的。本主题在"质量指标"一章中有详细介绍。除了少数例外,甲状腺手术的术后出血发生在手术后的前 24 小时内,在此期间需要密切监测,进行颈围测量和生命体征监控。

术后用喉镜检查声带功能也是必不可少的。术后出现喉返神经麻痹的情况下,要进行言语治疗和进一步处理,直到麻痹消退。喉返神经麻痹持续超过 6 个月预计会成为永久性麻痹。如果在术后诊断出双侧喉返神经麻痹,则必须慎重考虑需要住院监测和治疗,或者——如果有足够的声门宽度——可以出院。对于声门狭窄、严重呼吸困难或喘鸣,可能需要气管切开术。

甲状旁腺功能的损伤应在术后第 1 天或第 2 天,通过术后血钙检查就能了解。如果在术后第 2 天钙值正常,可以排除较晚发作的长期低钙血症。术后测定甲状旁腺激素水平就可以给出低钙血症的预期判断(Trupka,《中央手术学》,2002;Hermann,《英国外科学杂志》,2008)。

甲状旁腺功能减退症的治疗用钙剂,如有必要的话,还要给予维生素 D。它的用量基于血钙浓度和临床症状。由于可能出现长期后果,无症状的低钙血症也应该治疗。特别是同时给予维生素 D 药物的,需要持续监测。

建议通过年度超声检查进行术后影像学检查,以确定甲状腺组织的残存量的情况(Phitayakorn,《世界外科学杂志》,2008)。如果在观察过程中出现复发结节,则必须进行进一步的检查来澄清它们是否为复发。

甲状腺激素的术后替代治疗,一方面作为维持正常代谢状态的替代治疗,另一方面也是部分切除手术后的复发预防措施。TSH 目标值处于正常范围的中低位置比较理想。每 4 到 6 周做一次甲功,以进行个体化剂量调整,稳定后,建议长期每年进行一次 TSH 监测。

第14章
伊丽莎白女王医院对甲状腺癌的诊疗指南

目前,德语国家尚没有基于循证医学的甲状腺癌诊治指南,最快也要在两年内(内分泌外科学组)提出。诊断和治疗理念不断发生大幅度更新,对个体化外科手术的需求变得越来越明显。为了制定科室的日常工作指导方针(SOP,标准操作程序),需要从文献中获取最新的科学发现,参考国际指南(Cooper,《甲状腺》,2009;Kloos,《甲状腺》,2009;Luster,《欧洲神经外科医学分子影像学杂志》,2008;Dralle,2007)和他们自己的数据和经验。这也产生了ACO建议的最基本的调整框架(Bareck,奥地利外科学会外科肿瘤学工作组,http://www.aco-asso.at)。由外科部门(Hermann,Kober)和伊丽莎白女王医院病理学研究所(纽霍尔德)共同牵头,目前外科、病理科和核医科等广泛讨论,就以下指南达成了共识。

1. 甲状腺肿瘤的组织病理学分类

根据UICC(2010),甲状腺癌的主要(最常见)的组织学类型:
- 分化癌
  - 乳头 状癌(包括滤泡状病灶)
  - 滤泡癌(包括所谓的胡尔特勒细胞癌)
- 未分化(间变性)癌
- 髓样癌

此外,现在还区分了

"小(低)分化癌"

它代表分化不良的肿瘤类型,并且就其形态和预后而言位于分化和未分化之间。它可以来自乳头状癌和滤泡状癌。

此外,病理学家的研究发现每个类型还存在一些亚型(表 18),并已经给了定义,这些亚型也可以通过形态学和预后与主要类型区分,各个分型的手术治疗理念是当前学科讨论的主题。

甲状腺癌的情况的变化和过去 30 年的数据情况在第 6 章和第 8 章中有详细介绍,并附有照片。

表 18　甲状腺肿瘤亚型分型的组织学分类

1. 甲状腺良性肿瘤:
滤泡性腺瘤(包括变异型)
透明细胞肿瘤
2. 甲状腺癌:
2.1. 滤泡上皮细胞分化癌
2.1.1. 高度分化癌
2.1.1.1. 乳头状癌:
• 经典类型
• 变异:
微小乳头状小癌滤泡状变异　巨大滤泡状变异
嗜酸细胞(嗜酸性)变异　轻细胞变异
弥漫性硬化变异　高细胞变异　柱状细胞变异
筛状癌
乳头状癌伴有筋膜炎基质
固体变体
乳头状癌伴有局灶岛状成分
乳头状癌伴鳞状或黏液表皮样癌
乳头状癌伴梭形细胞或巨细胞癌
2.1.1.2. 滤泡状癌或嗜酸性滤泡状癌:
亚型:
微小浸润性(包内)甲状腺滤泡状癌
(1)仅仅被膜侵犯,无血管侵犯
(2)轻度血管侵犯(≤3)
包内滤泡癌伴广泛血管浸润(>3)

广泛（大面积的或粗放式）浸润性滤泡状癌

2.1.2. 低分化癌

2.1.3. 未分化（间变性）癌

2.2. 起源于 C 细胞的分化性癌：髓样癌（C 细胞癌）

• 伴或不伴 C 细胞增生

• 伴或不伴粘连形成的基质反应

2.3. 混合成分癌：滤泡细胞／C 细胞-分化癌

• 髓样-滤泡状癌

• 髓样-乳头状癌

2.4. 罕见癌症与其他分化性癌：

鳞状细胞癌

黏液表皮样癌

硬化性黏液表皮样癌

梭形细胞肿瘤伴胸腺样分化肿瘤（SETTLE），伴胸腺样分化癌（CASTLE）

3. 其他甲状腺肿瘤：

畸胎瘤

原发性恶性淋巴瘤和浆细胞肿瘤

血管肉瘤

平滑肌细胞肿瘤

周围神经鞘瘤

副神经节瘤

异位胸腺瘤

孤立性纤维瘤

滤泡树突状网状细胞肿瘤

朗格汉斯细胞性组织细胞增多症

继发性肿瘤

本表根据世卫组织 2004 年的标准修订。

2. 新版 TNM 分期——第 7 版（UICC 2010）

http：／／www. uicc. org

（TNM-Klassifikation maligner Tumore，ed. Wittekind，Meyer，Verlag Wiley-Blackwell，2010，page 55 to 57）

UICC 是一个总部设在瑞士的国际组织，致力于癌症的研究、预防和治疗。UICC 成立于 1933 年。

2002 年第六版甲状腺癌 TNM 分期引起了广大学者的极大不满，因为除其一些细微的修改之外，与甲状腺癌分期特别相关的 T1 期标准从肿瘤大小 ≤ 1 cm（UICC 1997）直接更改为 ≤ 2 cm（UICC 2002）。由于两种分类之间缺乏相容性,长期研究的连续性受到严重限制,特别是乳头状(单灶性)癌≤1 cm(有限根治性方法)的治疗理念与超过 1 cm(甲状腺切除术、淋巴结清扫术和放射性碘治疗)的治疗理念明显不同。在新分期标准(UICC 2010 年第 7 版)中考虑到了这一问题,把 T1 期仍定义为包括≤2 cm 的肿瘤,但分为 T1a(≤1 cm)和 T1b(>1～2 cm)。因此,根据 UICC1997(≤1 cm)所谓的"微小癌"作为 T1 肿瘤对应于UICC 2010 的 T1a 阶段。

现在将轻微外侵的甲状腺肿瘤归到 T3 期,但未分化癌除外,未分化癌被归类为 T4 肿瘤:T4a 仅累及甲状腺被膜,T4b 扩散到甲状腺被膜以外。

1997 年和 2010 年 TNM 分期的比较见所附表 19,表 20 则是与年龄有关的风险分层病期划分。

表 19　甲状腺癌的 pTNM 分类(UICC 2010 与 UICC 1997)

表 19a　肿瘤原发灶比较(UICC 2010 与 UICC 1997)

2010 年第 7 版(2010.1.1)		1997 年第 5 版	
Tx	无法评估原发肿瘤	Tx	同前
T0	无原发肿瘤的表现	T0	同前
T1	肿瘤≤2 cm 是它的最大范围,限于甲状腺	T1	肿瘤最大径线≤1 cm,限于甲状腺内
T1a	肿瘤≤1 cm,仅限于甲状腺		
T1b	肿瘤 >1 至 2 cm,仅限于甲状腺		
T2	肿瘤最大范围 >2 cm 和≤4 cm,仅限于甲状腺	T2	1 cm<肿瘤最大径线≤4 cm,限于甲状腺内
T3	肿瘤最大范围 >4 cm,仅限于甲状腺,或肿瘤有最小的甲状腺外侵(如胸骨甲状肌或甲状腺周围软组织)	T3	肿瘤最大径线 >4 cm,限于甲状腺内
T4a	肿瘤无论大小,超出甲状腺包膜,浸润一个或多个相邻结构,如皮下组织、喉、气管、食道、喉返神经;(对未分化癌来说:T4a=肿瘤无论大小,局限于甲状腺腺体内)	T4	任何大小的肿瘤侵犯到甲状腺以外
T4b	肿瘤侵犯椎前筋膜,或包绕颈动脉或纵隔血管;(对未分化癌来说:T4b=肿瘤无论大小,浸出甲状腺外)		

续表

	2010 年第 7 版（2010.1.1）		1997 年第 5 版
M	无论哪种组织学，多灶性肿瘤	a / b	每个 T 类别的细分： 孤立性肿瘤多灶性肿瘤（最大肿瘤径线决定分期）

*所有未分化的甲状腺癌都被归类为 T4 肿瘤
*T4a：甲状腺内未分化癌局限于甲状腺，手术可切除的肿瘤
*T4b：甲状腺内未分化癌浸出甲状腺，手术不可切除的肿瘤

表 19b 区域淋巴结比较（ UICC 2010 与 UICC 1997 ）

	2010 年第 7 版（2010.1.1）		1997 年第 5 版
Nx	无法评估区域淋巴结	Nx	同前
N0	无区域淋巴结转移表现	N0	同前
N1	区域淋巴结转移	N1	同前
N1a	VI 区淋巴结转移，气管前、气管旁和喉前（Delphian）淋巴结	N1a	同侧颈部淋巴结转移
N1b	转移至其他单侧、双侧或对侧的（I、II、III、IV 和 V 区）颈部淋巴结或上纵隔淋巴结（VII 区）	N1b	双侧淋巴结转移，中线以及对侧颈部淋巴结或纵隔淋巴结转移

表 19c 远处转移的比较（ UICC 2010 与 UICC 1997 ）

Mx	无法评估远处转移
M0	没有远处转移
M1	远处转移

表 20 甲状腺癌的分期分组

乳头状或滤泡状——45 岁以下			
Ⅰ 期	任何一个 T	任何一个 N	M0
Ⅱ 期	任何一个 T	任何一个 N	M1
Ⅲ 期	—	—	—
Ⅳ 期	—	—	—

续表

乳头状或滤泡状——45 岁及以上			
Ⅰ 期	T1a, T1b	N0	M0
Ⅱ 期	T2	N0	M0
Ⅲ 期	T3 T1, T2, T3	N0 N1a	M0
Ⅳ A 期	T1, T2, T3 T4a	N1b N0, N1	M0
Ⅳ B 期	T4b	任何一个 N	M0
Ⅳ C 期	任何一个 T	任何一个 N	M1
甲状腺髓样癌			
Ⅰ 期	T1a, T1b	N0	M0
Ⅱ 期	T2, T3	N0	M0
Ⅲ 期	T1, T2, T3	N1a	M0
Ⅳ A 期	T1, T2, T3 T4a	N1b 任何一个 N	M0
Ⅳ B 期	T4b	任何一个 N	M0
Ⅳ C 期	任何一个 T	任何一个 N	M1
未分化癌(所有的病例都是Ⅳ期)			
Ⅳ A 期	T4a	任何一个 N	M0
Ⅳ B 期	T4b	任何一个 N	M0
Ⅳ C 期	任何一个 T	任何一个 N	M1

3. 术前诊断

3.1. 个人史和家族史,临床表现(必需的)

3.2. 甲状腺超声检查(应该的)

3.3. 颈部淋巴结超声检查(强烈推荐)

3.4. 实验室检查:测定 TSH 和 fT4(必需的),钙(应该的),降钙素(强烈推荐),甲状旁腺激素(可选)

3.5. 喉科检查(强烈推荐)

3.6. ECT 显像(强烈推荐)

3.7. 细针穿刺细胞学诊断(根据需要推荐)

3.8. 颈部器官强化 CT（推荐用于巨大甲状腺肿）

3.9. 进一步检查（根据需求）：

胸部 X 线检查、CT（无造影剂）或 MRI（如果怀疑胸内甲状腺肿或纵隔淋巴结转移），如果怀疑被肿瘤压迫或侵犯,则进行气管镜检查和食管内镜检查

进一步阐述 3.1. 个人史和家族史、临床表现

个人和家族史：

乳头状癌发生的高危因素是：

儿童期颈部区域的射线接触史

来自高辐射地区（白俄罗斯、乌克兰）的儿童更多以家族发病

甲状腺髓样癌（C 细胞癌）发生的高危因素是：

（髓样）甲状腺癌的家族性发生属于 MEN 综合征的疾病

（MEN IIa：家族性出现 C 细胞癌、嗜铬细胞瘤和原发性甲状旁腺功能亢进症。MEN IIb：伴有马方综合征的临床表现,眼睑、嘴唇和舌头上黏膜多发神经瘤。MTC 中恶性程度最高的肿瘤伴有肾上腺等其他器官的恶性肿瘤。）

恶性肿瘤的一般病史特点：

生长速度快

其他器官的恶性疾病

临床表现：

恶性肿瘤可能性大：单发性甲状腺结节,青少年时期发病,触诊表现为固定、凹凸不平的表面,随吞咽活动性差,颈部淋巴结肿大。

晚期肿瘤疾病的表现：

声音嘶哑（喉返神经麻痹）、喘鸣（双侧喉返神经麻痹或气管狭窄）和霍纳氏综合征,头面部水肿、充血。

进一步阐述 3.2. 甲状腺超声检查——恶性特征

低回声结节,周围界限模糊,侵袭性生长,出现细微钙,血管增生,缺少光晕（Morris,《世界外科学杂志》,2008；Frates,《超声学》,2006；

Kim,《美国放射学杂志》,2002;Papini,《临床内分泌与代谢杂志》,2002;
Cappelli,《欧洲内分泌学杂志》,2006)。

进一步阐述 3.3. 颈部淋巴结超声检查——恶性特征

甲状腺乳头状癌和髓样癌即使在瘤体较小阶段也可能发生淋巴结
转移。在任何甲状腺手术之前,颈部淋巴结超声检查应作为常规检查进
行。因为这在有限的术前甲状腺肿物评估手段当中可以起到决定性的
作用,可以推断颈部淋巴结和甲状腺原发灶之间的关系,并且在术中作
为支持或否定颈侧淋巴结清扫的决策标准(Frates,《北美耳鼻喉临床杂
志》,2008;Frates,《超声学》,2006)。

淋巴结阳性(LK)的特征是:

• 类圆形形态;

• 长轴和短轴径线比小于 2:1(颈动脉分岔以下的短轴直径一般应
小于 5 mm,颈动脉分岔以上小于 8 mm);

• 淋巴门缺失;

• 囊性变的淋巴结,结合典型的甲状腺结节,应怀疑为甲状腺乳头
状癌转移;

• 钙化。

进一步阐述 3.4. 实验室检查

TSH 和 FT4 作为甲状腺功能的指标是必不可少的,强烈推荐降
钙素作为甲状腺髓样癌的敏感肿瘤标志物(Scheuba,《外科》,1999;
Karges,《实验和临床内分泌学与糖尿病》,2004;Costante,《临床内分泌
与代谢杂志》,2007),如果降钙素升高,检测胃泌素释放肽前体是必要
的。术前测定甲状腺球蛋白没有意义,也不是很敏感(Pacini,《内分泌研
究杂志》,1980)。术前血钙测定有助于排除伴随的原发性甲状旁腺功能
亢进症;甲状旁腺激素是可以选做的。PTH 数值升高明显,警惕继发性
甲状旁腺功能亢进症(SHPT)的存在(后者常有正常或稍低的血钙水平、
维生素 D 缺乏、慢性肾功能不全,患者国籍和出生地也有意义)。

进一步阐述 3.5. 术前喉镜检查

强烈建议进行检查以排除临床上不明显的喉返神经瘫痪情况。这可能是肿瘤外侵生长的临床表现（Farrag，《喉镜》，2006；Randolph，《外科》，2006；Steurer，《喉镜》，2002；Price，《北美耳鼻喉科临床》，2008）。

进一步阐述 3.6.ECT 显像

经过 ECT 扫描检查可以发现隐匿的冷结节，可以显示位于纵隔或舌骨水平（锥状叶）从甲状腺发出的结节。SPECT 实现了三维观察，孤立的甲状腺外的显像灶可以提示颈部存在摄碘淋巴结，可能是转移灶。除了用 Tc-99m，还可以用碘 131 或碘 123 在怀疑恶性的情况下当作示踪剂。在个别情况下，可以采用 FDG-PET 检查。

进一步阐述 3.7. 细针抽吸穿刺细胞学检查（FNA）

通过对原发肿瘤进行细针穿刺，也可以对颈部可疑淋巴结进行细针穿刺，甲状腺乳头状癌是可以很敏感通过细胞学做出诊断的（Lundgren，《世界外科学杂志》，2008）。在存在可疑淋巴结的情况下，也可以从穿刺洗脱液中进行甲状腺球蛋白测定（Cooper，《甲状腺》，2009）。FNA 还可以诊断"滤泡状肿瘤"，不过滤泡状癌最终还是需要组织学确诊的。如是为了区分肿瘤的恶性程度、分化程度，FNA 通常是不够的。穿刺活检为手术、术前治疗或选择其他治疗方式（例如恶性淋巴瘤）提供了更多的信息。

甲状腺穿刺的细胞学检查结果应该是：

（1）关于可确定诊断的信息进行表述；

（2）细胞图像的明确诊断表达；

（3）根据奥地利细胞学协会（ÖGZ）的建议进行总体分类，这样可以不同的结果去理解不同的诊断信息。

根据以下标准对制片的规范性进行评估：

（1）正确准确的标本和患者识别（申请报告），涂片质量；

（2）染色质量；

（3）涂片中有效的细胞数（至少 7 个细胞组，协会认为至少要 10 个可评估的细胞)。

ÖGZ(奥地利细胞学协会)推荐使用以下诊断术语:

1. 诊断结果组 0——诊断材料不满意或不足

(有正当理由):

缺乏患者或标本标识,载玻片不可修复地破裂,由于固定不合格导致涂片质量差,染色或涂片技术差,视野中大量红细胞覆盖和有诊断意义的细胞太少。

2. 诊断组 A——阴性(= 不怀疑恶性肿瘤),并作以下进一步说明

a)良性的,良性增生性甲状腺结节,结节性甲状腺肿

b)良性甲状腺囊肿 / 囊性结节性甲状腺肿(伴或不伴出血)

c)甲状腺炎症(可以进一步阐明为何种类型)

d)富细胞的滤泡性病变,良性,可能是非肿瘤病变(包括增生性结节、富含胶体的结节、大滤泡腺瘤结节的穿刺物)

3. 诊断结果组 B——需要进一步诊断(不明确的)

a)滤泡性肿瘤,可选倾向性说明,病变在细胞学上考虑是良性还是恶性。在这种细胞学镜下图像可能存在富含细胞的增生性结节,腺瘤性结节,滤泡性腺瘤,高度分化的滤泡状癌,有时主要是滤泡形成的乳头状癌。

b)嗜酸性滤泡性肿瘤(出现嗜酸分化滤泡性腺瘤或癌、增生性甲状腺肿或自身免疫性甲状腺炎的情况下,嗜酸性细胞癌必须与嗜酸性滤泡性肿瘤认真鉴别)。

c)不能排除怀疑乳头状癌或乳头状癌:在乳头状癌的细胞学标准不充分的情况下,至少应该表达对此的怀疑(标准是乳头状结构,典型的细胞核的变化,如细胞核呈毛玻璃样外观、核包涵体、核沟和砂粒体)。

4. 诊断结果 C——明确的恶性证据

如果可能的话,应指定出特定的组织学类型。

手术适应证和细胞学所见:

细胞学检查对甲状腺结节的明确诊断,具有非常重要的意义,但不

是最终组织病理学诊断。即使是良性细胞学发现,也必须通过手术证实可疑甲状腺结节是恶性肿瘤。进一步的手术必须在统筹考虑临床表现、超声、ECT 扫描结果以及相关实验室检查等所有信息的情况下才能确定。

• 绝对的手术适应证是具有明确恶性肿瘤的细胞学所见和所有嗜酸性滤泡状肿瘤的细胞学结果。

• 在对于良性细胞学检查结果中,临床高度怀疑恶性结节,也必须通过手术证实。

• 穿刺已是良性病变,但在穿刺后持续存在或复发的大囊肿也应通过手术来解决。

• 所有穿刺结果为"非典型性"的甲状腺结节,必须在超声引导下再次穿刺,或者必须通过手术证实结节的诊断。甲状腺囊肿是个例外,虽然在细胞学上被评为"非典型性",但其囊内液被抽出后,病灶在穿刺后消失了。

• 对细胞学结果为滤泡性肿瘤的甲状腺结节,下一步的处理要根据 ECT 显像结果来选择:冷结节必须手术,否则,根据其他临床参数定夺。

我们知道,由于细胞学诊断具有一定的假阴性率,所以具有良性穿刺结果的患者也要定期检查,超声低回声结节或 ECT 扫描冷结节,一年内应进行重复穿刺。

进一步阐述 3.8. 颈部 CT 检查和食管造影检查(ap. 和 seitl.)

对于巨大甲状腺肿,强烈建议进行钡餐食道造影检查和颈部 CT 检查,它能显示气管受压、狭窄的程度和食管移位的情况。为气管后甲状腺肿提供了一些证据。同时,异常形态的气管和管腔形态的改变也提示恶性肿瘤的可能。

进一步阐述 3.9. 高级诊断(取决于调查结果)

如果怀疑甲状腺肿瘤的纵隔扩散或怀疑纵隔淋巴结转移(超声检查见中央区明显淋巴结转移),胸部 CT(无造影剂)或 MRI 对于手术计划至关重要(部分需要胸骨切开术,Roka,《欧洲外科学》,2004)。如果需要明确气管或者食道是否被侵犯,或者了解被侵犯的程度,进一步选择气管纤支镜检查和食道内窥镜检查是非常必要的,术前可以对是否能手术或能否做到根治有个预测。在极少数情况下,可能还需要主动脉弓的血管造影检查。

4. 甲状腺和淋巴结的手术方式——规范

4.1　甲状腺手术

甲状腺腺叶切除或甲状腺全切,伴随术前诊断的相应区域淋巴结清扫,是甲状腺癌的标准手术方式。当然,由于不同的组织病理学分型和亚型,可能在实操中有保留少许甲状腺的手术。如下所提到的:保留少许甲状腺组织的术式在"良性甲状腺肿指南"一章中有所阐述。

4.2　区域淋巴结清扫——淋巴结分区(图 58)

颈中央区(K1 区):

全面系统地清扫喉返神经前后、喉前、气管前、甲状旁腺和气管旁淋巴结,下方到上纵隔,以头臂静脉为界(可从科赫的衣领切口入路和取出标本)。

诊断性淋巴结切除术:

切除颈侧淋巴结,以进行术中冰冻病理检查;可从"科赫的衣领切口"中取出。提供颈侧淋巴结转移的组织病理学证据。

功能性颈淋巴结清扫:

K2——右侧颈侧淋巴结,K3——左侧颈侧淋巴结:

在保护颈内静脉、所有神经和颈部肌肉的情况下,整块地将锁骨上的淋巴脂肪组织完整地清除,清扫到颅底。

改良根治性颈淋巴结清扫:

功能性颈淋巴结清扫的基础上,切除颈内静脉。

根治性颈淋巴结清扫:

切除浅表和深层颈部肌肉以及胸锁乳突肌,切除颈内静脉、副神经和颌下腺的颈淋巴结清扫术,实际上临床很少实施过。

功能性颈颈淋巴结清扫、改良根治性颈淋巴结清扫和根治性颈淋巴结清扫术是通过扩大入路和切除范围来实现的。

经胸骨的纵隔淋巴结清扫术（K4 区）：

通过部分（很少是全部）正中纵行胸骨劈开术，切除大的胸骨后肿瘤以及前纵隔（头臂静脉下方）的淋巴脂肪组织。

I 至 VII 区的替代分区（Robbins，《耳鼻咽喉科学文献 —— 头颈外科》，2008）如图 59 所示。

经典的甲状腺癌根治术 / 保守的甲状腺癌根治术的概念：

• 经典根治性手术：甲状腺切除术，完整的颈中央区淋巴结清扫（至少在肿瘤侧）。

• 保守的根治性手术：少许保留的甲状腺切除，无颈中央区淋巴结清扫术。

4.3　神经监测

关于使用神经监测的建议，请参阅良性甲状腺肿指南。无论什么情况下，在手术技术难以识别神经时，如癌症晚期，特别是再次手术时，都强烈建议使用术中喉返神经监测。

还值得一提的是，神经监测在颈侧淋巴结清扫时，尤其是对于颈侧区和颈动脉三角的再次手术时，也有非常大的帮助。膈神经、副神经、舌下神经、面神经的下颌缘支、面神经和喉上神经都可以进行监测。

4.4　甲状旁腺自体移植

请参阅良性甲状腺肿指南。如果存在肿瘤细胞残留的风险，或其他不符合肿瘤安全性的情况，都不建议进行甲状旁腺自体移植。

5. 甲状腺癌的手术策略

5.1　疑似恶性肿瘤的手术计划（表 21）

大量的临床实践表明，怀疑恶性的甲状腺结节很少在术前通过细针穿刺细胞学检查来获得确切诊断。它的诊断一直要等到石蜡切片的检查结果出来才能最终确定。因此，为了尽可能减少不必要的首次手术数量和没必要的甲状腺全部切除术，采用指南的处理原则是必要的。另一方面,也能够避免预防性的、不必要的根治性手术,避免伴随的经典手术并发症(甲状旁腺功能减退、喉返神经麻痹、伤口感染)发生率增加。

表 21 总结了这种处理决策程序。

5.1.1　可能是恶性肿瘤

(触诊发现非常可疑的结节,超声典型的恶性结节形态,淋巴结肿大、可疑细胞学检查)

此时,手术的策略是确定手术范围,对受病灶累及的腺叶给予适当范围的切除,健康甲状腺组织得到保护,甲状旁腺和喉返神经的保护在随后可能(即使需要彻底甲状腺切除)的二次手术中,不再成为重要问题。特别是在高度怀疑甲状腺状癌的情况下,即使没有明确的癌的诊断,除了患侧甲状腺腺叶切除,还建议进行同侧中央区淋巴结的清扫术。因为一旦需要二次手术清扫中央区淋巴结时,它会显著增加并发症的风险。建议尽量开展使用术中冰冻病理检查。

5.1.2　恶性可能性不大

如果在第 5.1.1 节中没有找到所列出的诊断标准,在甲状腺肿多发结节性中孤立的或明显 ECT 扫描的冷结节为恶性的风险可以降至 10% 以下。手术本身的应激和损伤是有限的,但对于背侧结节、占据大部分腺叶或大于 4 cm 的结节,通常建议进行患侧的甲状腺腺叶切除术。腹侧区域和远离甲状腺后被膜的孤立结节可以在不打开 Stelzner 被膜的情况下进行关键区域切除术(结节切除,包括周围部分健康组织)。强烈建议进行快速冰冻切片检查。

5.1.3　基础降钙素升高, 五肽促胃泌素测试为阳性

基础降钙素升高,五肽促胃泌素测试阳性,高达 500 pg/mL。

在这种情况下,至少可以假设存在 C 细胞增生,这取决于组织病理学类型,应被视为癌前病变。降钙素水平增高达到 200 pg/mL 时,没有明确腺体内原发灶,不进行中央区淋巴结清扫,只进行甲状腺切除是合适的。高于 200 pg/mL,建议进行中央区淋巴结清扫术,因为恶性肿瘤的风险显著增加。在快速冰冻病理中如果可以找到几毫米级别的髓样癌病灶,在这些病例中必须进行同侧中央区淋巴结清扫术。因为耗时较

长,术中进行五肽促胃泌素试验存在争议,其意义尚未得到充分评估。根据目前现有的数据,在个别患者中术中测试结果为阴性,预示着术后降钙素水平可能正常,这样会被列入决策列表中(第 21 页)。

在术后确诊的微小髓样癌,要等看术后降钙素的变化过程,结合首次手术的切除范围,考虑是否需要进一步进行甲状腺全切。

基础降钙素升高,五肽促胃泌素试验阳性,高于 500 pg／mL。

五肽促胃泌素测试数值超过 500 pg／mL,甲状腺髓样癌可能性就非常大(Scheuba,《内分泌相关癌症》,2009),因此必须进行甲状腺全部切除术伴中央区淋巴结清扫。颈侧淋巴结是否清扫取决于肿瘤大小、周围浸润的程度、颈部淋巴结超声检查的情况。如有必要,还取决于术中五肽促胃泌素的检测值。如果在随访中降钙素水平持续在高水平,也可以选择二次颈侧淋巴结清扫术。

快速冰冻病理检查和快速石蜡切片诊断如果可及,甲状腺手术应进行冰冻病理检查,例外情况必须合理(例如,无结节的甲状腺肿,或者超声检查仅有孤立高功能腺瘤无其他异常)。诚然,术中快速冰冻病理检查有其客观的局限性:高分化的滤泡状癌与滤泡状腺瘤(滤泡性腺瘤、微浸润的滤泡状癌和乳头状癌滤泡变异)往往无法在快速冰冻病理中鉴别,病理科医生常常给出滤泡性肿瘤的冰冻病理诊断,恶性肿瘤在术后石蜡切片中得到证实或给予排除(Sheu,《内脏手术》,2005)。这也是手术科室所必须接受的。需要快速石蜡病理快速处理此类病例,以便最迟可在 48～72 小时内提供明确的病理诊断。

271 病例中如果要评估是否存在真正的被膜侵犯,只能通过多部位的取材进行病理诊断,并且让经过手术损伤的甲状腺结节,保证没有组织被膜的损伤是很难的,很多时候这个麻烦是外科医生自己制造的。所以,外科医师在手术中一定要操作轻柔,以免甲状腺被膜受到损伤而影响病理诊断,为术中冰冻病理诊断提供满意的标本。在使用器械的时候避免甲状腺叶损伤,尤其是避免甲状腺结节的被膜损伤,特别是对于体积较大的质软肿瘤和颈部手术操作不方便的标本,或通过"最小"切口、颈外入路完成的手术取出的标本。另外,为了大体观评估,外科医生应该严格避免在手术台上不规范地剖开手术标本,这一步最好留给病理科去做。

与病理科的沟通很重要,一旦术中被评估为良性的结节被冰冻病理报告为恶性,通过电话与病理科沟通是非常必要的,以便讨论是否做甲状腺全切除术,并在必要时及时一期完成。

5.2　确认为恶性——"经典根治"与"改良根治"分化型甲状腺癌的新建议

最近的研究表明,分化型甲状腺癌的治疗必须根据组织学亚型和肿瘤大小予以相应调整。直到前段时间,标准化的治疗原则才植入了传统的肿瘤根治性理念。国际上很流行的做法是在初次进行彻底手术和随后的放射性碘治疗。进行全甲状腺切除,同时清扫中央区淋巴结和进行颈侧淋巴结诊断性切除(取可疑阳性淋巴结用来冰冻病理评估是否进行颈侧淋巴结清扫)。建议同期(在淋巴结阳性时延长切口到颈外侧)行全甲状腺切除、中央区淋巴结清扫和颈侧淋巴结清扫术,以便随后的放射性碘治疗。微小乳头状癌和没有脉管侵犯的微浸润滤泡状癌(MIFTC)除外,因为这两种病理类型都有良好预后,并且通过改良的根治手术就能得到充分治疗。

5.2.1　甲状腺滤泡状癌

针对 MIFTC(微浸润甲状腺滤泡状癌)的新建议:

根据最新观点,无论原发肿瘤的大小、患者的年龄以及组织学分型如何,在甲状腺滤泡状癌(FTC)中都进行中央区清扫和颈侧淋巴结诊断性切除已经不被推荐了。

a)新的病理亚型区分了不同程度的浸润和不同的预后。考虑到这种情况,在积极的原则中也必须区别对待(Lang,《美国外科病理学杂志》,1986;Williams,《国际外科病理学杂志》,2000;Rosai,《内分泌病理学杂志》,2005;Van Heerden,《外科》,1992)。

b)一方面,淋巴结转移极其罕见,通常不推荐淋巴结清扫术,另一方面,由于中央区清扫引起的并发症率明显更高(Asari,《外科学年鉴》,2009;Chow,《癌症》,2002;Collini,《魏尔啸文献》,2003;Dralle,《外科医生》,2009;Pacini,《欧洲内分泌杂志》,2006;Shaha,《外科》,1995;

Steinmüller,《欧洲外科学杂志》,2000；Thompson,《癌症》,2001）；只有明确存在淋巴结转移的情况下,才考虑进行淋巴结清扫,这样对整体预后起到更好的作用。

c）微小滤泡状癌（10 mm 及以下）实际很罕见的,大多是被误诊的乳头状癌（Clerici,《英国外科学杂志》,2010）。

由于肿瘤侵犯被膜和侵犯血管的程度差异很大,Rosai 在 2005 年对甲状腺滤泡状癌进行了以下分类：

> 1. 微浸润被膜的甲状腺滤泡状癌（MIFTC）
> a）仅仅被膜侵犯
> b）伴有有限的血管浸润（≤ 3）
> 2. 被膜内甲状腺滤泡状癌伴广泛血管浸润（>3）
> 3. 广泛浸润的甲状腺滤泡状癌,肿瘤浸出被膜广泛浸润性,甚至没有可见的包膜边界

只有对被膜内结节进行了彻底取材,或者从被膜内找出 10 个肿瘤病灶,才能把侵袭程度定义为“微浸润”。大量研究表明,MIFTC 在没有或局限脉管浸润的情况下具有良好的预后,即使进行有限的根治性手术,也不会发生局部复发。在微浸润的情况下淋巴结转移是不会发生的,远处转移更是一种罕见现象。因此,根据组织学亚型,改良的根治性手术（单侧甲状腺切除术,不做中央区淋巴结清扫）可以被认为是肿瘤学上安全的手术（Collini,《组织病理学》,2004；Gemsenjäger,《世界外科学杂志》,1997；Huang,《外科肿瘤学》,2009；Van Heerden,《外科》,1992）。

> 针对滤泡状癌不同的病理情况,提出了相应的治疗概念的建议（Hermann,《外科医生》,2010）：
> 对于 MIFTC,在以下情况下,进行保守的根治手术（单侧甲状腺切除术）是可以的：
> a）仅仅侵犯包膜的滤泡状癌,没有脉管侵犯的囊内癌（在目前的研究情况下,是否应将肿瘤大小 4 cm 作为保守手术的界线尚不明确）。

b）可选的：包膜内滤泡状癌伴有限的血管浸润（最多三处脉管侵犯，进行甲状腺全部切除）。这么做是可行的，但还没有充分的数据支持，因此只能在审慎的情况下进行。

没有证据显示需要进行系统性淋巴结清扫术。

一般而言，FTC 不建议进行系统性淋巴结清扫术，MIFTC 也更不建议进行。晚期 FTC 和术前或术中证明有淋巴结转移时建议给予清扫，以避免局部区域复发。

放射性碘治疗

a）MIFTC 可以豁免放射碘治疗

b）如果实施了全甲状腺切除术，对于伴有有限脉管浸润的包膜内滤泡状癌，可选择放射碘治疗（取决于随访的 TG 水平）

c）必须进行放射碘治疗

• 包膜内甲状腺滤泡状癌中，伴有广泛的脉管浸润

• 广泛浸润性甲状腺滤泡状癌

• 对于所有超过 4 cm 的肿瘤或有甲状腺外侵的

• 存在远处转移的

5.2.2 乳头状癌——分化较好的类型

直径超过 1 cm 的甲状腺乳头状癌的常规手术包括全甲状腺切除术和中央区淋巴结清扫术。根据目前的观点，通常不需要颈侧预防性淋巴结清扫术。如果发生颈侧淋巴结复发（尽管进行了放射性碘治疗），在未进行手术的颈外侧三角区进行择区颈清扫的手术风险更小，并且肿瘤学上比以往更积极的"非根治"淋巴结活检更安全。

颈侧淋巴结清扫适用于触诊、超声或术中宏观检查中疑似淋巴结阳性的患者。它是否可以局限于颈侧的某些区域清扫，尚未得到数据的充分证实。微小乳头状癌（直径≤ 1 cm；pT1a）不受此限制：通过全面、细致的病理学检查，在良性诊断过程切除的甲状腺叶或在大的结节性甲状腺肿切除标本中，偶然被诊断的情况并不罕见。由于当时主要的手术适应证而实行的手术方法，在大多数情况下被认为是足够的（Keminger，

《中央手术学》,1989;Cooper,《美国甲状腺指南》,2009;《英国甲状腺指南》,2007;Pacini,《欧洲内分泌杂志》,2006;Dralle,《德国内分泌学会指南》,2007;Passler,《英国外科学杂志》,2005;Bilimoria,《外科学年鉴》,2007)。多发微小乳头状癌通常被认为部分是目前根治性手术的原因,但同样没有基于数据的证据。我们自己患者的随访结果表明,多灶并不理所当然就是一个危险因素。手术策略目前是有争议的话题,并允许个人决定治疗方式。例如,1 mm 或 2 mm 的两个腺体内的病灶或几个外侵的病灶,再或直径直到 9 mm,处理策略应该是有区别的。在个别情况下,与病理学家在肿瘤委员会中讨论的意见,最后通知患者手术,其中就有支持或反对甲状腺完全切除的意见。

众所周知,即使在早期阶段,微小乳头状癌也可以存在广泛淋巴结转移。这些罕见的个案病例通常在术前临床上已经发现,或者可以在手术前通过颈部淋巴结超声及时发现。因此,临床和超声检查怀疑淋巴结转移,弥漫性硬化性肿瘤类型,与甲状腺被膜密切关系或侵出甲状腺被膜,以及颈部淋巴结活检发现的转移癌(即使在微小乳头状癌病例中),也是根治性手术的明确指征。

5.2.3 再次完整切除——考量因素和时间点

在以下情况下推荐再次完全切除:

• 在部分切除甲状腺后,如果需要放射性碘治疗并且甲状腺残留较多不能消融,术后偶然发现分化型甲状腺癌(考虑到上述例外情况);

• R1 或 R2 切除术;

• 术后检测淋巴结或远处转移。

必要的再手术选择最有利时间范围是术后第 2 到 5 天,只要在上次手术中完整的甲状腺手术(残留部分腺叶,未行中央区淋巴结清扫术)完成。如果无法满足这一期限,建议在权衡所有风险后将二次手术推迟至少 3 个月,以免在愈合阶段粘连而分不清组织层次(Dralle,《德国医学周刊》,2009;Scheumann,《欧洲外科学杂志》,1996;Walgenbach,《中央手术学》,2002)。如果再手术仅涉及对侧,上次手术没有甲状腺叶残留,没有发现肿大可疑淋巴结,那么二次手术随时都可以。

表21　对疑似甲状腺恶性病变发现的决策支持，术前未证实恶性肿瘤

临床初始状态	分型亚型/术前术中评估	首次手术范围	冰冻病理结果	是否扩大手术	备注
a) 可能为恶性（大体触诊发现、超声检查非常可疑、淋巴结肿大、细胞学检查可疑）参见5.1.1	可能是滤泡状癌	单侧甲状腺切除术	阴性或"滤泡状肿瘤"	手术足够的	如果石蜡切片未见MIFTC,参见5.3.1
			阳性"滤泡状癌"	甲状腺切除	参见5.3.1
	可能是乳头状癌	单侧甲状腺切除术、同侧中央区淋巴结清扫术	阴性	手术足够的	—
			阳性	甲状腺切除中央区淋巴结清扫	如果怀疑颈侧（触诊、术中宏观）出现淋巴结转移→诊断性、部分或完全颈侧淋巴结切除
b) 不太可能恶性肿瘤（通常冷结节的风险小于10%），参见5.1.2	占据腺叶或超过4 cm结节	单侧甲状腺切除术	阴性或者"滤泡状肿瘤"	手术足够的	—
			滤泡状癌	甲状腺切除	—
			乳头状癌	甲状腺切除中央区淋巴结清扫	如果怀疑颈侧淋巴结转移（触诊、超声检查、术中宏观）→诊断性、部分或完全颈侧淋巴结切除
	单侧靠近腹背侧腺瘤或高功能腺瘤或孤立结节，当与后背膜有安全距离时	关键的功能结节切除（具有较宽的"健康"组织层），无须打开腺体后背膜	阴性或者"滤泡状肿瘤"	手术足够的	—
			滤泡状癌	甲状腺切除	—
			乳头状癌	甲状腺切除中央区淋巴结清扫（微小癌除外）	如果怀疑颈侧淋巴结转移（触诊、超声检查、术中宏观）→诊断性、部分或完全颈侧淋巴结切除

续表

临床初始状态	分型亚型/术前术中评估	首次手术范围	冰冻病理结果	是否扩大手术	备注
c) 基础降钙素升高	胃泌素释放肽前体检测值到 200 pg/mL	甲状腺全切除术	阴性，未发现髓样癌转移同淋巴结	手术足够的	—
			阳性	当淋巴结阳性时，进行同侧中央区淋巴结清扫术	—
	胃泌素释放肽前体检测值在 200 至 500 pg/mL	甲状腺切除术（建议进行中央区淋巴结清扫术）	阳性（髓样癌<1 cm）	中央区淋巴结清扫是必需的，颈侧淋巴结清扫仅在中央区淋巴结有转移时进行，侧淋巴结有转移查阳性和/或超声检查阳性和中胃泌素释放肽前体阳性	在术后持续升高的降钙素-髓侧淋巴结切除术是有意义的处理程序
			未发现癌	手术足够的	—
			大于 1 cm 的癌、单灶性、中央区淋巴结阴性	如果考虑没有颈侧淋巴结转移，则首次手术足够了	对于持续升高的降钙素-完成手术（颈侧淋巴结清扫）
	胃泌素释放肽前体检测值超过 500 pg/mL	甲状腺切除术与双侧中央区淋巴结清扫术（强制性）	小于 1 cm 但组织组织脱模反应和/或中央区淋巴结转移和/或颈部淋巴结超声检查病理性阳性	经典的颈侧淋巴结清扫	多灶性病灶，类似于乳头状，进一步扩大手术没有明确意见
			髓样癌>1 cm	经典的颈侧淋巴结清扫	

5.2.4　侵出甲状腺的分化型癌伴邻近器官浸润的特殊情况

气管、食道和喉等器官的微浸润。如果为食道，在保证黏膜完整的情况下，即所谓的"剥脱"（去除外壁层），从肿瘤安全性来讲，切除食道肌层就足够了。邻近器官的广泛浸润，是要扩大手术范围，实现最大程度的根治（R0 切除术），实施（半）喉切除术、气管／食管（部分）切除术。在个别情况下，并考虑到肿瘤病理类型、分期和可能的远处转移，患者年龄和一般状况，做充分的沟通征求患者意见后制定治疗策略。

6. 甲状腺髓样癌（C 细胞癌）

对于 1 cm 以下的甲状腺髓样癌，最小的手术范围是进行甲状腺切除术（原发侧、对侧）和同侧中央区淋巴结清扫术。颈侧淋巴结诊断性切除或系统性淋巴结清扫取决于几个因素（肿瘤分期、术前超声检查淋巴结状态、术中五肽促胃泌素测试、粘连形成的基质反应等），必须进行个体化的讨论。

在超过 1 cm 的肿瘤中，同侧颈侧淋巴结清扫在以前是强制性的，根据上述诸指标而定。二期实施也可以取决于术后降钙素检测水平，术后降钙素是有必要定期检测的。

双侧、多灶性肿瘤以及两个甲状腺叶标本全面组织病理学检查后，C 细胞增生（癌前期）的免疫组织化学报告是家族性聚集肿瘤发生的重要线索。家族遗传学检查必须在患者同意的情况下进行，RET 原癌基因典型突变的分子生物学诊断，必须要求家族参加遗传学筛查。这里不对检测基因突变的程序有更详细的解释，但有相关参考文献（Kloos,《甲状腺》,2009）。

粘连形成的基质反应（DSR）

DSR 的定义是侵袭性上皮肿瘤细胞之间新形成的胶原基质，这在正常甲状腺组织中是没有的。在缺失 DSR 的情况下，是不会发生淋巴结转移的。因此对于术中快速冰冻病理可以排除 DSR 的患者，则可以免除颈侧淋巴结清扫（Scheuba,《世界外科学杂志》,2006）。

7. 甲状腺(间变性癌)癌未分化

间变性癌是甲状腺最具侵袭性的恶性肿瘤,发病率在 $1\%\sim2\%$ 之间。通常在肿瘤初始诊断的阶段就没有根治性手术(R0 切除)机会。在这种情况下,建议对甲状腺肿瘤和区域淋巴结进行穿刺活检,做出组织病理学诊断和鉴别诊断。如果是甲状腺原发淋巴瘤,借助化疗(CHOP 方案)和单克隆抗体治疗,无须手术。

被组织病理学证实的甲状腺未分化癌,先给予新辅助治疗,化疗、放疗、尝试靶向治疗。如果新辅助治疗能降期(有反应),再进行手术。手术应力争甲状腺切除术和淋巴结清扫,在确认对侧甲状腺叶没有肿瘤的情况下,单侧甲状腺切除伴中央区淋巴结清扫是充分和合理的。以便不安全的气管、复发再手术或其肿瘤导致并发症的情况下,健康侧的甲状腺被膜没有受到干扰,从而规避严重并发症的风险。治疗的主要目标是局部肿瘤控制,应尽可能避免气管切开术。

可切除性和可治疗性评估

通过相应的内镜检查(如果可能的话,通过肿瘤浸润的组织学活检)了解下咽部、喉、气管或食道是否被未分化癌浸润,作为是否能 R0 切除的标准。

参考文献

[1] Agarwal A, Mishra SK. Post-thyroidectomy haemorrhage: an analysis of critical factors in successful management. J Indian Med Assoc 1997;95:418-9

[2] Agarwal G, Agarwal V. Is total thyroidectomy the surgical procedures of choice for benign multinodular goiter? An evidence-based review. World J Surg 2008;32:1313-24

[3] Akerstrom G, Malmaeus J, Bergstrom R. Surgical anatomy of human parathyroid glands. Surgery 1984;95:14-21

[4] Altunbas H, Balci MK, Yazicioglu G, Semiz E, Ozbilim G, Karayalcin U. Hypocalcemic cardiomyopathy due to untreated hypoparathyroidism. Horm Res 2003;59:201-4

[5] Alvarado R, Sywak MS, Delbridge L, Sidhu SB. Central lymph node dissection as a secondary procedure for papillary thyroid cancer: Is there added morbidity? Surgery 2009;145:514-8

[6] Arlt W, Fremerey C, Callies F, Reincke M, Schneider P, Timmermann W, Allolio B. Well-being, mood and calcium homeostasis in patients with hypoparathyroidism receiving standard treatment with calcium and vitamin D. Eur J Endocrinol 2002;146:215-22

[7] Asari R, Koperek O, Scheuba C, Riss P, Kaserer K, Hoffmann M, Niederle B. Follicular thyroid carcinoma in an iodine-replete endemic goiter region: a prospectively collected, retrospectively analyzed clinical trial. Ann Surg 2009;249:1023-31

[8] Asari R, Niederle BE, Scheuba C, Riss P, Koperek O, Kaserer K, Niederle B. Indeterminate thyroid nodules: A challenge for the surgical strategy. Surgery 2010 Mar 23

[9] Barakate MS, Agarwal G, Reeve TS, Barraclough B, Robinson B, Delbridge LW. Total thyroidectomy is now the preferred opti-on for the surgical management of Graves' disease. ANZ J Surg 2002; 72: 321-4

[10] Barbaros U, Erbil Y, Aksakal N, Citlak G, Issever H, Bozbora A, Ozarmaǧan S. Electrocautery for cutaneous fap creation during thyroidectomy: a randomised, controlled study. J Laryngol Otol 2008; 122: 1343-8

[11] Barczyn'ski M, Konturek A, Cichon' S. Randomized clinical trial of visualization versus neuromonitoring of recurrent laryngeal nerves during thyroidectomy. Br J Surg 2009; 96: 240-6

[12] Bareck E, Hermann M, Neuhold N, et al. Maligne Tumore der Schilddrüse-Manual der ACO-ASSO (Arbeitsgemeinschaft Chirurgische Onkologie der Österreichischen Gesellschaft für Chirurgie) 2010 http: // www. acoasso. at / manual / aktuell / schilddr / inhalt. html

[13] Beldi G, Kinsbergen T, Schlumpf R. Evaluation of intraoperative recurrent nerve monitoring in thyroid surgery. World J Surg 2004; 28: 589-91

[14] Bellatone R, Lombardi CP, Bossola M, Boscherini M, De Crea C, Alesina P, Traini E, Princi P, Raffaelli M. Total thyroidectomy for management of benign thyroid disease: review of 526 cases. World J Surg 2002; 26: 1468-71

[15] Benhidjeb T, Wilhelm T, Harlaar J, Kleinrensink GJ, Schneider TA, Stark M. Natural orifce surgery on thyroid gland: totally transoral video-assisted thyroidectomy (TOVAT): report of frst experimental results of a new surgical method. Surg Endosc 2009; 23: 1119-20

[16] Bentrem DJ, Rademaker A, Angelos P. Evaluation of serum calcium levels in predicting hypoparathyroidism after total / near total thyroidectomy or parathyroidectomy. Am Surg 2001; 67: 249-52

[17] Benumof JL. Management of the diffcult airway. Ann Acad Med Singapore 1994;23;589-91

[18] Benvenga S, Trimarchi F. Changed presentation of Hashimoto 's thyroiditis in North-Eastern Sicily and Calabria (Southern Italy) based on a 31-year experience. Thyroid 2008;18;429-41

[19] Bergamaschi R, Becouarn G, Ronceray J, Arnaud JP. Morbidity of thyroid surgery. Am J Surg 1998;176;71-5

[20] Bergenfelz A, Jansson S, Kristoffersson A, Mårtensson H, Reihnér E, Wallin G, Lausen I. Complications to thyroid surgery;results as reported in a database from a multicenter audit comprising 3,660 patients. Langenbecks Arch Surg 2008;393;667-73

[21] Bilimoria KY, Bentrem DJ, Ko CY, Stewart AK, Winchester DP, Talamonti MS, Sturgeon C. Extent of surgery affects survival for papillary thyroid cancer. Ann Surg 2007;246;375-84

[22] Blind E, Fassnacht M, Korber C, Korber-Hafner N, Reiners C, Allolio B. Schwere Vitamin-D (Dihydrotachysterol)-Intoxikati on mit spontan reversibler Anämie und Biphosphonat-responsiver Hyperkalziämie. Dtsch Med Wochenschr 2001;126;21-4

[23] Blind E. Hypoparathyreoidismus-Symptomatik, Probleme, Therapie, Ziele. 23. Arbeitstagung der CAEK, 26. -27. November 2004, Wien Bouville A, Likhtarev IA, Kovgan LN, Minenko VF, Shinkarev SM, Drozdovitch VV. Health Phys 2007;93;487-501

[24] Böttger T. Morbus Basedow-Thyreoidektomie oder subtotale Resektion? Zentralbl Chir 1997;122;231-5

[25] Bron LP, O'Brien CJ. Total thyroidectomy for clinically benign disease of the thyroid gland. Br J Surg 2004;91;569-74

[26] Burkey SH, van Heerden JA, Thompson GB, Grant CS, Schleck CD, Farley DR. Reexploration for symptomatic hematomas after cervical exploration. Surgery 2001;130;914-20

[27] Cappelli C, Castellano M, Pirola I, Gandossi E, De Martino E,

Cumetti D, Agosti B, Rosei EA. Thyroid nodule shape suggests malignancy. Eur J Endocrinol 2006; 155: 27-31

[28] Caturegli P, Kimura H, Rocchi R, Rose NR. Autoimmune thyroid diseases. Curr Opin Rheumatol 2007; 19: 44-8

[29] Cernea CR, Nishio S, Hojaij FC. Identifcation of the external branch of the superior laryngeal nerve (EBSLN) in large goiters. Am J Otolaryngol 1995; 16: 307-11

[30] Chan FK, Tiu SC, Choi KL, Choi CH, Kong AP, Shek CC. Increased bone mineral density in patients with chronic hypoparathy-roidism. J Clin Endocrinol Metab 2003; 88: 3155-9

[31] Chan WF, Lang BHH, Lo CY. The role of intraoperative neuromonitoring of recurrent laryngeal nerve during thyroidectomy: a comparative study on 1000 nerves at risk. Surgery 2006; 140: 866-73

[32] Chiang FY, Wang LF, Huang YF, Lee KW, Kuo WR. Recurrent laryngeal nerve palsy after thyroidectomy with routine identifcation of the recurrent laryngeal nerve. Surgery 2005; 13: 342-7

[33] Chiang FY, Lin JC, Wu CW, Lee KW, Lu SP, Kuo WR, Wang LF. Morbidity after total thyroidectomy for benign thyroid disease: Comparison of Graves ' Disease and Non-Graves ' diseas. Kaohsiung J Sci 2006; 22: 554-9

[34] Choe JH, Kim SW, Chung KW, Park KS, Han W, Noh DY, Oh SK, Youn YK. Endoscopic Thyroidectomy Using a New Bilateral Axillo-Breast Approach. World J Surg 2007; 31: 601-6

[35] Chow SM, Law SCK, Mendenhall WM, Au SK, Yau S, Yuen KT, Law CC, Lau WH. Follicular Thyroid Carcinoma, Prognostic Factors and the Role of Radioiodine. Cancer 2002; 95: 488-98

[36] Chung YS, Choe JH, Kang KH, Kim SW, Chung KW, Park KS, Han W, Noh DY, Oh SK, Youn YK. Endoscopic thyroidectomy for thyroid malignancies: comparison with conventional open thyroidectomy. World J Surg 2007; 31: 2302-8

[37] Clark OH. Total thyroidectomy: the treatment of choice for patients with differentiated thyroid cancer. Ann Surg 1982; 196: 361-70

[38] Clerici T, Kolb W, Beutner U, Bareck E, Dotzenrath C, Kull C, Niederle B. German Association of Endocrine Surgeons. Diagnosis and treatment of small follicular thyroid carcinomas. Br J Surg 2010; 97: 839-44

[39] Collini P, Sampietro G, Rosai J, Pilotti S. Minimally invasive (encapsulated) follicular carcinoma of the thyroid gland is the low-risk counterpart of widely invasive follicular carcinoma but not of insular carcinoma. Virchows Arch 2003; 442: 71-6

[40] Collini P, Sampierto G, Pilotti S. Extensive vascular invasion is a marker of risk of relapse in encapsulated non-Hurthle cell follicular carcinoma of the thyroid gland: a clinicopathologic study of 18 consecutive cases from a single institution with a 11-year median follow-up. Histopathology 2004; 44: 35-9

[41] Cooper D. Hyperthyroidism. Lancet 2003; 362: 459-68

[42] Cooper DS, Doherty GM, Haugen BR, Kloos RT, Lee SL, Mandel SJ, Mazzaferri EL, McIver B, Pacini F, Schlumberger M, Sherman SI, Steward DL, Tuttle RM. Revised american thyroid association management guidelines for patients with thyroid nodules and differentiated thyorid cancer. Thyroid 2009; 19: 1167-1214

[43] Costante G, Meringolo D, Durante C, Bianchi D, Nocera M, Tumino S, Crocetti U, Attard M, Maranghi M, Torlontano M, Filetti S. Predictive value of serum calcitonin levels for preoperative diagnosis of medullary thyroid carcinoma in a cohort of 5817 consecutive patients with thyroid nodules. J Clin Endocrinol Metab 2007; 92: 450-5

[44] Dionigi G, Rovera F, Boni L, Castano P, Dionigi R. Surgical site infections after thyroidectomy. Surg Infect 2006; 7: S117-20

[45] Dionigi G, Rovera F, Boni L, Dionigi R. Surveillance of surgical site infections after thyroidectomy in a one-day surgery setting. Int J Surg

2008; 6: S13-5

[46] Dionigi G, Boni L, Rovera F, Rausei S, Castelnuovo P, Dionigi R. Postoperative laryngoscopy in thyroid surgery: proper timing to detect recurrent laryngeal nerve injury. Langenbecks Arch Surg 2010; 395: 327-31

[47] Dobnig H, Turner RT. The effects of programmed administration of human parathyroid hormone fragment (1-34) on bone histomorphometry and serum chemistry in rats. Endocrinology 1997; 138: 4607-12

[48] Dralle H, Sekulla C, Haerting J, Timmermann W, Neumann HJ, Kruse E. Risk factors of paralysis and functional outcome after recurrent laryngeal nerve monitoring in thyroid surgery. Surgery 2004; 136: 1310-22

[49] Dralle H, Sekulla C, Lorenz K, Grond S, Irmscher B. Ambulante und kurzzeitstationäre Schilddrüsen- und Nebenschild-drüsenchirurgie. Chirurg 2004; 75: 131-43

[50] Dralle H. Inzidentalome der Schilddrüse. Überdiagnostik und-therapie gesunder Schilddrüsenkranker? Chirurg 2007; 78: 677-86

[51] Dralle H. Leitlinien zur Therapie der malignen Schilddrüsentumoren. Kongressband der 37. Jahrestagung der Sektion Schilddrüse der Deutschen Gesellschaft für Endokrinologie. Potsdam, 1. -3. 11. 2007

[52] Dralle H, Sekulla C, Lorenz K, Brauckhoff M, Machens A. The German IONM Study Group. Intraoperative Monitoring of the Recurrent Laryngeal Nerve in Thyroid Surgery. World J Surg 2008; 32: 1358-66

[53] Dralle H, Lorenz K, Machens A. Chirurgie der Schilddrüsenkarzinome. Chirurg 2009; 80: 1069-83

[54] Dralle H, Lorenz K, Machens A, Nguyen Thanh P. Postoperativer Zufallsbefund Schilddrüsenkarzinom: chirurgisches Konzept. Dtsch Med Wochenschr 2009; 134: 2517-20

[55] Dralle H. Rekurrens- und Nebenschilddrüsenpräparation in der Schilddrüsenchirurgie. Chirurg 2009; 80: 352–63

[56] Efremidou EI, Papageorgiou MS, Liratzopoulos N, Manolas KJ. The effcacy and safety of total thyroidectomy in the management of benign thyroid disease: a review of 932 cases. Can J Surg 2009; 52: 39–44

[57] Faibis F, Sapir D, Luis D, Laigneau P, Lepoutre A, Pospisil F, Borgey F, Demachy MC, Botterel F. Severe group a streptococcus infection after thyroidectomy: report of three cases and review. Surg Infect 2008; 9: 529–31

[58] Farrag TY, Samlan RA, Lin FR, Tufano RP. The utility of evaluating true vocal fold motion before thyroid surgery. Laryngoscope 2006; 116: 235–8

[59] Filho JG, Kowalski LP. Postoperative complications of thyroidectomy for differentiated thyroid carcinoma. Am J Otolaryngol 2004; 25: 225–30

[60] Flynn MB, Lyons KJ, Tarter JW, Ragsdale TI. Local complications after surgical resection for thyroid carcinoma. Am J Surg 1994; 168: 404–7

[61] Foster RS Jr. Morbidity and mortality after thyroidectomy. Surg Gynecol Obstet 1978; 146: 423–9

[62] Frates MC, Benson CB, Charboneau JW, Cibas ES, Clark OH, Coleman BG, Cronan JJ, Doubilet PM, Evans DB, Goellner JR, Hay ID, Hertzberg BS, Intenzo CM, Jeffrey RB, Langer JE, Larsen PR, Mandel SJ, Middleton WD, Reading CC, Sherman SI, Tessler FN. Management of thyroid nodules detected at US: Society of Radiologists in Ultrasound consensus conference statement. Ultrasound 2006; 22: 231–40

[63] Frates MC. Ultrasound in recurrent thyroid disease. Otolaryngol Clin North Am 2008; 41: 1107–16

[64] Gemsenjäger E. Zur Strumachirurgie von Kocher bis heute. Schweiz

Med Wochenschr 1993; 123: 207-13

[65] Gemsenjäger E, Heitz PU, Martina B. Selective Treatment of Differentiated Thyroid Carcinoma. World J Surgery 1997; 21: 546-52

[66] Gimm O, Sekulla C, Lorenz K, Brauckhoff M, Ukkat J, Dralle H. Postoperativer Hypoparathyreoidismus: Volume und Outcome. Ergebnisse einer Multicenterstudie aus 63 Krankenhäusern mit 16. 000 Patienten. 23. Arbeitstagung der CAEK, 26. -27. November 2004, Wien

[67] Glinoer D, Andry G, Chantrain G, Samil N. Clinical aspects of early and late hypocalcaemia after thyroid surgery. Eur J Surg Oncol 2000; 26: 571-7

[68] Godballe C, Madsen AR, Pedersen HB, Sørensen CH, Pedersen U, Frisch T, Helweg-Larsen J, Barfoed L, Illum P, Mønsted JE, Becker B, Nielsen T. Post-thyroidectomy hemorrhage: a national study of patients treated at the Danish departments of ENT Head and Neck Surgery. Eur Arch Otorhinolaryngol 2009; 266: 1945-52

[69] Goretzki PE, Schwarz K, Brinkmann J, Wirowski D, Lammers BJ. The impact of intraoperative neuromonitoring (IONM) on surgical strategy in bilateral thyroid diseases: is it worth the effort? World J Surg 2010; 34: 1274-84

[70] Gough J, Scott-Coombes D, Fausto Palazzo F. Thyroid incidentaloma: an evidence-based assessment of management strategy. World J Surg 2008; 32: 1264-8

[71] Harach HR, Escalante DA, Day ES. Thyroid cancer and thyroiditis in Salta, Argentina: a 40-yr study in relation to iodine prophylaxis. Endocr Pathol 2002; 13: 175-81

[72] Harach HR, Ceballos GA. Thyroid cancer, thyroiditis and dietary iodine: a review based on the Salta, Argentina model. Endocr Pathol 2008; 19: 209-20

[73] Hardy RG, Forsythe JL. Uncovering a rare but critical complication

following thyroid surgery: an audit across the UK and Ireland. Thyroid 2007; 17: 63-5

[74] Hasse C, Schrezenmeir J, Stinner B, Schark C, Wagner PK, Neumann K, Rothmund M. Successful allotransplantation of microencapsulated parathyroids in rats. World J Surg 1994; 18: 630-4

[75] Hasse C. Hypoparathyreoidismus, in: Siewert JR, Harder F, Rothmund M (Hrsg). Praxis der Viszeralchirurgie-Endokrine Chirurgie; Berlin: Springer, 2000: 320-9

[76] Heidegger T, Gerig HJ, Henderson JJ. Strategies and algorithms for management of the diffcult airway. Best Pract Res Clin Anaesthesiol 2005; 19: 661-74

[77] Heitz U, Klöppel G. Nebenschilddrüsen. In: Böcker W, Denk H, Heitz PU (Hrsg). Pathologie. München: Urban und Fischer, 2001: 399-403

[78] Helm M, Gries A, Mutzbauer T. Surgical approach in diffcult airway management. Best Pract Res Clin Anaesthesiol 2005; 19: 623-40

[79] Hermann M, Keminger K, Kober F, Nekahm D. Risikofaktoren der Recurrensparese-eine statistische Analyse an 7. 566

[80] Strumaoperationen. Chirurg 1991; 62: 182-8

[81] Hermann M, Roka R, Richter B, Freissmuth M. Thyroid surgery in untreated severe hyperthyroidism: Perioperative kinetics of free thyroid hormones in the glandular venous effuent and peripheral blood. Surgery 1994; 115: 240-5

[82] Hermann M, Roka R, Richter B, Freissmuth M. Early relapse after surgery for Grave's disease: Postoperative hormone kinetics and outcome after subtotal, near total and total thyroidectomy. Surgery 1998; 124: 894-900

[83] Hermann M, Roka R, Richter B, Koriska K, Göbl S, Freissmuth M. Reoperation as treatment of relapse after subtotal thyroidectomy in Graves' disease. Surgery 1999; 125: 522-8

[84] Hermann M, Alk G, Roka R, Glaser K, Freissmuth M. Laryngeal Recurrent Nerve Injury in Surgery for Benign Thyroid Diseases: Effect of Nerve dissection and Impact of Individual Surgeon in more than 27, 000 Nerves at Risk. Ann Surg 2002; 235: 261-8

[85] Hermann M, Freissmuth M. Neuromonitoring of the recurrent nerve-validation and merits. Eur Surg 2003; 35: 228-35

[86] Hermann M, Hellebart C, Freissmuth M. Neuromonitoring in Thyroid Surgery: Prospective Evaluation of Intraoperative lectrophysiological Responsesfor the Prediction of Recurrent Laryngeal Nerve Injury. Ann Surg 2004; 240: 9-17

[87] Hermann M, Ott J, Niederle B, et. al. Die Defnition des Hypoparathyreoidismus nach Schilddrüsenoperation-eine CAEK Umfrage. 23. Arbeitstagung der CAEK, 26. -27. November 2004, Wien

[88] Hermann M, Hellebart C, Freissmuth M. Neuromonitoring in Thyroid Surgery: Prospective Evaluation of Intraoperative Electrophysiological Responses for the Prediction of Recurrent Laryngeal Nerve Injury. Ann Surg 2004; 240: 9-17

[89] Hermann M. Der postoperative Hypoparathyreoidismus nach Schilddrüsenoperation-eine unterschätzte Komplikation. Viszeralchirurgie 2005; 40: 185-94

[90] Hermann M, Ott J, Promberger R, Kober F, Karik M, Freissmuth M. Kinetics of serum parathyroid hormone during and after thyroid surgery. Br J Surg 2008; 95: 1480-7

[91] Hermann M, Ott J, Karik M, Bobak-Wieser R, Kober F, Eltschka B, Hollinsky C, Göbl S, Promberger R, Kokoschka R. Entwicklung einer neuen fexiblen Vaguselektrode zur kontinuierlichen Funktionsprüfung des Nervus laryngeus recurrens bei Schild-drüsenoperationen. Eur Surg 2008; Suppl 224: 47

[92] Hermann M, Tonninger K, Kober F, Furtlehner EM, Schultheis A,

Neuhold N. Das minimal invasive follikuläre Schilddrüsen-karzinom-Thyreoidektomie nicht obligat. Chirurg 2010, in Druck

[93] Herranz-Gonzales J, Gavilan J, Matinez-Vidal J, Gavilan C Complications following thyroid surgery. Arch Otolaryngol Head Neck Surg 1991; 117: 516-518

[94] Huang CC, Hsueh C, Liu FH, Chao TC, Lin JD. Diagnostic and therapeutic strategies for minimally and widely invasive follicular thyroid carcinomas. Surg Oncol 2009; Jul 9

[95] Huins CT, Georgalas C, Mehrzad H, et al. A new classifcation system for retrosternal goitre based on a systematic review of its complications and management. Int J Surg 2008; 6: 71-6

[96] Hurley K, Baggs D. Hypocalcemic cardiac failure in the Emergency Department. J Emerg Med 2005; 28: 155-9

[97] Hurtado-López LM, Zaldivar-Ramirez FR, Basurto Kuba E, Pulido Cejudo A, Garza Flores JH, Mun´oz Solis O, Campos Castillo C. Causes for early reintervention after thyroidectomy. Med Sci Monit 2002; 8: 247-50

[98] Inabnet WB, Shifrin A, Ahmed L, Sinha P. Safety of same day discharge in patients undergoing sutureless thyroidectomy: a comparison of local and general anesthesia. Thyroid 2008; 18: 57-61

[99] Ireland AW, Hornbrook JW, Neale FC, Posen S. The crystalline lens in chronic surgical hypoparathyroidism. Arch Intern Med 1968; 122: 408-11

[100] Jeannon JP, Orabi AA, Bruch GA, Abdalsalam HA, Simo R. Diagnosis of recurrent laryngeal nerve palsy after thyroidectomy: a systematic review. Int J Clin Pract. 2009 Apr; 63 (4): 624-9.

[101] Karabeyoglu M, Unal B, Dirican A, Kocer B, Gur AS, Bozkurt B, Cengiz O, Soran A. The relation between preoperative ultrasonographic thyroid volume analysis and thyroidectomy complications. Endocr Regul. 2009; 43: 83-7

[102] Karakas E, Steinfeldt T, Gockel A, Westermann R, Kiefer A, Bartsch DK. Transoral thyroid and parathyroid surgery. Surg Endosc 2009; Dec 24

[103] Karges W, Dralle H, Raue F, Mann K, Reiners C, Grussendorf M, Hüfner M, Niederle B, Brabant G. German Society for Endocrinology (DGE)-Thyroid Section. Calcitonin measurement to detect medullary thyroid carcinoma in nodular goiter: German evidence-based consensus recommendation. Exp Clin Endocrinol Diabetes 2004; 112: 52-8

[104] Kaspar F. Zur Technik der Kropfoperation nach Erfahrungen bei 12. 000 Strumaoperationen. Dtsch Zschr Chir 1941; 1:256

[105] Keminger K, Thyreotoxische Krisen in der Chirurgie, Klin. Med 1961; 21, 1

[106] Keminger K, Todesfälle in der Strumachirurgie, Zentralbl Chir 1981; 106: 913-932

[107] Keminger K. , [Changes in thyroid gland surgery caused by nuclear medicine. Report of experiences on 32, 743 thyroid operations], Zentralbl Chir. 1984; 109 (21) : 1363-71.

[108] Keminger K. Das Kropfspital in Rudolfsheim-100 Jahre Kaiserin Elisabeth Spital in Wien, Wilhelm Maudrich, Wien, 1990

[109] Keminger K, Kober F, Hermann M. , [„Secondary surgery " in the oncologic concept of malignant struma], Zentralbl Chir. 1989; 114 (18) : 1209-16.

[110] Khadra M, Delbridge L, Reeve TS, Poole AG, Crummer P. Total thyroidectomy: its role in the management of thyroid disease. Aust N Z J Surg 1992; 62: 91-5

[111] Kim EK, Park CS, Chung WY, Oh KK, Kim DI, Lee JT, Yoo HS. New sonographic criteria for recommanding fne-needle aspiration biopsy of non palpabel solid nodules of the thyroid. Am J Roentgenol 2002; 178: 687-91

[112] Kloos RT, Eng C, Evans DB, Francis GL, Gagel RF, Gharib H, Moley JF, Pacini F, Ringel MD, Schlumberger M, Wells SA Jr. American Thyroid Association Guidelines Task Force. Medullary thyroid cancer: management guidelines of the American Thyroid Association. Thyroid 2009; 19: 565-612

[113] Knobel M, Medeiros-Neto G. Relevance of iodine intake as reputed predisposing factor for thyroid cancer. Arq Bras Endocrinol Metabol 2007; 51: 701-12

[114] Koch B, Böttcher M, Huschitt N, Hülsewede R. Muss der Nervus recurrens bei der Schilddrüsenresektion immer freipräpariert werden? Chirurg 1996; 67: 927-32

[115] Kochilas X, Bibas A, Xenellis J, Anagnostopoulou S. Surgical anatomy of the external branch of the superior laryngeal nerve and its clinical signifcance in head and neck surgery. Clinical anatomy 2008; 21: 99-105

[116] Kunath M, Marusch F, Horschig P, Gastinger I. The value of intraoperative neuromonitoring in thyroid surgery- a prospective observational study with 926 patients Zentralbl Chir. 2003 Mar; 128 (3): 187-90.

[117] Lacoste L, Gineste D, Karayan J, Montaz N, Lehuede MS, Girault M, Bernit AF, Barbier J, Fusciardi J. Airway complications in thyroid surgery. Ann Otol Rhinol Laryngol 1993; 102: 441-6

[118] Lang W, Choritz H, Hundeshagen H. Risk Factors in Follicular Thyroid Carcinomas, A Retrospective Follow-up Study Covering a 14-Year Period with Emphasis on Morphological Findings. Am J Surg Pathol 1986; 10: 246-55

[119] Lantz M, Abraham-Nordling M, Svensson J, Wallin G. Immigration and the incidence of Graves' thyrotoxicosis, thyrotoxic multinodular goiter and solitary toxic adenoma. European Journal of Endocrinology 2009; 160: 201-6

[120] Lee HS, Lee BJ, Kim SW, Cha YW, Choi YS, MD, Park YH, Lee KD. Patterns of Post-thyroidectomy Hemorrhage. Clin Exp Otorhinolaryngol 2009; 2: 72-7

[121] Lennquist S, Jörtsö E, Anderberg B, Smeds S. Betablockers compared with antithyroid drugs as preoperative treatment in hyperthyroidism: drug tolerance, complications, and postoperative thyroid function. Surgery 1985; 98: 1141-7

[122] Leyre P, Desurmont T, Lacoste L, Odasso C, Bouche G, Beaulieu A, Valagier A, Charalambous C, Gibelin H, Debaene B, Kraimps JL. Does the risk of compressive hematoma after thyroidectomy authorize 1-day surgery? Langenbecks Arch Surg 2008; 393: 733-7

[123] Lo CY. Recurrence after total thyroidectomy for benign multinodular goiter. World J Surg 2007; 31: 599-600

[124] Lo Gerfo P, Gates R, Gazetas P. Outpatient and short-stay thyroid surgery. Head Neck 1991; 13: 97-101

[125] Lorenz K, Gimm O, Holzhausen HJ, Kittel S, Ukkat J, Thanh PN, Brauckhoff M, Dralle H. Riedel's thyroiditis: impact and strategy of a challenging surgery. Langenbecks Arch Surg 2007; 392: 405-12

[126] Lundgren CI, Zedenius J, Skoog L. Fine-needle aspiration biopsy of benign thyroid nodules: an evidence-based review. World J Surg 2008; 32: 1247-52

[127] Luster M, Clarke SE, Dietlein M, Lassmann M, Lind P, Oyen WJ, Tennvall J, Bombardieri E. European Association of Nuclear Medicine (EANM). Guidelines for radioiodine therapy of differentiated thyroid cancer. Eur J Nucl Med Mol Imaging 2008; 35: 1941-59

[128] Marohn MR, LaCivita KA. Evaluation of total / near total thyroidectomy in a short-stay hospitalization: safe and cost-effective. Surgery 1995; 118: 943-8

[129] Mashur KF, Neumann M (Hrsg). Neurologie. Stuttgart: Thieme, 2005: 246-7

[130] Materazzi G, Dionigi G, Berti P, Rago R, Frustaci G, Docimo G, Puccini M, Miccoli P. One-Day Thyroid Surgery: Retrospective Analysis of Safety and Patient Satisfaction on a Consecutive Series of 1, 571 Cases over a Three-Year Period. Eur Surg Res 2007; 39: 182-8

[131] Mazal W. Dissection of the Recurrent Laryngeal Nerve with Neuromonitoring-Forensic Aspects. Eur Surg 2003; 35: 268-71

[132] Mättig H, Bildat D, Metzger B. Reducing the rate of recurrent nerve paralysis by routine exposure of the nerves in thyroid gland operations. Zentralbl Chir. 1998; 123 (1): 17-20.

[133] McHenry CR. „Same-day " thyroid surgery: an analysis of safety, cost savings, and outcome. Am Surg 1997; 63: 586-90

[134] Menegaux F, Turpin G, Dahman M, Leenhardt L, Chadarevian R, Aurengo A, du Pasquier L, Chigot JP. Secondary thyroidectomy in patients with prior thyroid surgery for benign disease: a study of 203 cases. Surgery 1999; 126: 479-83

[135] Miccoli P, Minuto MN, Ugolini C, Pisano R, Fosso A, Berti P. Minimally invasive video-assisted thyroidectomy for benign thyroid disease: an evidence-based review. World J Surg 2008; 32: 1333-40

[136] Mishra A, Agarwal A, Agarwal G, Mishra SK. Total thyroidectomy for benign thyroid disorders in an endemic region. World J Surg 2001; 23: 307-10

[137] Mishra AK, Temadari H, Singh N, Mishra SK, Agarwal A. The external laryngeal nerve in thyroid surgery: the, no more neglected ' nerve. Indian journal of medical sciences 2007; 61: 3-8

[138] Moalem J, Suh I, Duh Qy. Treatment and prevention of recurrence of multinodular goiter: an evidence-based review of the literature. World J Surg 2008; 32: 1301-12

[139] Morris LF, Ragavendra N, Yeh MW. Evidence-based assessment of the role of ultrasonography in the management of benign thyroid nodules. World J Surg 2008; 32: 1253-3

[140] Morton RP, Whitfeld P, Al-Ali S. Anatomical and surgical considerations of the external branch of the superior laryngeal nerve: a systematic review. Clin Otolaryngol 2006; 31: 368-74

[141] Moskalenko V, Ulrichs K, Kerscher A, Blind E, Otto C, Hamelmann W. Demidchik Y, Timm S. Preoperative evaluation of microencapsulated human parathyroid tissue aids selection of the optimal bioartifcial graft for human parathyroid allotransplantation. Transpl Int. 2007 Aug; 20 (8) : 688-96.

[142] Mowschenson PM, Hodin RA. Outpatient thyroid and parathyroid surgery: a prospective study of feasibility, safety, and costs. Surgery 1995; 118: 1051-4

[143] Möbius E, Niermann B, Zielke A, Rothmund M. Postoperative complications and long-term results of the surgical treatment of immunogenic Basedow 's disease. Dtsch Med Wochenschr 1998; 123: 1297-1302

[144] Mrowka M, Knake S, Klinge H, Odin P, Rosenow F. Hypocalcemic generalised seizures as a manifestation of iatrogenic

[145] hypoparathyroidism months to years after thyroid surgery. Epileptic Disord 2004; 6: 85-7

[146] Nawrot I, Zajac S, Grzesiuk W, Pietrasik K, Karwacki J, Tolloczko T. Effect of surgical technique in subtotal and bilateral thyroidectomy on risk of postoperative parathyroid insuffciency development-our experience. Med Sci Monit 2000; 6: 564-6

[147] Oberleithner H. Salz- und Wasserhaushalt. In: Klinke R, Silbernagl S (Hrsg). Lehrbuch der Physiologie. New York, Thieme, 2001: 337-64

[148] Ott J, Promberger R, Karik M, Freissmuth M, Hermann M. Prospective study protocol for parathyroid function during and after thyroidectomy. Eur Surg 2006; 38: 368-73

[149] Ozbas S, Kocak S, Aydintug S, Cakmak A, Demirkiran MA, Wishart

GC. Comparison of the complications of subtotal, near total and total thyroidectomy in the surgical management of multinodular goitre. Endocr J 2005; 52: 199–205

[150] Ozlem N, Ozdogan M, Gurer A, Gomceli I, Aydin R. Should the thyroid bed be drained after thyroidectomy? Langenbeck' s Arch Surg 2006; 391: 228–30

[151] Pacini F, Pinchera A, Giani C, Grasso L, Baschieri L. Serum thyreoglobulin in thyroid carcinoma and other thyroid disorders. J Endocrinol Invest 1980; 3: 283–92

[152] Pacini F, Schlumberger M, Dralle H, Elisei R, Smit JWA. Wiersinga W, European Society of Endocrinology. European consensus for the management of patients with differentiated thyroid carcinoma of the follicular epithelium Eur J Endocrinol 2006; 154: 787–803

[153] Palazzo FF, Sebag F, Henry JF. Endocrine surgical technique: endoscopic thyroidectomy via the lateral approach. Surg Endosc 2006; 20: 339–42.

[154] Papanastasiou L, Vatalsa IA, Koutras DA, Mastorakos G. Thyroid autoimmunity in the current iodine environment. Thyroid 2007; 17: 729–39

[155] Papini E, Guglielmi R, Bianchini A, Crescenzi A, Taccogna S, Nardi F, Panunzi C, Rinaldi R, Toscano V, Pacella CM. Risk of malignancy in non palpable thyroid nodules: predictive value of ultrasound and color-doppler features. J Clin Endocrinol Metab 2002; 87: 1941–6

[156] Passler C, Scheuba C, Prager G, Kaczirek K, Kaserer K, Zettinig G, Niederle B. Prognostic factors of papillary and follicular thyroid cancer: differences in an iodine-replete endemic goiter region. Endocr Relat Cancer 2004; 11: 131–9

[157] Passler C, Scheuba C, Asari R, Kaczirek K, Kaserer K, Niederle B. Importance of tumour size in papillary and follicular thyroid cancer. Br J Surg 2005; 92: 184–9

[158] Pattou F, Combemale F, Fabre S, Carnaille B, Decoulx M, Wemeau JL, Racadot A, Proye C. Hypocalcemia following thyroid surgery: incidence and prediction of outcome. World J Surg 1998;22:718-24

[159] Phitayakorn R, Mchenry Cr. Follow-up after surgery for benign nodular thyroid disease: evidence-based approach.

[160] World J Surg 2008;32:1374-84

[161] Porterfeld JR, Thompson GB, Farley DR, Grant CS, Richards ML. Evidence-based management of toxic multinodular goiter (Plummer's Disease). World J Surg 2008;32:1278-84

[162] Price DL, Wong RJ, Randolph GW. Invasive thyroid cancer: management of the trachea and oesuphagus. Otolaryngol Clin

[163] North Am 2008;41:1155-68

[164] Promberger R, Ott J, Kober F, Karik M, Freissmuth M, Hermann M. Postoperative Haemorrhage after Thyroid Surgery and the impact on safe early discharge-519 Reoperations in 30. 142 consecutive patients in a thirty year period. Zur Publikation eingereicht Randolph GW, Kamani D. The importance of preoperative laryngoscopy in patients undergoing thyroidectomy: voice, vocal cord function, and the preoperative detection of invasive thyroid malignancy. Surgery 2006; 139:357-62

[165] Reeve T, Thompson NW. Complications of thyroid surgery: how to avoid them, how to manage them, and observations on their possible effect on the whole patient. World J Surg 2000;24:971-5

[166] Robbins KT, Shaha AR, Medina JE, Califano JA, Wolf GT, Ferlito A, Som PM, Day TA. Committee for Neck Dissection Classifcation, American Head and Neck Society. Consensus statement on the classifcation and terminologie of neck dissection. Arch Otolaryngol Head Neck Surg 2008;134:536-8

[167] Röher HD, Goretzki PE, Hellmann P, Witte J. Risiken und Komplikationen der Schilddrüsenchirurgie. Häufgkeit und Therapie.

Chirurg 1999；70：999-1010

[168] Roka S，Roka J，Armbruster CH，Kriwanek ST，Hermann M. Mediastinothoracic approaches in surgery for thyroid cancer. Eur Surg 2004 36：242-5

[169] Ron E. Thyroid cancer incidence among people living in areas contaminated by radiation from the Chernobyl accident. Health Phys 2007；93：502-11

[170] Rosai J. Handling of Thyroid follicular patterned Lesions. Endocr Pathol 2005；16：279-83

[171] Rosato L，Avenia N，Bernante P. Complications of thyroid surgery：analysis of a multicentric study on 14,934 patients operated on in Italy over 5 years. World J Surg 2004；28：271-6

[172] Rosato L，Avenia N，Bernante P，De Palma M，Gulino G，Nasi PG，Pelizzo MR，Pezzullo L. Complications of thyroid surgery：analysis of a multicentric study on 14,934 patients operated on in Italy over 5 years. World J Surg 2004；28：271-6

[173] Rothmund M. Endokrine Chirurgie-Praxis der Viszeralchirurgie，Springer-Verlag 2. Aufage，2007，S77

[174] Russell L. Diffcult airway management. Anaesthesia 2005；60：202-3

[175] Rüden H，Daschner F，Gastmeier P. Krankenhausinfektionen，Springer-Verlag 2000

[176] Sachsenweger M（Hrsg）. Augenheilkunde. Stuttgart：Thieme，2003：154

[177] Sanabria A，Carvalho AL，Silver CE，Rinaldo A，Shaha AR，Kowalski LP，Ferlito A. Routine drainage after thyroid surgery a meta-analysis. J Surg Oncol 2007；96：273-80

[178] Schabram J，Vorlander C，Wahl RA. Differentiated operative strategy in minimally invasive，video-assisted thyroid surgery results in 196 patients. World J Surg 2004；28：1282-1286

[179] Schäfer M，Ferbert A. Calcinosis of the basal ganglia and

hypoparathyroidism. Nervenarzt 1998; 69: 873-8

[180] Schardey HM, Schopf S, Kammal M, Barone M, Rudert W, Hernandez-Richter T, Pörtl S. Invisible scar endoscopic thyroidectomy by the dorsal approach: experimental development of a new technique with human cadavers and preliminary clinical results. Surg Endosc 2008; 22: 813-20

[181] Schardey HM, Barone M, Pörtl S, von Ahnen T, von Ahnen M, Schopf S. Invisible scar endoscopic dorsal approach

[182] thyroidectomy. A clinical feasibility study, World J Surg 2010 in Press

[183] Scheuba C, Kaserer K, Weinhausl A, et al. Is medullary thyroid cancer predictable? A prospective study of 86 patients with abnormal pentagastrin tests. Surgery 1999; 126: 1089-96

[184] Scheuba C, Kaserer K, Kaczirek K, Asari R, Niederle B. Desmoplastic stromal reaction in medullary thyroid cancer-an intraoperative„marker " for lymph node metastases. World J Surg 2006; 30: 853-9

[185] Scheuba C, Kaserer K, Moritz A, Drosten R, Vierhapper H, Bieglmayer C, Haas OA, Niederle B. Sporadic hypercalcitoninemia: clinical and therapeutic consequences. Endocr Relat Cancer 2009; 16: 243-53

[186] Scheumann GFW, Seeliger H, Musholt TJ, Gimm O, Wegener G, Dralle H, Hundeshagen H, Pichlmayr R. Completion

[187] thyroidectomy in 131 patients with differentiated thyroid carcinoma. Eur J Surg 1996; 162: 677-84

[188] Schilling T, Glöckner H, Jork A, Reidel M, Thürmer F, Büchler M, Weber T. In vitro examinations of microencapsulated parathyroid tissue to enable transplantation as therapy option for the treatment of hypoparathyroidism. Langenbecks Arch Surg 2004; 389: S564

[189] Schneider R, Przybyl J, Hermann M, Hauss J, Jonas S, Leinung S. A new anchor electrode design for continuous

[190] neuromonitoring of the recurrent laryngeal nerve by vagal nerve stimulations. Langenbecks Arch Surg 2009; 394: 903-10

[191] Schneider R, Przybyl J, Pliquett U, Hermann M, Wehner M, Pietsch UC, König F, Hauss J, Jonas S, Leinung S. A new vagal anchor electrode for real-time monitoring of the recurrent laryngeal nerve. Am J Surg 2010; 199: 507-14

[192] Schulte KM, Röher HD. Behandlungsfehler bei Operationen der Schilddrüse. Chirurg 1999; 70: 1131-8

[193] Schwartz AE, Clark OH, Ituarte P, Lo Gerfo P. Therapeutic controversy: Thyroid surgery-the choice. J Clin Endocrinol Metab 1998; 83: 1097-105

[194] Schwarz K, Böhner H, Lammers BJ, Goretzki PE. Rezidivstruma-Operation ohne Recurrensparese möglich? Deutsche

[195] Gesellschaft für Chirurgie. 123. Kongress der Deutschen Gesellschaft für Chirurgie. Berlin, 02. -05. 05. 2006

[196] See AC, Soo KC. Hypocalcaemia following thyroidectomy for thyrotoxicosis. Br J Surg 1997; 84: 95-7

[197] Serpell JW, Phan D. Safety of total thyroidectomy. ANZ J Surg 2007; 77: 15-9

[198] Shaha AR, Burnett C, Jaffe BM. Parathyroid autotransplantation during thyroid surgery. J Surg Oncol 1991; 46: 21-4

[199] Shaha AR, Jaffe BM. Practical management of post-thyroidectomy hematoma. J Surg Oncol 1994; 57: 235-8

[200] Shaha AR, Loree TR, Shah JP. Prognostic factors and risk group analysis in follicular carcinoma of the thyroid. Surgery 1995; 118: 1131-8

[201] Sheu SY, Frilling A, Betzler M, Peitsch W, Schmid KW. Intraoperative frozen section of thyroid nodules-indications, reliability limits. Viszeralchirurgie 2005; 40: 174-9

[202] Sollinger HW, Mack E, Cook K, Belzer FO. Allotransplantation of

human parathyroid tissue without immunosuppression. Transplantation 1983；36：599-602

[203] Sonner JM, Hynson JM, Clark O, Katz JA. Nausea and vomiting following thyroid and parathyroid surgery. J Clin Anesth 1997；9：398-402

[204] Soveid M, Monabbati A, Sooratchi L, Dahti S. The effect of iodine prophylaxis on the frequency of thyroiditis and thyroid tumors in Southwest Iran. Saudi Med J 2007；28：1034-8

[205] Stalberg P, Svensson A, Hessman O, et al. Surgical treatment of Graves' disease： evidence-based approach. World J Surg 2008；32：1269-77

[206] Steckler RM. Outpatient thyroidectomy；a feasibility study. Am J Surg 1996；152：417-9

[207] Steinmüller T, Klupp J, Rayes N, Ulrich F, Jonas S, Gräf KJ, Neuhaus P. Prognostic factors in patients with differentiated thyroid carcinoma. Eur J Surg 2000；166：29-33

[208] Steurer M, Passler C, Denk DM, Schneider B, Niederle B, Bigenzahn W. Advantages of recurrent laryngeal nerve identifcation in thyroidectomy and parathyroidectomy and the importance of preoperative and postoperative laryngoscopic examination in more than 1000 nerves at risk. Laryngoscope 2002；112：124-33

[209] Sturgeon C. Evaluating an Emerging Technique. World J Surg 2007；31：2307-8

[210] Sturgeon C, Sturgeon T, Angelos P. Neuromonitoring in thyroid surgery： attitudes, usage patterns, and predictors of use among endocrine surgeons. World J Surg 2009；33：417-25

[211] Suslu N, Vural S, Oncel M, Demirca B, Gezen FC, Tuzun B, Erginel T, Dalkiliç G. Is the insertion of drains after uncomplicated thyroid surgery always necessary? Surg Today 2006；36：215-8

[212] Suzuki T, Ikeda U, Fujikawa H, Saito K, Shimada K. Hypocalcemic

heart failure: a reversible form of heart muscle disease. Clin Cardiol 1998;21:227-8

[213] Takami H, Ikeda Y. Minimally invasive thyroidectomy. ANZ J Surg 2002;72:841-2

[214] Testini M, Nacchiero M, Portincasa P, Miniello S, Piccinni G, Di Venere B, Campanile L, Lissidini G, Bonomo GM. Risk factors of morbidity in thyroid surgery: analysis of the last 5 years of experience in a general surgery unit. Int Surg 2004;89:125-30

[215] Thompson NW, Eckhauser FE, Harness JK. The anatomy of primary hyperparathyroidism. Surgery 1982;92:814-21

[216] Thompson LDR, Wieneke JA, Paal E, Frommelt RA, Adair CF, Heffess CS. A Clinicopathologic Study of Minimally Invasive Follicular Carcinoma of the Thyroid Gland with a Review of the English Literature. Cancer 2001;91:505-24

[217] Thomusch O, Machens A, Sekulla C, Ukkat J, Lippert H, Gastinger I, Dralle H. Multivariate analysis of risk factors for postoperative complications in benign goiter surgery: prospective multicenter study in Germany. World J Surg 2000;24:1335-41

[218] Thomusch O, Machens A, Sekulla C, Ukkat J, Brauckhoff M, Dralle H. The impact of surgical technique on postoperative hypoparathyroidism in bilateral thyroid surgery: a multivariate analysis of 5846 consecutive patients. Surgery 2003;133:180-5

[219] Thomusch O, Sekulla C, Dralle H. Is primary total thyroidectomy justifed in benign multinodular goiter? Results of a prospective quality assurance study of 45 hospitals offering different levels of care. Chirurg 2003;74:437-43

[220] Thomusch O, Sekulla C, Machens A et al. Validity of intra-operative neuromonitoring signals in thyroid surgery. Langenbecks Arch Surg 2004;389:499-503

[221] Timm S, Otto C, Begrich D, Illert B, HamelmannW, Ulrichs K,

Thiede A, TimmermannW. Short-term immunosuppression after rat parathyroid allotransplantation. Microsurgery. 2003; 23 (5): 503-7.

[222] Timm S, Otto C, Begrich D, Moskalenko V, HamelmannW, Ulrichs K, Thiede A, TimmermannW. Immunogenicity of parathyroid allografts in the rat: immunosuppressive dosages effective in passenger leukocyte-rich small bowel transplants are not effective in parathyroid gland transplants with few passenger leukocytes. Langenbecks Arch Surg. 2004 Feb; 389 (1): 46-52.

[223] Timmermann W, Hamelmann WH, Meyer T, Timm S, Schramm C, Hoppe F, Thiede A. Der Ramus externus des Nervus laryngeus superior (RELS): Ein Stiefkind in der Chirurgie der Schilddrüse. Zentralbl Chir 2002; 127: 425-8

[224] Timmermann W, Hamelmann WH, Thomusch O, Sekulla C, Grond S, Neumann HJ, Kruse E, Mühlig HP, Richter C, Voss J, Dralle H. Zuverlässigkeit und Konsequenzen des intraoperativen Neuromonitoring in der Schilddrüsenchirurgie. Stellung-nahme der„Interdisziplinären Studiengruppe Intraoperatives Neuromonitoring Schilddrüsenchirurgie ". Chirurg 2004; 75: 916-22

[225] Tomoda C, Hirokawa Y, Uruno T. Sensitivity and speciftiy of intraoperative recurrent laryngeal nerve stimulation and functional test for predicting vocal cord palsy after thyroid surgery. World J Surg 2006; 30: 1230-3

[226] Toniato A, Boschin IM, Piotto A, Pelizzo MR, Guolo A, Foletto M, Casalide E. Complications in thyroid surgery for carcinoma: one institution's surgical experience. World J Surg 2008; 32: 572-5

[227] Trupka A, Sienel W. Simultane Autotransplantation von Nebenschilddrüsengewebe im Rahmen der totalen Thyreoidekto-mie wegen M. Basedow oder benigner Knotenstruma. Zentralbl Chir 2002; 127: 439-42

[228] Tübergen D, Moning E, Richter A, Lorenz D. Nutzen der

prophylaktischen Drainageeinlage in der Strumachirurgie. Zentralbl
Chir. 2001；126：960-3

[229] Ulrich F, Thürmer F, Klupp J, Rayes N, Seehofer D, Tullius SG,
Geigle P, Neuhaus P. Allogenic transplantation of encapsulated
parathyroid tissue in patients with permanent hypoparathyroidism.
Langenbecks Arch Surg 2004；389：S568

[230] Van Heerden JA, Groh MA, Grant CS. Early postoperative morbidity
after surgical treatment of thyroid carcinoma. Surgery 1987；101：224-
7

[231] Van Heerden JA, Hay ID, Goellner JR, Salomao D, Ebersold JR,
Bergstralh EJ, Grant CS. Follicular thyroid carcinoma with capsular
invasion alone: A nonthreatening malignancy. Surgery 1992；112：
1130-8

[232] Wagner HE, Seiler C. Recurrent laryngeal nerve palsy after thyroid
gland surgery. Br J Surg. 1994 Feb；81（2）：226-8.

[233] Walgenbach S, Junginger T. Beeinfusst der Zeitpunkt der
Restthyreoidektomie die Prognose differenzierter Schilddrüsen-
karzinome? Zentralbl Chir 2002；127：435-8

[234] Wang C. The anatomic basis of parathyroid surgery. Ann Surg 1976；
183：271-5

[235] White ML, Doherty GM, Gauger PG. Evidence-based surgical
management of substernal goiter. World J Surg 2008；32：1285-1300

[236] Williams ED（on behalf of the Chernobyl Pathologists Group）. Two
proposals regarding the terminology of thyroid tumors. Int J Surg
Pathol 2000；8：181-3

[237] Winer KK, Ko CW, Reynolds JC, Dowdy K, Keil M, Peterson
D, Gerber LH, McGarvey C, Cutler GB Jr. Long-term treatment
of hypoparathyroidism: a randomized controlled study comparing
parathyroid hormone-（1-34）versus calcitriol and calcium.

[238] J Clin Endocrinol Metab 2003；88：4214-20

[239] Wingert DJ, Friesen SR, Iliopoulos JI, Pierce GE, Thomas JH, Hermreck AS. Post-thyroidectomy hypocalcemia. Incidence and risk factors. Am J Surgn 1986; 152: 606-10

[240] Zahn A, Gruß M, Kussmann J. Impairment of parathyroid function after total thyroidectomy for benign thyroid diseases. Langenbecks Arch Surg 2004; 389: S562

[241] Zambudio AR, Rodriguez J, Riquelme J, Soria T, Canteras M, Parrilla P. Prospective study of postoperative complications after total thyroidectomy for multinodular goiters by surgeons with experience in endocrine surgery. Ann Surg 2004; 240: 18-25

[242] Zarnegar R, Brunaud L, Clark OH. Prevention, evaluation, and management of complications following thyroidectomy for thyroid carcinoma. Endocrinol Metab Clin North Am 2003; 32: 483-502

致　谢

很多人以各种形式为本书的创作做出了不可或缺的贡献，在此我要感谢大家。

感谢维也纳医院协会总干事 Wilhelm Marhold 博士的激励和慷慨支持。

感谢维也纳医院协会总理事会组织和项目管理部门负责人 Margit Ernst 的一贯支持，他提供了关于质量管理的专业建议和客座评论。

感谢伊丽莎白女王医院的手术团队：感谢 Peter Geissler 博士和高级医师 Friedrich Kober 博士负责协调指南内容和编辑内容；Michael Karik 博士、Agnes Heiss 博士、Claudia Bures 博士、Susanne Göbl 博士、Katayoun Tonninger 博士、Ruth Bobak-Wieser 博士、Claudia Koppitsch 博士、You-Song Mosch-Kang 博士、Astrid Fischer 博士、Alice Handler 博士、Franz Novotny 博士、Michaela Raab 博士、Sandra Milchrahm 博士、Inas Ibrahim 博士、Cora Haldenwang 博士以及外科护理和行政人员坚持进行质量鉴定并致力于共同持续改进。

感谢 Nikolaus Neuhold 博士（巴黎大学病理学研究所）和 Monika Gilhofer（卫生团队）成为"伤口感染质量指标"章节的合著者并帮助制定了指南；感谢 Andrea Schultheis 博士和 Gerold Widhalm 博士。

感谢核医学研究所、麻醉和重症监护医学科、耳鼻喉科、中央 X 射线研究所、第一和第二医学科以及中央实验室的员工为质量保证和指南设计所做的贡献。

感谢学院领导提供了有用的框架条件。

感谢 Regina Promberger 博士和 Johannes Ott 共同为"甲状腺功能低下"和"术后出血的质量控制"章节所做的贡献。

感谢 Julia Windisch-Martinek 博士和 Eva Übermasser 博士为数据分析提供支持。

感谢施普林格出版社的 Katrin Stakemeier 博士和 Wolfgang Dollhäubl 在项目短期实施过程中给予了极大的帮助。

感谢来自克拉桑广告公司的 Romana Eigl、Andrea Kompauer、Eric Kantner 和 Christian Klasan 负责精心设计图形、插图和版面,并给予大力配合。

感谢大学教授 Rudolf Roka 博士、大学教授 Michael Freissmuth 博士和大学教授 Johannes Steyrer 博士的技术、科学支持和启发。

感谢编辑 Margareta Griessler-Hermann 博士和 Ernst Böck。

感谢医学法专业 Peter Schabram 律师(拉塔伊恰克 & 合伙人,海因里希·冯·斯蒂芬大街 25 号,79100,弗赖堡,德国)schabram@rpmed. de;www. rpmed. de 提供了关于指南的具体法律建议。

感谢 Ethicon Endo-Surgery(强生公司),Covidien, Merck Serono, Mundipharma,B. Braun,AMI,AFS Medical,Sanofi-aventis 股份有限公司提供数据分析和研究项目的支持。